5分钟学会家庭小儿推拿

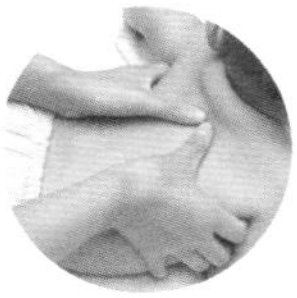
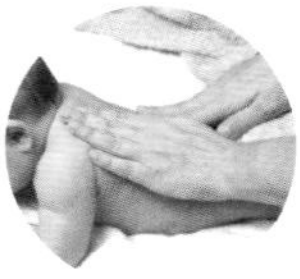

刘民　编著

中国妇女出版社

图书在版编目（CIP）数据
5分钟学会家庭小儿推拿 / 刘民编著. -- 北京 ：中国妇女出版社，2024.12. -- ISBN 978-7-5127-2402-0
Ⅰ. R244.15
中国国家版本馆CIP数据核字第2024WX6441号

责任编辑：陈经慧
封面设计：金版文化
责任印制：李志国

出版发行：中国妇女出版社
地　　址：北京市东城区史家胡同甲24号　　邮政编码：100010
电　　话：（010）65133160（发行部）　　65133161（邮购）
网　　址：www.womenbooks.cn
邮　　箱：zgfncbs@womenbooks.cn
法律顾问：北京市道可特律师事务所
经　　销：各地新华书店
印　　刷：小森印刷（北京）有限公司

开　　本：165mm×235mm　1/16
印　　张：12
字　　数：200千字
版　　次：2024年12月第1版　　2024年12月第1次印刷
定　　价：59.80元

前言

孩子生病，最揪心的莫过于各位家长。为了让孩子的病尽快好转，有些爸妈病急乱投医，宝宝一生病首先想到的就是吃药。很多孩子对打针、吃药很抗拒，而很多小儿常见病可通过刺激身上的穴位，激发孩子自身的免疫功能，让孩子身体康复。小儿推拿疗法就是不错的选择，这种疗法对孩子来说也更容易接受。

推拿的另一大功效是强身健体。为宝宝做适当的推拿，对于宝宝的身体健康有重要的促进作用。比如，推拿宝宝的腹部可以调理肠胃，让宝宝拥有好胃口，从而增强食欲，提高对食物的消化能力，加快生长发育。再比如，经常推拿宝宝的骨骼、关节、肌肉部位，有利于宝宝身体灵活性和柔韧性的发育。

更让人吃惊的是，很多科学研究证明，推拿可以帮助宝宝的大脑发育逐渐趋于完善，为日后的潜能开发奠定良好的基础。换句话说，推拿可以促进宝宝的大脑发育，让宝宝身体健康的同时更加聪明。在小儿推拿中，绝大多数可推拿穴位集中在手部，还有些在脚部。经常揉捏宝宝的手和脚，能够让手脚更加灵活，促进小脑发育，提高平衡能力。

为方便家长更好地认识、了解和运用小儿推拿，本书详细介绍了如何判断小儿的健康、小儿推拿的基础知识、小儿身上63个关键穴位的推拿方法，以及37种小儿常见病的推拿疗法。本书内容充实，深入浅出，手法明晰，图文结合，步骤详细，易懂易学，让大家一学就会，一用就灵。

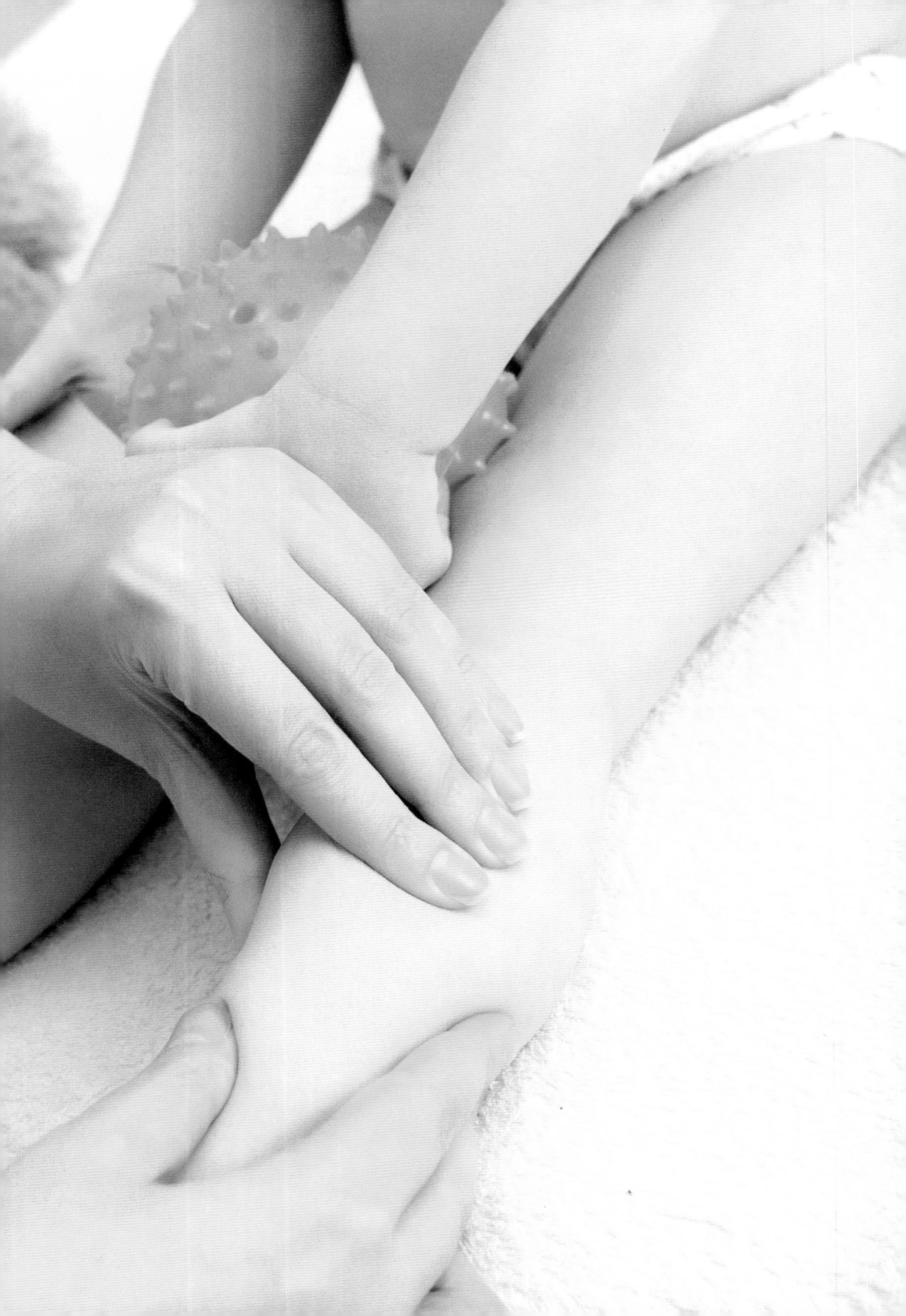

目录 CONTENTS

第一章 小儿推拿，经络初入门

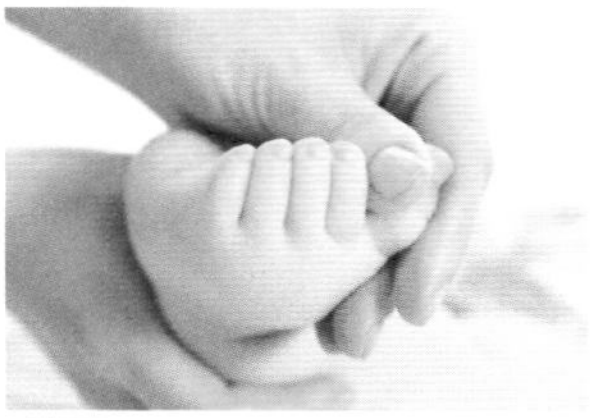
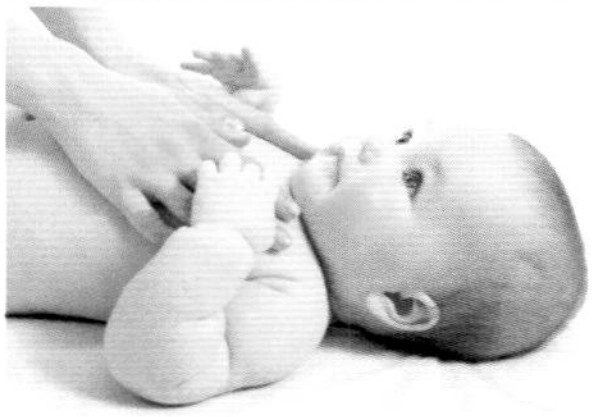
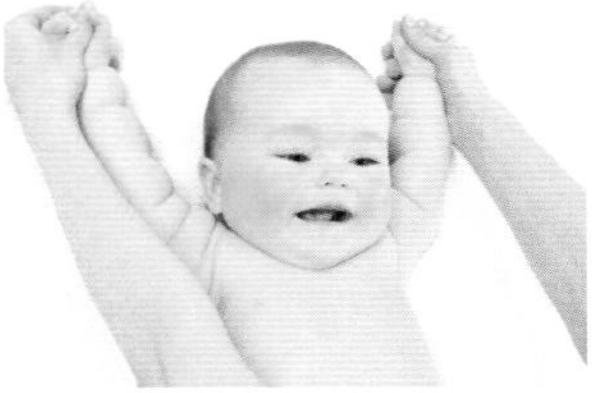

第二章 做宝宝的保健医生

目录 CONTENTS

第三章 学推拿，改善宝宝体质

第四章 用推拿经络激活孩子身上的“天然大药”

目录 CONTENTS

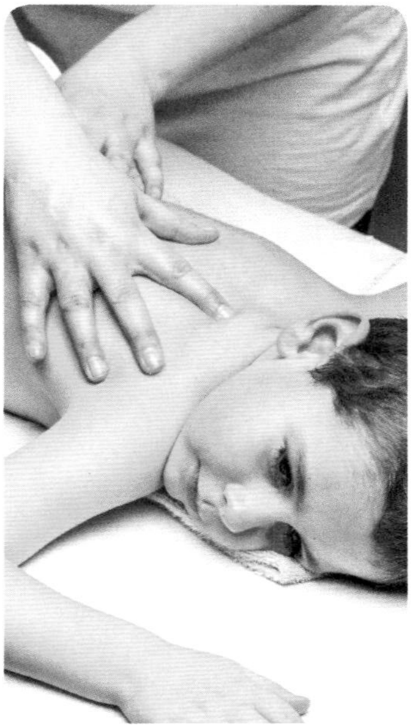

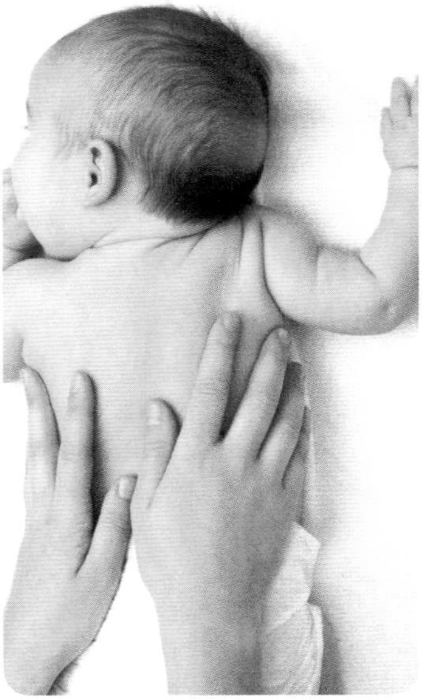

目录 CONTENTS

第五章 家长当医生，宝宝小毛病一捏就好

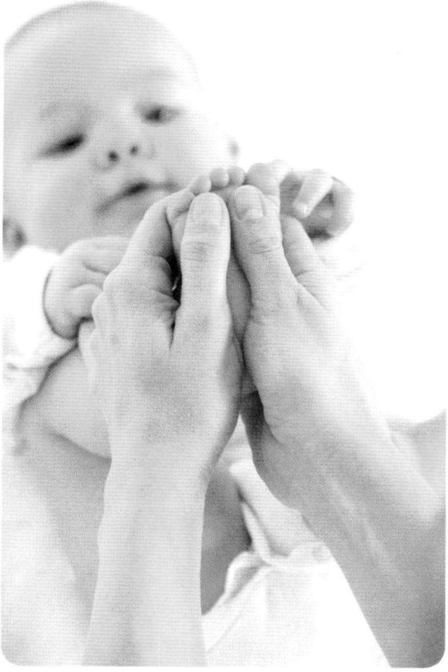

第一章
小儿推拿，经络初入门

初为人父母者，对于宝宝的身体不适、哭闹不休，常常感到无所适从，甚至焦虑不安。如果家长知道宝宝的身体特征，学会了儿童经络养生法，就可以用自己的双手为宝宝解除病痛。

小儿推拿疗法的对象一般是6岁以下的小儿，尤其适合3岁以下的婴幼儿。小儿推拿适应证较广，常用于感冒、咳嗽、发热、腹痛、腹泻、呕吐、咽炎、消化不良、惊风等治疗，以及小儿保健与预防。虽然小儿推拿操作广泛、运用安全，但是如各种皮肤病患处，尤其是皮肤有破损，明显的感染性疾病，有出血性倾向的疾病，骨与关节结核和化脓性关节炎，严重的心、肺、肝、肾等疾病，有严重症状而诊断不明确的疾病，等等，这些都不适合推拿疗法，建议及时去正规医院就诊。另外，在运用推拿疗法时，要注意手法力度和方向，熟练掌握小儿推拿手法，保证小儿推拿的安全性和有效性。

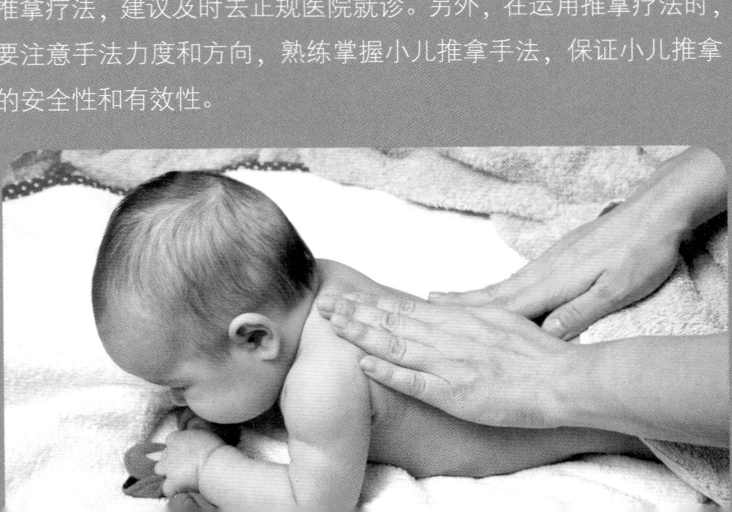

01 儿童的年龄分期及特点

儿童发育较快，在短短10多年的时间里，其形体、生理功能将出现几次突破。掌握儿童每个年龄阶段的发育状况及健康影响因素，了解儿童各年龄阶段的生理、病理特点，对儿童推拿有着极大的指导意义。

1 胎儿期

胎儿期是指从受孕到分娩的时期，共40周。胎儿完全依靠母体生存，各个系统逐步分化形成。妈妈的健康状况对胎儿的生长发育影响巨大。比如，妈妈的身体若受到物理或药物损伤，存在感染、缺乏营养等影响因素，会直接影响胎儿发育，严重者可导致流产、死胎，胎儿患先天性疾病或出现生理缺陷等。

2 新生儿期

从出生到满28天称为新生儿期。新生儿所面临的内外环境都发生了很大变化，开始自主呼吸和调整血液循环，依靠自己的消化系统和泌尿系统摄取营养和排泄代谢产物。体重增长迅速，大脑皮质功能处于抑制状态，兴奋度低。新生儿患病死亡率高，如出现畸形、窒息、胎黄、脐风、呼吸道感染、惊风等，多与胎内环境、分娩以及护理不当有关。

3 婴儿期

从出生到满1岁称为婴儿期。婴儿生长发育非常快，对营养的要求非常高，多为母乳或配方奶喂养，6月龄后可适当增加辅助食品。此时的婴儿脏腑娇嫩，抗病能力较弱，易发生恶心、呕吐、腹泻、营养不良及感染性疾病。

4 幼儿期

1～3岁称为幼儿期。小儿体格增长较前一段时间放缓，生理功能日趋完善，乳牙逐渐出齐，语言能力发展迅速，可逐渐断奶。饮食不当有可能会引起厌食、呕吐、腹泻及营养不良等病症，且患急性传染性疾病的概率增加。

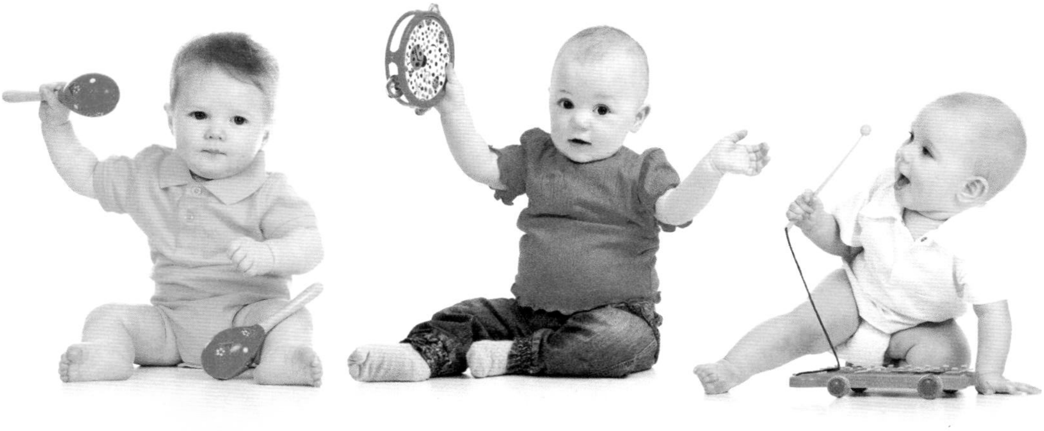

5 幼童期

3～7岁称为幼童期。幼童体格生长减缓，神经系统发育迅速，语言能力进一步提高，理解和模仿能力增强。此时的幼童活泼好动，但又对未知的危险没有防范能力，可能出现中毒、溺水、摔伤等意外事故。同时，幼童自身的抗病能力有所提高，患病率有所下降。

6 儿童期

7～12岁称为儿童期。儿童体重增长加快，开始更换乳牙。除生殖系统外，其他身体器官发育接近成人水平，身体营养需求旺盛。对疾病的抵抗能力进一步增强。学龄儿童的近视发病率大大增加，同时龋齿等疾病发病率增高。

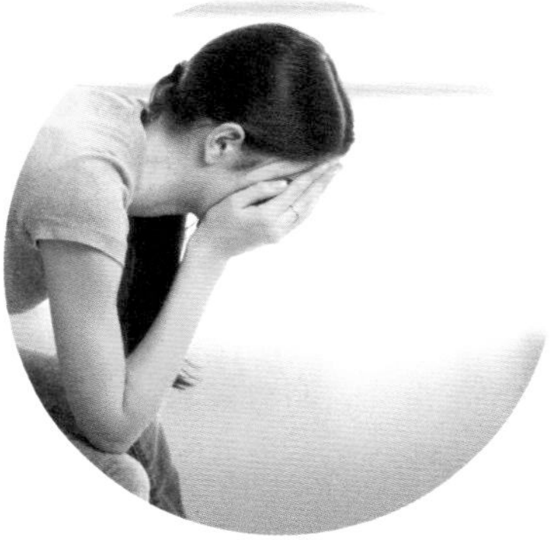

7 青春期

10～20岁为青春期。青春期的孩子生殖系统发育迅速，体格增长快，身高明显增长，第二性征显现，心理和生理变化明显。这些变化也可能给他们带来烦恼的痤疮、第二性征发育异常等问题。

02 中医四诊观察孩子

望、闻、问、切四诊法，是中医诊察疾病的主要方法。但由于儿童的生理、病理特点，四诊应用有其特殊情况。闻诊诊察范围有限，婴幼儿不会述说病情，较大儿童的主诉也不一定可靠；切诊易因小儿啼哭叫闹而受到影响。所以，儿科医生在四诊中最为重视望诊。现代中医在传统四诊的基础上，不断尝试将听诊器、化验检查、影像学检查等诊察方法取得的疾病信息资料充实到四诊检查结果中，摸索宏观辨证与微观辨证相结合的新型辨证方法。

1 望诊

望神色察病因

面色是脏腑血气盛衰的外部表现，小儿面色当以红润有光泽为正常。若面色发青，则多因气血不通畅，体内经脉阻滞所致，多见于惊风、寒证、痛证、血瘀证；若面色发红，则多因血液充盈面部皮肤脉络所致，多见于小儿疾病的热证；若面色发黄，则多因脾胃虚弱、不消化、营养不良所致，多为虚证或湿证；若面色苍白，则多为气血亏虚或体有寒证；若面色发黑，则多因阳气虚衰、水湿不化、气血凝滞所致，主小儿虚寒证或体内有水湿、血瘀。

望五官辨病症

中医认为，人体的内在五脏与外在五官密切相关，通过外在五官的变化可以知晓内在五脏的健康情况。也就是说，查看五官能够知晓内在五脏的病情。

观察部位：眼睛（包括眼神、眼睑、眼球、瞳孔、巩膜等）。

辨查病症：目光有神，光亮灵活，肝肾气血充盈，则为正常；若两目呆滞或直视上蹿，则为惊风；若瞳孔缩小或不等、散大、无反应，则病情严重，甚至危及生命。

观察部位：舌头（包括舌质、舌苔）。

辨查病症：舌质淡红润泽，活动自如，舌苔薄白而干湿适中，则为正常；若舌质淡白，则为气血虚亏；若舌质发紫，则为气滞血瘀；若舌质红绛，则为邪入营血。

观察部位：嘴（包括口唇、牙齿、齿龈、咽喉等）。

辨查病症：唇色淡红润泽，齿龈坚固，口中黏膜平滑，则为正常；若唇色青紫，则为血瘀；若齿龈红肿，则为胃火上冲；若满口白屑，则为鹅口疮；若两颊黏膜有白色小点，且周围有红晕，则为早期麻疹。

观察部位：鼻子（包括鼻子外观、有无分泌物及分泌物的性状）。

辨查病症：鼻孔正常呼吸，无鼻涕外流，鼻孔湿润，则为正常；若鼻塞，流清涕或流黄涕，则为感冒；若鼻孔干燥，则为肺热。

观察部位：耳朵（包括耳朵外形及内里有无分泌物）。

辨查病症：耳郭丰厚，颜色红润，先天肾气充足，则为正常；若以耳垂为中心的周缘弥漫肿胀，则为腮腺炎；若耳内疼痛流脓，肝胆火盛，则为中耳炎。

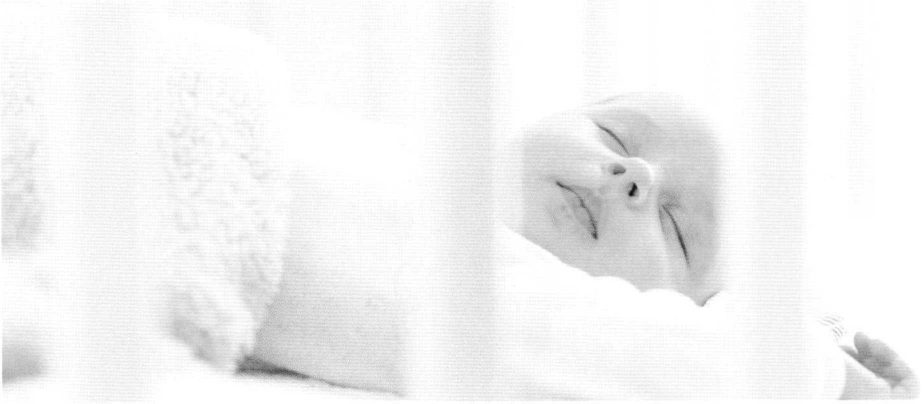

察二便利诊断

孩子大小便的变化对于医生的诊断有一定意义。若孩子出现腹泻的症状，就医时，父母可携带一份孩子新鲜大便采样或拍照记录；若孩子小便出现问题，同理，就医时父母也可携带一份孩子的小便采样或拍照记录，这样更方便医生进行诊断。

医生可根据孩子的大便采样进行诊断。若孩子大便颜色黄而干湿适中，则身体健康；若孩子大便稀薄，则可能是内伤乳食；若大便燥结，则可能是内有实热；若大便赤白黏冻，为湿热积滞，则可能是细菌性痢疾。

医生还可根据孩子的小便采样进行诊断。若孩子小便颜色清白或微黄，则为正常；若孩子小便浑浊如米泔水，可能存在感染，若饮食失调，脾胃虚寒，消化不良，则可能是疳证。

2 闻诊

听声音辨查病症

听声音辨查病症包括听小儿的啼哭、咳嗽、言语等声音的变化，以及利用听诊器倾听小儿的呼吸和心音，通过这些声音的变化情况对孩子的病况进行分析和判断。

啼哭声

辨查病症：正常小儿哭声清亮而长，并有泪液；声音细弱无力者多为虚证；哭声尖锐惊怖者多为剧烈头痛、腹痛等急重症；哭声低弱且目干无泪者多为气阴衰竭危证；哭声尖锐，阵作阵缓，弯腰曲背，多为腹痛；哭声响亮，面色潮红，注意是否发热；夜卧啼哭，睡卧不宁，为夜啼或积滞。

言语声

辨查病症：正常小儿的言语声应当清晰，语调抑扬顿挫，语声有力；妄言乱语，语无伦次，声音粗壮，称为谵语，多属热扰心神或邪陷心包；声音细微，语多重复，时断时续，神志不清，称为郑声，多属心气大伤；语声过响，多言躁动，常属阳热有余；语声低弱，断续无力，常属气虚心怯。

呼吸声

辨查病症：正常小儿呼吸平稳、均匀、声音轻柔；呼吸气粗急促，是肺失肃降；气粗有力，多为外邪袭肺；气急鼻翕，多为肺气闭郁；气喘痰鸣，为痰壅气道；鼻息稍促，张口呼吸，可能鼻塞；呼吸急迫，面青不咳，须防喉风；呼吸声弱，为肺气虚弱；呼吸微弱，声低不续，间歇如泣，防肺气将绝。

嗅气味辨查病症

嗅气味辨查病症包括通过嗅觉辨析口气、呕吐物和大小便的气味等来判断孩子的病情。

口气

辨查病症：正常小儿口中无臭气；口气臭秽，多属脾胃积热；口气酸腐，多属乳食积滞；口气腥臭，有血腥味，多系血证出血；口气腥臭，咯痰脓血，常为肺热肉腐。

大小便

辨查病症：大便臭秽为肠腑湿热，大便酸臭为伤食积滞，便稀无臭为虚寒泄泻。小便臊臭短赤多为湿热下注膀胱，小便少臭清长多为脾肾二脏虚寒。矢气（屁）频作臭浊者，多为肠胃积滞。

3 问诊

问起居辨查病症

因为孩子自身抵抗力较弱，且自我表达能力不足，因此，需多加了解孩子的身体情况及生活起居和饮食习惯。

问寒热

辨查病症：小儿恶寒发热为外感表证，寒热往来为半表半里证，只热不寒为里热证，只寒不热为里寒证。

问头身

辨查病症：头身疼痛，常为外邪束表，头痛剧烈须防邪毒犯脑；关节疼痛，屈伸不利，常见于痹证，肿胀而热多热痹，肿胀不热多寒痹。

问睡眠

辨查病症：小儿少寐多啼，常为心火上炎；多寐难醒，常为气虚痰盛；寐中露睛，多为久病脾虚；睡中磨牙，多为肝火内盛；寐不安宁，多汗惊惕，常见于心脾气虚之佝偻病。

问出汗

辨查病症：小儿肌肤嫩薄，发育旺盛，较成人易出汗；小儿在安静状态下出汗过多属汗证；日间多汗为自汗，夜间多汗为盗汗。

问胸腹

辨查病症：小儿脐周腹痛，别无他症，急性发作多因中寒，绵绵缓作多因虚寒；脘腹胀痛，嗳气酸馊，为伤食积滞；右上腹痛，剧如钻顶，时急时缓，呕恶吐蛔，为蛔扰人膈；脘痛隐隐，绵绵发作，嗳气吐酸，食欲缺乏，为中虚气滞。

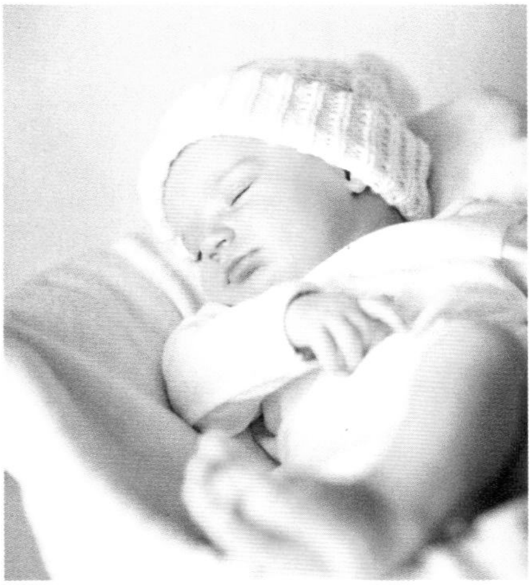

4 切诊

切身体辨查病症

切诊主要是指通过与孩子的身体接触，以了解孩子的疾病状况，便于准备好对应的治疗措施，减少额外损耗。

触按颈腋

辨查病症：若头面口咽有炎症感染，颏下颈项腋部触及小结节，质稍硬，不粘连，痰核触痛，属痰热壅结之痰核肿痛；痰核连珠成串，质地较硬，推之不易移动者，可能为痰核内结之瘰疬。

触按皮肤

辨查病症：了解寒、热、出汗情况，肤冷多汗，为阳气不足；肤热无汗，为热盛束表；手足心灼热，为阴虚内热；肌肤肿胀，按之随手而起，属阳水水肿；肌肤肿胀，按之凹陷难起，属阴水水肿。

触按四肢

辨查病症：四肢厥冷，多属阳虚；皮肤灼热，多属热证；四肢挛急抽掣，属于惊风；四肢细弱无力，属于痿证。

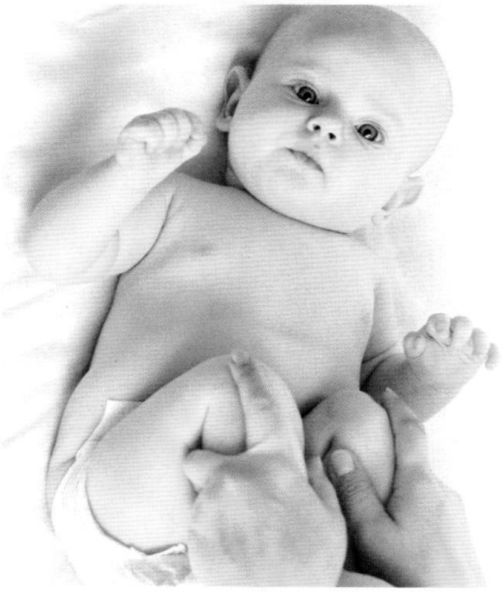

触按胸腹

辨查病症：胸骨前凸为鸡胸，胸骨两侧肋骨前端凸出称串珠，胸廓在膈部内凹、肋缘处外翻称胸肋沟，均因先天不足、后天调养失宜所致。

03 父母给孩子一生的健康保证

父母都希望孩子健健康康，长命百岁。当孩子身体不适时，父母的手很可能会去按摩孩子不舒服的地方，如肚子痛时会去揉揉肚子，颈部痛时会去按按颈部，头疼时会去揉按头部。久而久之，人们就发现了有效治疗病痛的穴位和反射区，从而形成了小儿推拿、特效穴位按摩、刮痧等中医疗法。中医学说源远流长又博大精深，几千年来自成体系，在小儿医疗方面积累了大量的临床经验，通过推拿、刮痧、针灸、拔罐等不同手法的运用，通经络、平阴阳、和营卫、理气血、调脏腑、治疗疾病和养生保健。

人体是以五脏（心、肺、肝、脾、肾的总称）为中心，通过经络联结全身的有机整体。推拿、刮痧等手法可以改善孩子血液循环，祛除体内污浊之气，让经络畅通，气血旺盛。所谓“通则不痛，痛则不通”，血脉要通、气要通和、心气要通、胃肠要通，这样孩子才能吃得下、睡得着、拉得净、长得快、身体好。

同时，中医疗法入门简单，不需理解艰深的知识，不必使用专业的医疗器材，父母只要找到正确的穴位及反射区，学会简单的推拿、穴位按摩、刮痧等手法，熟练之后很快就能在家轻轻松松为孩子保健治病，效果显著。

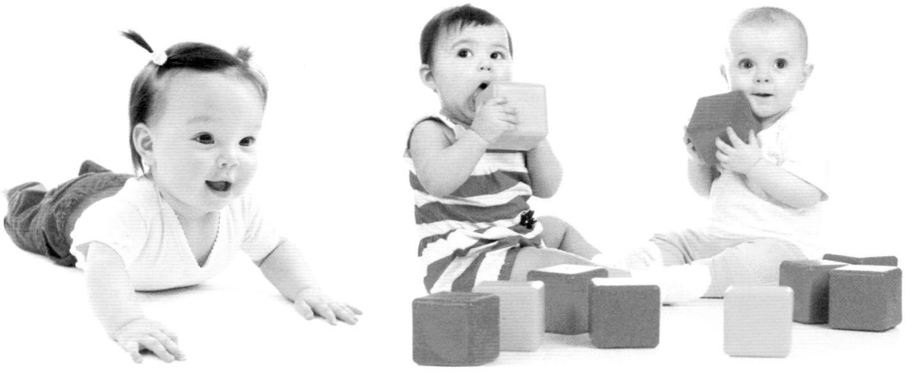

04 推拿，用手打开孩子健康之门

众所周知，由于孩子处于发育期，自身的防御系统尚未完善，因此极易受到疾病的侵袭。发热、咳嗽……一茬接一茬，总是无情地缠上你的孩子，让你不得不抱怨孩子太娇气。

其实，家长完全有能力凭借自己的一双手还孩子一个健康的身体！那就是小儿推拿。

西方“医学之父”希波克拉底说：“有时，医学就是按摩的医术。”推拿古称按摩、按跷。按，谓抑按皮肉；跷，谓捷攀手足。推拿主要是运用手法按、摸经络的虚实，疏通经络，畅达气血，健脾和胃，调和营卫，平衡阴阳，达到强身健体的目的。例如，在宝宝感冒初期就可以给宝宝用开天门、推坎宫、揉太阳、掐内劳宫、拿风池、捏脊、搓大椎等手法，以止清鼻涕、解表发汗等。孩子若是积食，可揉中脘、摩腹等，给孩子清大肠，平肝火、心火，清肺火；若是宝宝上火，可以清三关、取天河水，补脾胃、补肾等。其实还有很多，泻痢、呕吐、惊吓、夜寐不安、便秘等，都可以用小儿推拿的方法解决，为宝宝减轻很多痛苦，而且在宝宝没有病的时候，也可以通过按揉一些常用的保健穴位来帮助他提高抵抗力。

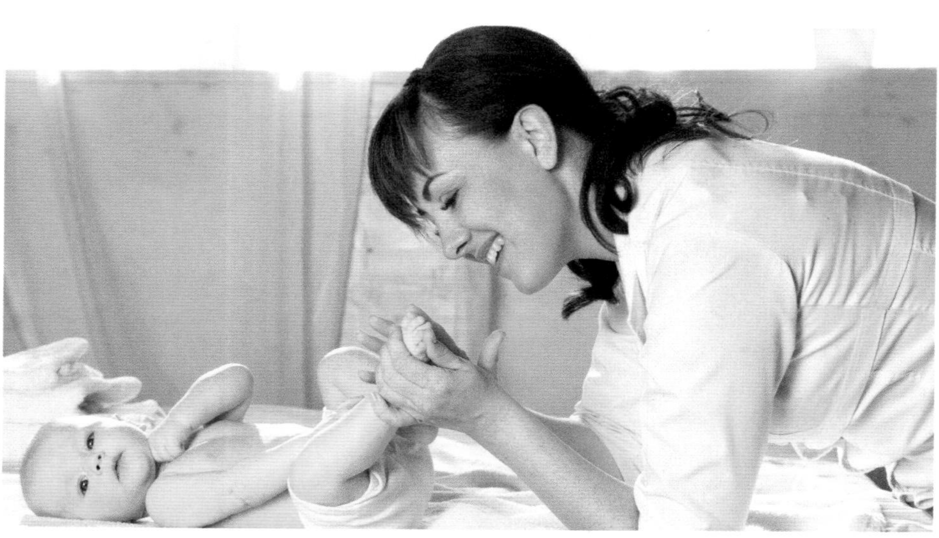

05 推拿，让孩子远离抗生素困扰

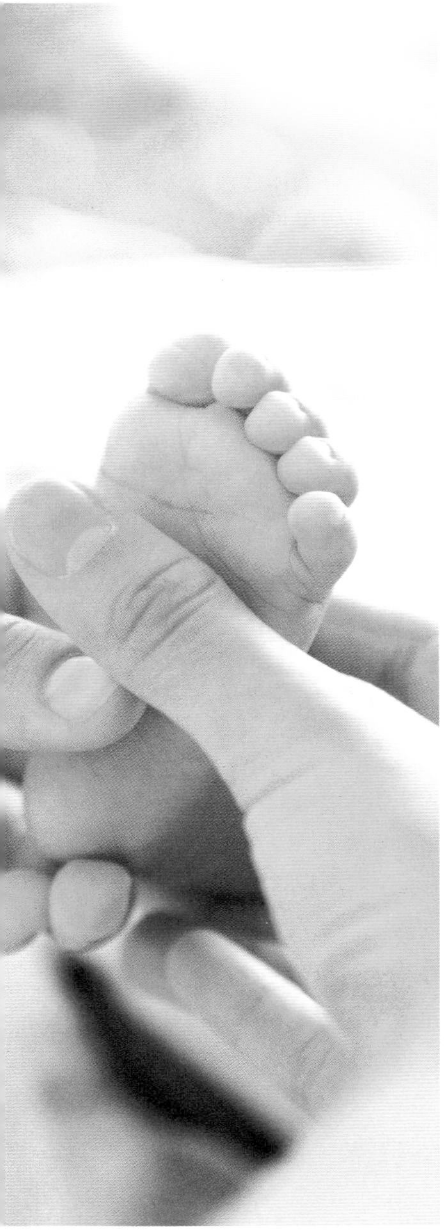

在中国，抗生素的使用率普遍比较高。

人体是一个微生态平衡的整体，多种细菌在身体多个部位互相依赖、互相制约、和平共处。不同抗生素可杀灭的细菌种类不同，抗生素也不能杀灭病毒。如果无条件且盲目地使用抗生素，有时不但不会杀死致病菌，或者杀死了致病菌，同时也杀死了有益菌，引起菌群失调，甚至还会使耐药致病菌种大量产生、繁殖，造成二重感染。

大量或长期使用抗生素，容易导致机体的抵抗力下降，让一些真菌乘虚而入，引起鹅口疮，念珠菌肠炎，全身性念珠菌、曲霉菌感染等。

儿童的各个器官发育不成熟，使用抗生素可能会对它们造成严重的损害。某些抗生素的副作用会造成孩子肝功能的严重损害：喹诺酮类药物（如环丙沙星）等对儿童软骨有潜在损害，氯霉素则可导致骨髓抑制引发血液病和灰婴综合征，一些氨基糖苷类抗生素（如新霉素、庆大霉素、链霉素、卡那霉素等）容易造成儿童耳聋和肾损害，一些非氨基糖苷类抗生素（如氯霉素、红霉素等）也可以引起药物性耳聋。

如孩子患有以下三种疾病，一般是不使用抗生素的。

1 感冒

感冒是3岁以下的孩子最常见的疾病。治感冒通常不宜使用抗生素的主要原因：一是感冒的病原体90%以上是病毒，抗生素对病毒无效，不能改变感冒病程和转归，也不能有效地预防普通感冒的并发症；二是目前临床上常用的抗生素都有不同程度的副作用，如青霉素除了可能会引起严重的过敏反应外，还可能导致惊厥，即“青霉素脑病”。不合理使用抗生素是导致细菌耐药的主要原因之一。

2 秋季腹泻

婴幼儿秋季腹泻，指的是每年秋冬季节发生的腹泻，在 6 个月～ 3 岁的孩子中最多见。秋季腹泻主要由轮状病毒引起，为自限性疾病，无须使用抗生素，只要做好液体疗法，选用微生态调节剂和黏膜保护剂等，就可以治愈患儿。

3 哮喘

哮喘一般指支气管哮喘，是小儿常见病，细菌感染并非引发哮喘的主要原因。哮喘是一种慢性反复发作的过敏性气道炎症，与细菌性炎症截然不同，应用抗生素收效甚微或无效。因此，在哮喘治疗中一般不使用抗生素。

众多儿童经络按摩的理论和实践经验，蕴含了几千年来中国传统医学的精髓。尽管如此，儿童按摩却并不难掌握，只要将每个穴位与病症联系起来，对症按摩，就可以达到治病的效果。比如，孩子脸色不好、脾胃不好的，可以沿着大拇指外侧边缘向手掌方向直线推动，能起到补脾益气的作用。

儿童身体较为柔弱，可以用小儿推拿作为日常护理的手段，这样相对比较安全。小儿推拿建立在中医基础理论上，以阴阳五行、脏腑经络等学说为理论指导。孩子不舒服的时候为其推推背，揉揉四肢，可以使经络通畅、气血充盈，达到治病保健的目的。

需要提醒家长注意的是，如果孩子腹泻、哮喘症状较为严重，应及时就医，以免延误病情。

06 让孩子不再惧怕“白大褂”

几个月前的一个下午，一位妈妈抱着孩子来找我，经过她的一番描述，我才知道事情原委。这位妈妈姓陈，30岁，孩子叫圆圆，才5岁。圆圆自小就体弱多病，是各大医院的“常客”。一来二去，圆圆对穿白大褂的医生非常恐惧，在治疗时经常大哭大闹，陈女士也无可奈何，只能一个劲儿地向医生道歉。有一天晚上，圆圆突然发热，抱到医院后测量体温，38.8℃。陈女士想让医生尽快查明病因，但圆圆见到医生就大喊大叫，拳打脚踢，医生根本无从下手。陈女士看着圆圆，既生气又心疼，后来听人说我能治疗发热，就抱着圆圆到我这里来了。

听完陈女士的讲述之后，我看了看圆圆，这时她脸色有点儿发白，额头可以看到半粒黄豆大小的汗珠。我对陈女士说：“孩子怕痛怕苦，自然会怕那些‘白大褂’了，到我这里就放心吧，我这里没有药也不用打针，就凭一双手简单地推拿一下就好了。”

接着，我让陈女士将圆圆放在床上。圆圆睁着大眼睛好奇地看着我，我会心一笑，说：“圆圆乖，咱不怕，叔叔给你推拿一下，病很快就会好。”然后我按照发热的推拿疗法，帮孩子清天河水300次，补脾经300次，清肺经300次，按揉二马穴、内劳宫穴各200次，按揉足三里穴3分钟。在推拿过程中，我极小心地控制力道，尽量不使圆圆感到疼痛，圆圆也很配合我的动作，不哭不闹。

做完推拿疗法之后，孩子的脸色明显红润了，热也慢慢退了下去。我还特地教了陈女士一套治疗发热的推拿手法，叮嘱她每天可以多次给孩子推拿，每次10分钟。

在孩子的防御系统还未建立时，为了抵抗疾病，父母应该采取有效的预防措施。推拿就是其中一种，而且方法简单、施治容易且见效极快，具有普遍的适用性，因此值得广大父母学习。每天给孩子推拿10分钟，让孩子不再惧怕“白大褂”！

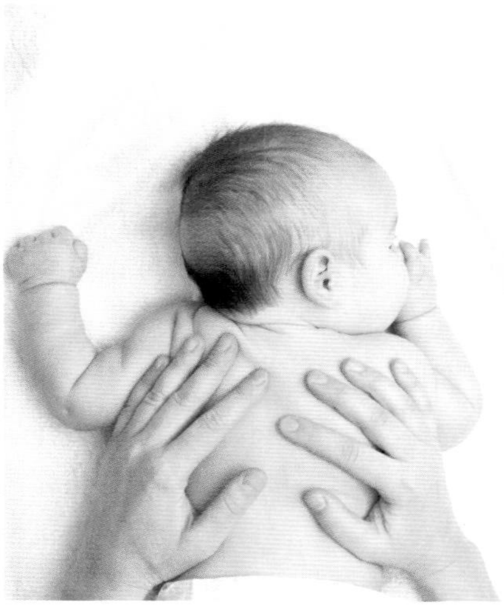

07 推拿是很好的亲子沟通方法

小儿推拿也是一种非常好的亲子游戏。爸爸妈妈由于工作繁忙，白天无法抽出时间给孩子做小儿推拿，那么在晚上孩子睡觉之前给孩子捏捏按按，不仅能帮助孩子增强抵抗力，同时也能增进爸爸妈妈与孩子之间的感情。

爸爸妈妈经常给孩子做推拿，对孩子也会有比较深远的影响，因为孩子通过爸爸妈妈给他做推拿可以知道，揉揉按按是可以消除疾病的，将来如果父母不舒服，孩子也会有样学样，通过按摩帮爸爸妈妈消除疾病。小儿推拿是爸爸妈妈与孩子之间爱的桥梁，是肌肤的信息感应，孩子能在按摩中感受到爸爸妈妈的温柔安抚，同时孩子也会把这份爱回馈给爸爸妈妈。

08 推拿，可调节孩子免疫力

孩子在大病过后，身体抵抗力也会随之下降，而小儿推拿在调节孩子免疫力方面具有重要的作用。

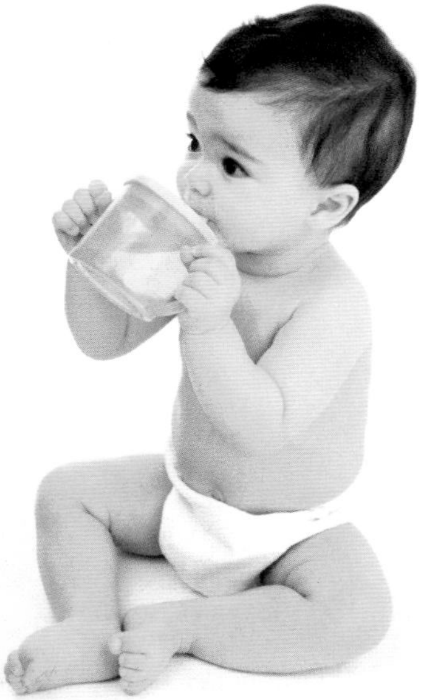

孩子的健康重在预防保健。例如，补脾经可以改善孩子的脾胃功能，促进消化和吸收，改善孩子体质；补肾经可以促进孩子生长发育，增强孩子抵抗力。坚持给孩子补脾经、补肾经可以增强体质，提高抵抗力。

需要注意的是，若在大病或慢性病急性发作期，还是要以治疗为主。之后，在恢复期坚持做小儿推拿，有利于孩子身体的恢复。

09 睡前推拿，让孩子睡得香甜

良好的睡眠是保证孩子体格及神经发育的必要条件，特别是 1 岁以内的孩子，其精神状态皆取决于睡眠状况的好坏。

中医认为，孩子睡眠的好坏主要和心、脾、胃有关。孩子出生后心神未完全发育成熟，稍受惊吓，就易出现睡眠质量差、睡眠中啼哭的现象。另外，孩子不知饥饱，过饥或过饱都会影响孩子的脾胃功能，造成消化不良，从而导致夜间睡不安稳，即中医所说的“胃不和则卧不安”。

爸爸妈妈睡前给孩子清清心经、胃经，补补脾经，可使孩子心火不过旺、脾胃消化良好，起到安神定志、消食导滞的作用，在爸爸妈妈双手的安抚下，孩子睡得快、睡得香。同时，睡前推拿还能促进孩子的血液循环。

10 儿童特定穴位推拿的基本常识

小儿穴位除了经穴、奇穴、经验穴、阿是穴之外，有相当部分穴位是小儿中医理疗法中特有的，称为小儿特定穴。有部分小儿特定穴也位于十四经，但其作用受小儿生理、病理特点的影响而与成人经穴作用有所不同。

小儿特定穴大都分布在人体头面和四肢，尤其以双手居多，有着各种各样的形态。点状穴（穴位的形态呈点状）如小天心、一窝风、二扇门、精宁穴等，线状穴（穴位的形态呈线条状）如三关、天河水、六腑、坎宫等，面状穴（穴位的形态为一个部位）如腹部、胁肋等。

小儿穴位根据命名特点有三类：一是根据经络脏腑的名称命名，如心经、脾经、大肠经、肾经等；二是根据解剖部位命名，如四横纹、掌小横纹、天柱骨等；三是根据人体部位命名，如五指节、脐、腹、脊等。了解这些穴位命名的特点、有助于家长快速掌握这些特定的穴位。

施行小儿推拿，每次刺激穴位需要达到操作的时间和次数，一般要根据小儿的具体情况如年龄、体质、病情等，酌情增减。

11 帮孩子取穴的4个方法

家长在给孩子推拿的过程中，往往由于力道不足或用力过度，造成推拿的效果不好。而且，小儿推拿除了需要速度快且力度轻柔的手法，更需要的是提高取穴的精确度，以便快速、准确地找到对症穴位。这就要求家长必须掌握以下4个常见的取穴方法。

1 手指同身寸度量法

手指同身寸度量法又被称为“手指比量法”，指以患者本人的手指为标准度量取穴，是临床取穴定位常用的方法之一。但由于每个人的高矮、胖瘦不同，不同的人用手指测量的1寸也不等长。因此，测量穴位时要用被测量者的手指作为参照物，才能准确地找到穴位。

1寸：以被推拿者拇指的指关节宽度为1寸。

3寸：以被推拿者的食指、中指、无名指和小指四指指幅横宽为3寸。

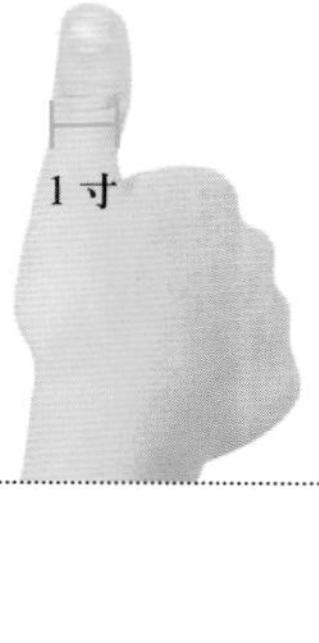

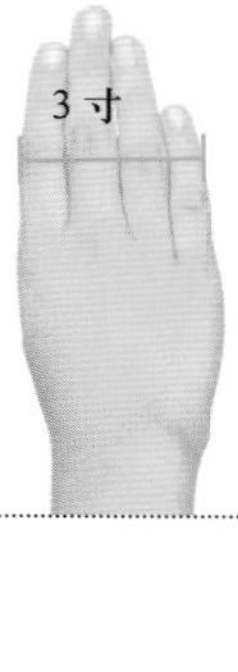

2 身体度量法

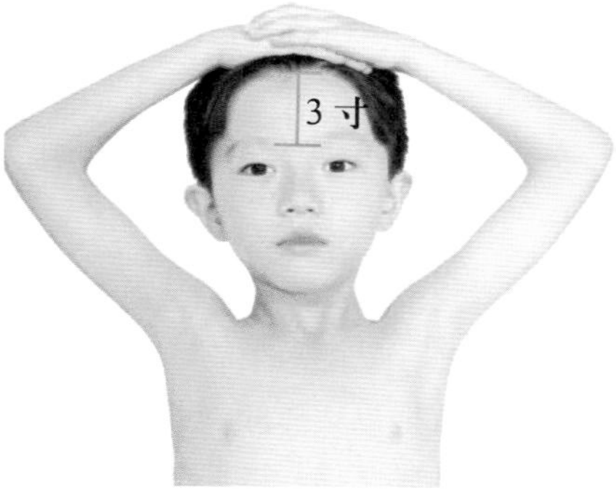

利用身体及线条的部位作为简单的参考度量，中医称为“骨度分寸”，如眉间（印堂穴）到前发际正中为3寸，两乳头之间为8寸，腕横纹到肘横纹为12寸。

3 体表标志定位法

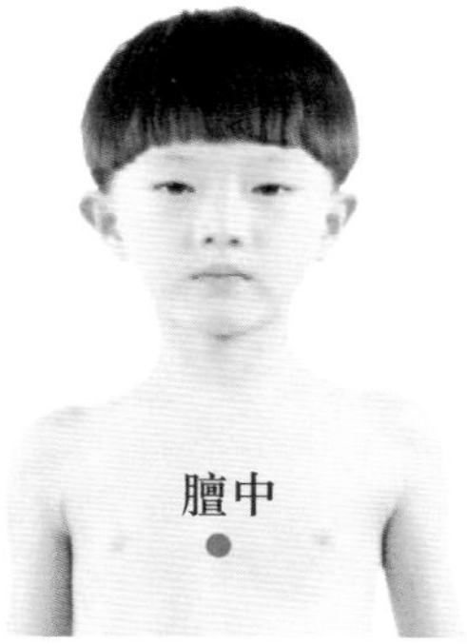

体表标志定位法又称自然标志取穴法，即根据人体的自然标志定取穴位的方法。人体自然标志有两种：一是固定标志，一是动作标志。

固定标志：常见判别穴位的标志有眉毛、乳头、肚脐、脚踝等，如神阙位于腹部脐中央，膻中位于两乳头中间。

动作标志：需要做出相应的动作姿势才能显现的标志，如张口耳屏前凹陷处即为听宫穴。

4 感知找穴法

身体感到异常，用手指压一压、捏一捏、摸一摸，如果有痛、痒等感觉，或与周围皮肤有温度差，如发凉或发烫，那么这个地方就是所要找的穴位。感觉疼痛的部位，或者按压时有酸、麻、胀、痛等感觉的部位，可以作为阿是穴治疗。阿是穴一般在病变部位附近，也可在距离病变部位较远的地方。

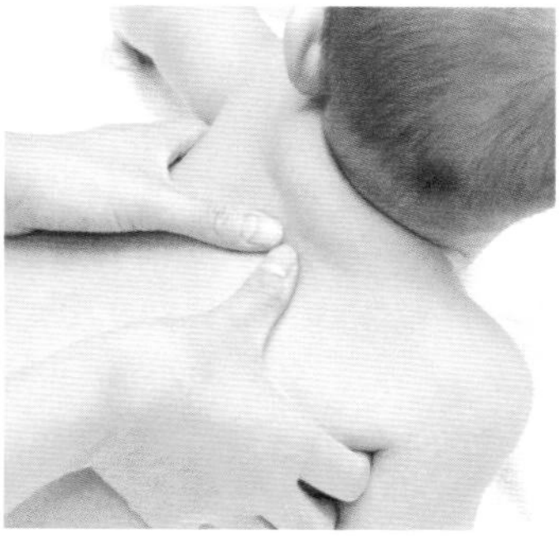

12 按摩有方，健康有道

穴位即为经络上的敏感点、连接点、闭塞点，通过刺激穴位，可以起到调节经络气血、平衡阴阳的作用。“正气存内，邪不可干”，也就是说，抵抗力增强，得病的概率也会降低。可以通过不同的推拿手法增强小儿免疫功能，同时还可以保证小儿气血充盈、饮食不偏、食欲旺盛、发育正常等。但小儿脏腑娇嫩、肌肤柔弱、耐受力差，故而在推拿时用力需稍轻柔，这样能使其体内的脏腑产生相应的生理变化，从而达到治疗疾病的目的。一般来说，我们在小儿推拿中需要用到以下手法。

推法

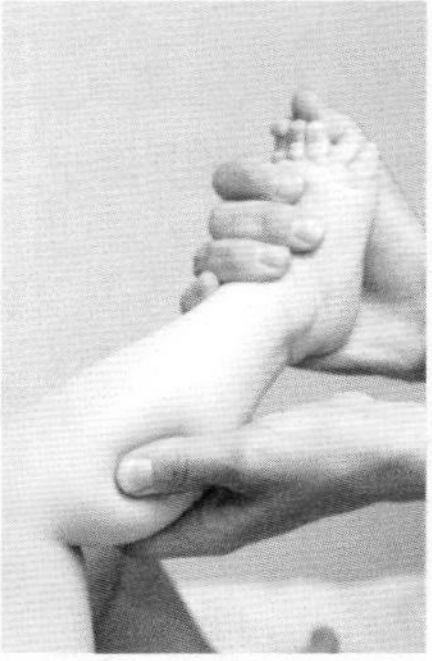

直推法：用拇指指面或指侧面在穴位上做直线运动，也有可能用中指或食指的指面做直线推动。此法轻快无比，频率为每分钟 200 次左右。

旋推法：用拇指指面在穴位上做顺时针方向的旋转推动。此法非常轻快，要求推拿者沉肩、垂肘、悬腕，每分钟 200 次左右。

分推法：用两手拇指指面或指侧，从穴位中间向两旁分向推动，每分钟 20 ～ 50 次。

手法要领：力度由轻至重，速度由慢至快。对初次接受治疗者，推拿者需观察其反应，询问其感觉，以便随时调节力度和速度。

摩法

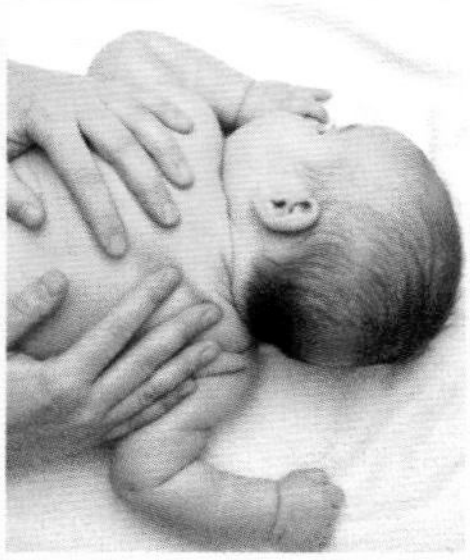

指摩法：掌部自然伸直，食指、中指、无名指和小指并拢，腕部略屈。拇指外的四指指面着力于操作部位，以肘关节为支点，前臂做主动运动，通过腕、掌使指面做环形摩动。

掌摩法：手掌自然伸直，腕关节放松，将手掌平置于操作部位，其操作过程同指摩法。

手法要领：动作要和缓协调，用力要轻柔、均匀。此法要求操作时间较长，一般最少需要 3 分钟。

捏法

捏脊法：用双手拇指和食指做捏物状手形，自腰骶开始，夹持并稍提起皮肤，沿脊柱交替向前捏捻皮肤一紧一松挤压向前移动至大椎穴处；每向前捏捻三下，用力向上提一下，称“捏三提一”，也可以“捏五提一”，至大椎为止，然后以食指、中指、无名指指端沿着脊柱两侧向下梳抹；每提捻一遍随后梳抹一遍。在操作时，所提皮肤多少和用力大小要适当，而且要直线向前，不可歪斜。每天捏一次，连续 7 ～ 10 天为一疗程。

挤捏法：用拇指与食指、中指、无名指指端自穴位或部位周围向中央用力挤捏，直到局部皮肤红润和充血为止。

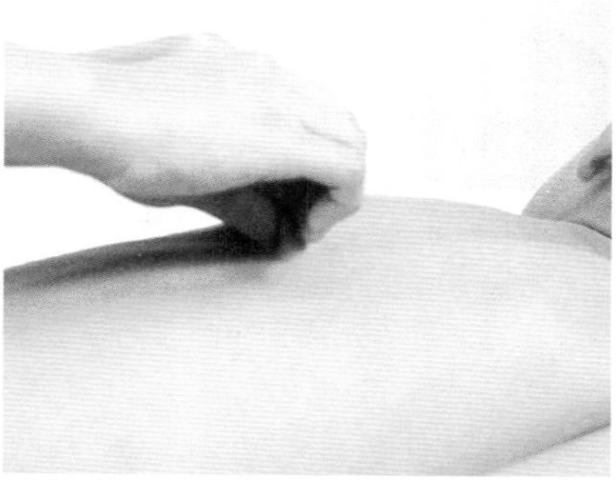

手法要领：力度可轻可重，速度可快可慢，可单手操作，也可双手操作。在捻动推进时，要直线向前，不可歪斜。

搓法

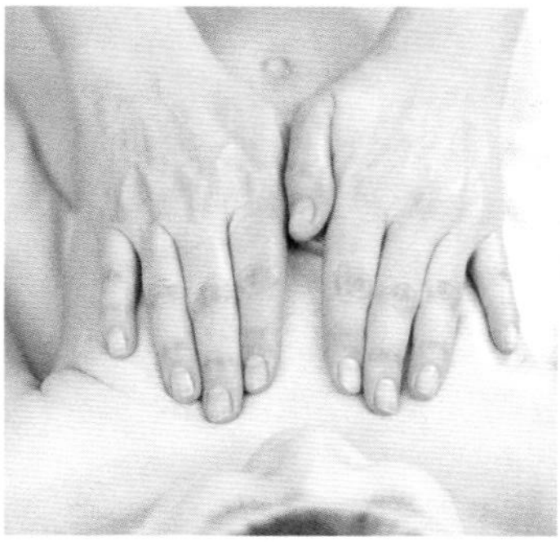

用双手掌面夹住肢体或以单手、双手掌面着力于操作部位，做交替搓动或往返搓动，形如搓绳，称为搓法。此法要求双手用力均衡，切忌粗暴，不用蛮力，搓动要快，移动要慢。另外，搓法具有明显的疏松肌肉、调和气血的作用，常用于肢体酸痛、关节活动不利及胸胁迸伤（“岔气”）等病症。

手法要领：频率一般 30 次 / 分～ 50 次 / 分，搓动速度开始时由慢而快，结束时由快而慢。

运法

用拇指或食指、中指的指端按在一定穴位上，由此往彼做弧形或环形运动。此法在运作时可沿着一个方向运作，也可来回运作，但不可突然转折。因其运动和摩擦产热，故多用于阳虚和寒证。另外，此法力道在所有推拿手法中最轻，速度也较推法慢。

手法要领：宜轻不宜重，宜缓不宜急，要在体表旋转摩擦推动，不带动皮下组织和深层肌肉组织。

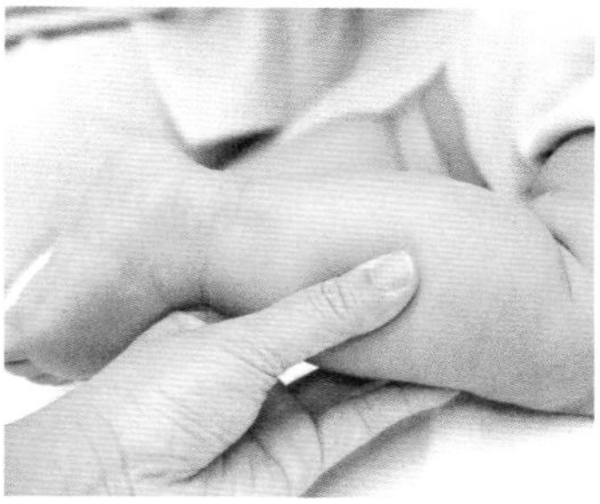

按法

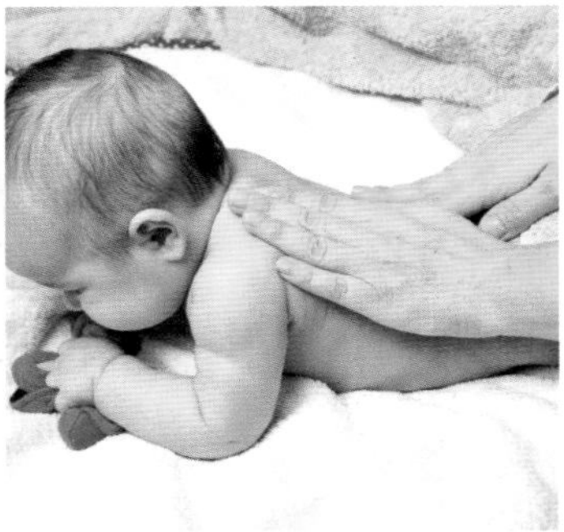

手法要领：按压的力量要由轻至重，在使患部有一定压迫感后，持续一段时间，再慢慢放松。

指按法：以拇指或中指指端或螺纹面置于操作部位或穴位上，其余四指置于相应位置以支撑助力，腕关节悬屈。以腕关节为支点，掌指部主动施力，做与操作部位相垂直的按压。当按压力度达到所需的力量后，要稍停片刻，即所谓的“按而留之”，然后松劲撤力，再做重复按压，使按压动作既平稳又有节奏性。

掌按法：单手或双手掌面置于操作部位，以肩关节为支点，利用身体上半部的重量，通过上臂、前臂及腕关节传至手掌部，垂直向下按压，施力原则同指按法。

掐法

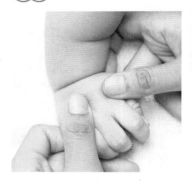

用拇指指甲既快又重地掐在穴位上。此法需快进快出、垂直施力，有急救醒神的功效，在临床上多用于急救，如小孩出现高热或惊厥，掐揉人中穴和老龙穴，就能迅速见效。需注意的是，在掐揉时，需适度施力，不要掐破孩子的皮肤，避免引起皮肤感染。不宜反复长时间应用，常用揉法以缓和刺激，减轻局部的疼痛或不适感。

手法要领：力度需由小到大，作用由浅到深。

拿法

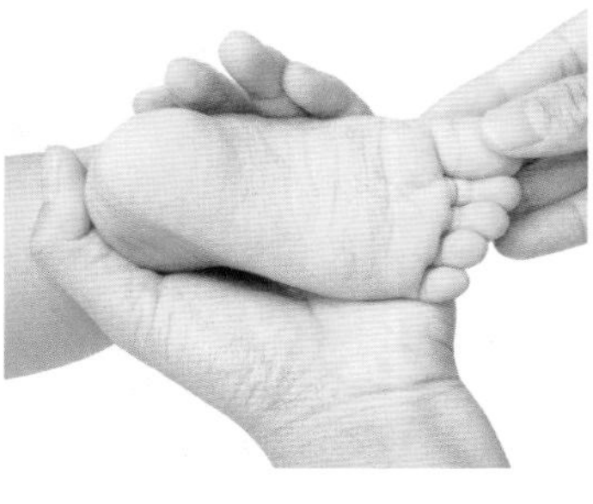

捏而提起谓之拿，是以拇指和食指、中指，或以拇指和其余四指，相对用力紧捏、提揉一定部位。此法运作时要求沉肩、垂肘，动作要缓慢，力度要由轻到重，再由重到轻，一紧一松，交替进行。拿法舒适自然，最易被人接受，常用于颈项部及四肢。同时，此法具有疏通经络、活血化瘀的功效，适用于肢体疼痛、强直，肩背酸楚等病症。

手法要领：腕放松灵活，要由轻到重，再由重到轻，力量集中于指腹和手指。

揉法

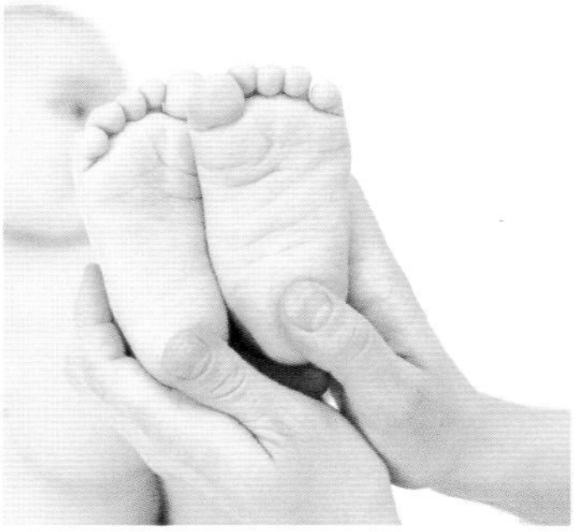

手法要领：手指和手掌应紧贴皮肤，但不能移动，只是皮下的组织被揉动，幅度可逐渐扩大。

大鱼际揉法：以手掌大鱼际部着力于操作部位。沉肩、屈肘呈 120° ～ 140°，肘部外翘，腕关节放松，呈微屈或水平状，以肘关节为支点，前臂做主动运动，带动腕关节进行左右摆动，使大鱼际在治疗部位上进行轻柔灵活的揉动，手法频率为每分钟 120 ～ 160 次。

拇指揉法：以拇指螺纹面置于操作部位，其余四指放在合适的位置以便于操作，腕关节微屈或伸直。以腕关节为支点，拇指主动做环转运动，使拇指螺纹面在操作部位连续不断地旋转揉动，手法频率为每分钟 120 ～ 160 次。

擦法

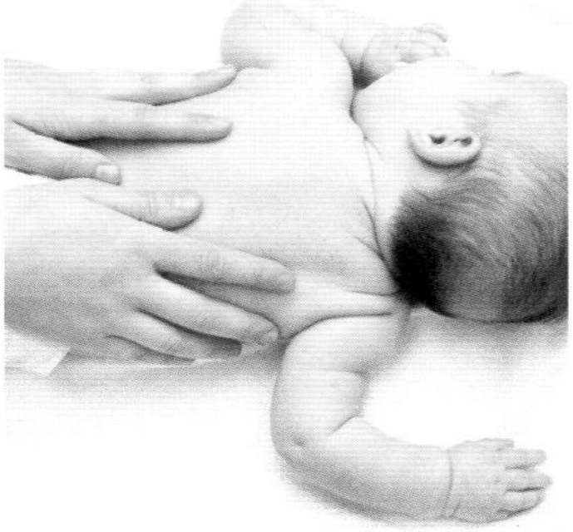

手法要领：在操作时多用介质润滑，防止皮肤受损。以皮肤发红为度，切忌用力过度。

用手紧贴皮肤，稍用力下压并沿上下或左右方向直线往返摩擦，使皮肤产生一定的热量。擦法具有较好的温经散寒作用，能治疗一切寒证，常用于风寒外感、发热恶寒、风湿痹痛、喜温喜按的胃脘痛，以及肾阳虚所致的腰腿痛、小腹冷痛、月经不调及外伤肿痛等病症。此法运作时要连续不断，频率约为每分钟 100 次，压力要均匀而适中。

13 给孩子推拿的注意事项

很多父母在给孩子做推拿时，往往会面临一个问题，即孩子非常不配合，只能接受推拿几分钟就跑了，甚至拒绝推拿。这样一来，纵然推拿效果再好也起不了什么作用。为什么孩子不愿意接受推拿呢？怎样才能让孩子踏实地享受推拿呢？这就需要父母注意以下几个关键点。

培养孩子的推拿兴趣

兴趣是最好的老师，孩子作为推拿的受体，尤其需要培养对推拿的兴趣。父母可以通过讲故事的方式，将推拿的好处告诉孩子，或父母先给玩具小人推拿，让孩子看到推拿的趣味性，进而慢慢培养起孩子的兴趣，从心底不会抗拒推拿。

舒适安心的推拿氛围

在推拿时，让孩子感觉到安心舒适是非常重要的。在家里推拿时，需要合理控制温度，还需注意保持通风。有些父母认为，孩子不舒服，自己不敢推拿，应该送孩子到医院进行推拿。其实，这样做不一定是最优选择，医院的环境具有一定特殊性，孩子比较容易抗拒，加上孩子本身就不舒服，很容易引起交叉感染，使病情加重。

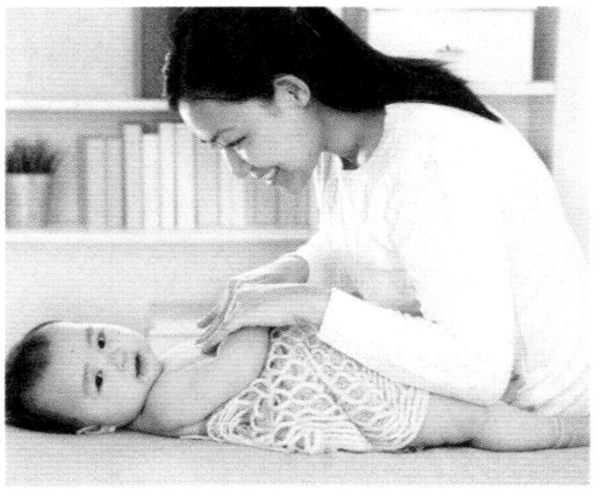

推拿时不可过饥或过饱

孩子在过饱时容易因哭闹引发呕吐，因此不可在孩子饭后立即开始推拿。可选择在清晨起床时进行推拿，尤其是孩子赖床不起时，推拿往往是最好的唤醒方式。同理，在孩子过饥的情况下进行推拿，孩子也会哭闹、不配合，这个时候应先让孩子吃饱。

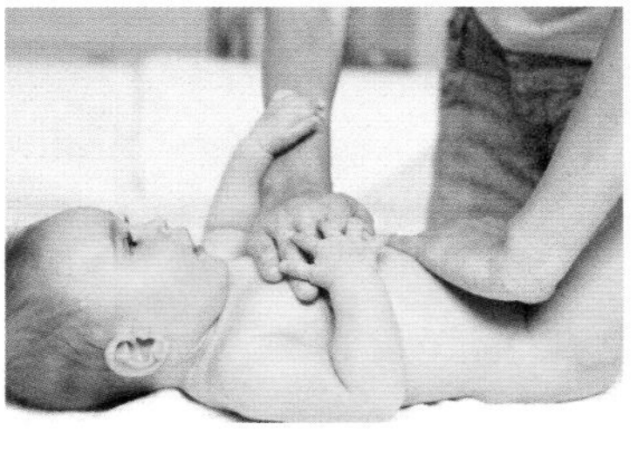

推拿需按照顺序进行

小儿推拿疗法应按照一定的顺序进行，一般先头部，次上肢，再胸腹、腰背，最后下肢。

不要强迫孩子进行推拿

在给孩子推拿时，父母需要有十二分的耐心，并要采用一些技巧，不能强迫孩子推拿，否则会使孩子抗拒，对日后推拿造成很大影响。当孩子不配合时，父母应停止推拿，改变策略，比如可将推拿当作和孩子玩游戏，或在孩子睡熟之后再轻柔地进行推拿。推拿的本质是为了保证孩子的健康，是父母对孩子的爱的一种表达方式，切忌强行推拿。

推拿时间不可过长

父母还需注意的是，一般来说，如果是日常的保健推拿，每日进行 10 ～ 20 分钟就足够了。要知道的是，推拿需要每天坚持，并不是一蹴而就的，每天将推拿的时间分为清晨和晚间，推拿效果更好。另外，当孩子生病的时候，推拿时间的延长和加量则会取得更好的效果，增加的时间和量则需根据具体病情而定。

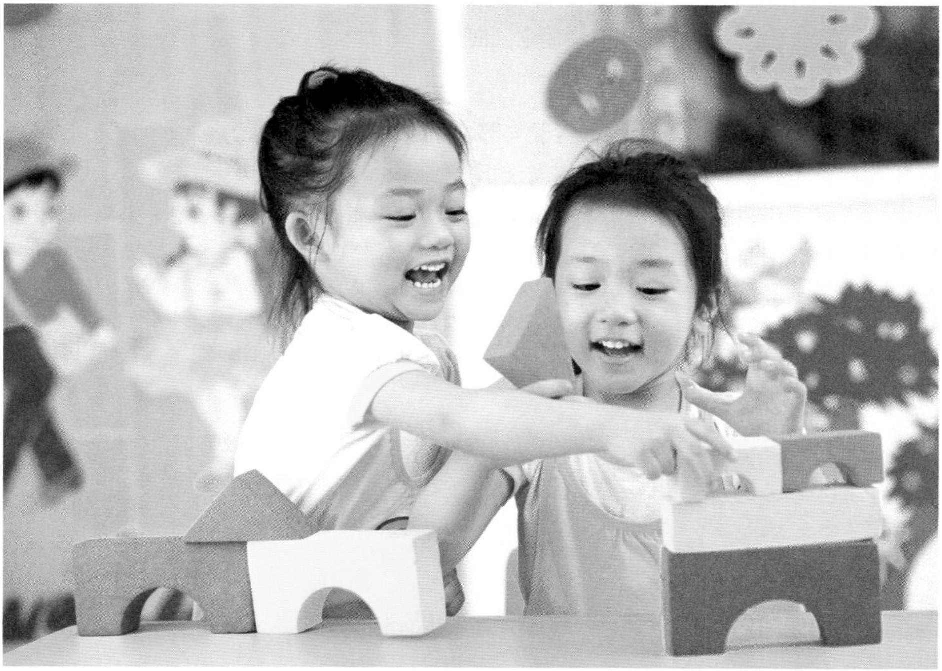

14 推拿这些部位，胜过吃补药

中医小儿推拿是中医传统非药物疗法之一，是指通过对小儿体表的经络穴位施以各种不同推拿手法来调节阴阳、脏腑功能，扶正祛邪，疏通经络，调和气血，达到治疗和预防疾病效果的一种方法。

1 揉揉耳穴，让孩子安神好睡眠

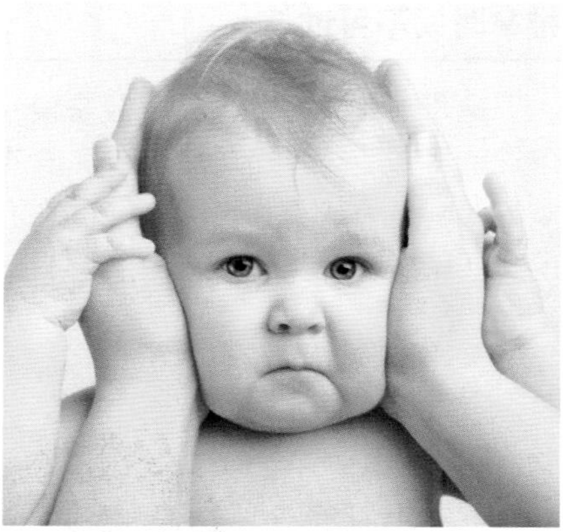

按压耳穴能治病也能防病，利用刺激耳朵来防病的历史最少有3000年了，比针灸的出现还要早。耳朵上有很多穴位和反射区，不是专业的中医师很难记住它们的位置。其实有一个简单的方法可以快速记住分布点，就是将耳朵看成一个在母体子宫内倒置的胎儿，头部朝下，臀部朝上。耳郭后面的分布，就像一个屈膝而跪、向内弯曲身体的小婴儿。

耳垂相当于面部，对耳屏相当于头部，对耳轮相当于脊椎。对耳轮上脚相当于下肢，对耳轮下脚相当于臀部。三角窝相当于生殖器官，还包括神门。耳舟相当于上肢。耳屏相当于鼻、咽喉部及肾上腺等反射区。耳窝部相当于腹部。耳甲腔相当于胸部。耳轮脚周围相当于消化器官。

人体生病时，常会在耳朵的相应部位出现“阳性反应点”，如压痛、变色、丘疹、脱屑等。这些反应点对应的脏腑器官就是宝宝身体有问题的地方，也是防治疾病的刺激点，又称耳穴。

父母可以记住一些常用耳穴的定位和主治。如脾在肝反射区下方，耳甲腔的外上方，主治消化不良、腹胀、胃痛等；神门在三角窝外1/3处，对耳轮上、下脚交叉前，主治失眠多梦、眩晕等，具有镇静、安神、止痛的功效。

按压耳穴可以治疗宝宝反复发作的一些疾病，如治疗宝宝哮喘，每当宝宝感到气急、有发作的预感时，立即按压耳朵上的肺反射区，就可以避免或减少哮喘的发作。若宝宝晚上睡觉容易哭闹，此时可按压神门反射区，效果显著。

2 捏脊，可使孩子气血通畅、百病不生

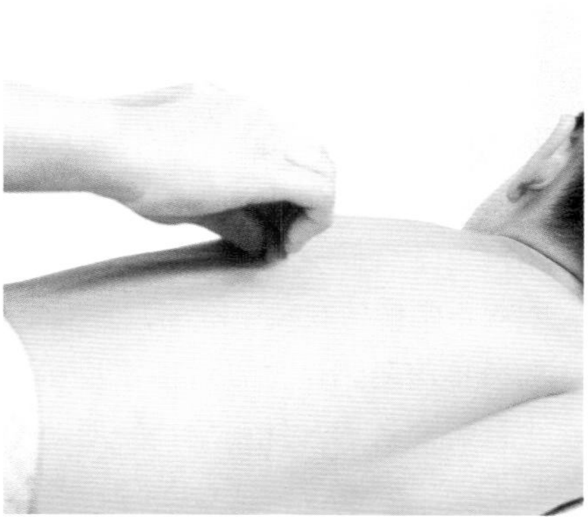

捏脊是一种古老而实用的推拿疗法，因为其操作是通过用手指提捏脊背上的皮肉完成，所以叫捏脊。因为对治疗积滞一类病症效果特别好，又称捏积。

具体操作手法有两种：

1. 拇指后位捏脊法：以两手拇指置于脊柱两侧，从下向上推进；边推边以食指、中指捏拿起脊旁皮肤。

2. 拇指前位捏脊法：以双手食指、中指、无名指及小指屈曲并重叠，以食指第2指节垂直于脊柱正中，从下向上推进；边推边以两拇指交替夹持起脊柱正中皮肤。

第一种方法主要作用于夹脊穴与肾俞穴。第二种方法主要作用于督脉。

为了增强效果，经常配合“捏三提一”的方法，以加大刺激量。

捏脊的作用

1. 健脾和胃、行滞消积、促进消化吸收，防治厌食、积滞、腹泻、便秘、腹痛、呕吐等各种肠胃疾病。

2. 升发阳气，提高人体免疫力，防治感冒、咳嗽及其他流行性疾病。

3. 调和阴阳，增强神经系统调节全身的功能，改善睡眠、健脑益智，防治孩子夜啼、尿床、多汗、烦躁。

4. 调和五脏六腑，促进孩子生长发育，增强体质，防治营养不良、消瘦、贫血和各种虚寒性疾病。

5. 疏通脊背经络，放松脊背肌肉，调整脊柱平衡，纠正孩子脊背姿势。

注意事项

1. 环境温度适宜，注意保暖，以防着凉。

2. 初次操作，手法宜轻，次数宜少，捏过几次后可循序渐进，增加力度和次数。

3 摩腹，让孩子能吃能消化

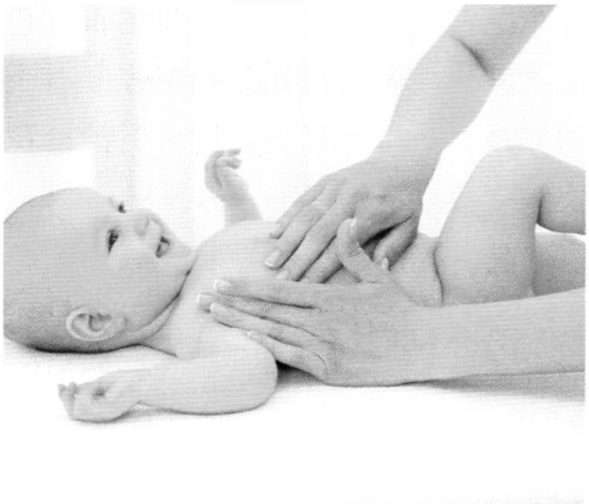

摩腹是一种按摩方法，主要是对腹部进行有规律的特定按摩，可健脾助运，有效防治脾胃诸疾，使气血生化机能旺盛，起到防治全身疾患的作用。急性外科腹痛症不可用此法。

双手掌按压在孩子腹部，向腰侧分推，称为分推腹阴阳；也可将手掌放在腹部，在皮肤表面做顺时针回旋性的摩动，称为摩腹。分推 50 ～ 100 次，摩 100 ～ 200 次。摩腹、分推腹阴阳能健脾和胃、理气消食，对小儿腹泻、呕吐、恶心、便秘、腹胀、厌食等消化功能紊乱效果较好。

常与捏脊、按揉足三里合用，作为小儿保健手法。摩腹一般均按顺时针方向，治疗腹泻为逆时针方向。

注意事项

1. 环境温度适宜，注意保暖，以防着凉。

2. 初次操作，手法宜轻，次数宜少，按摩过几次后可循序渐进，增加力度和次数。

4 摩手掌心，调和孩子五脏之气

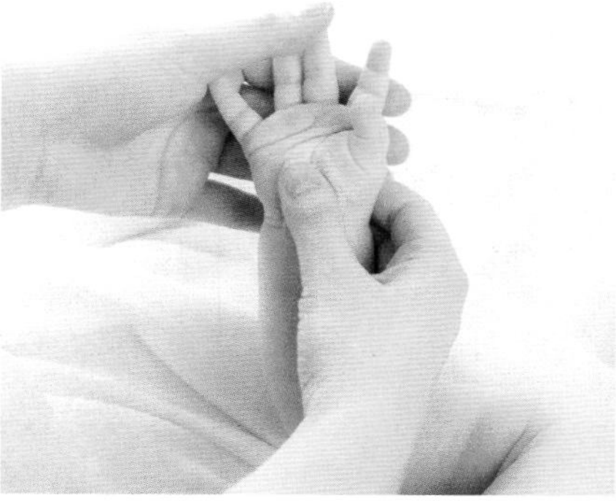

在小儿推拿中，最主要的 5 个经络全都经过孩子的五指，分别跟脾、肝、心、肺、肾密切联系，推拿孩子的 5 个手指头就可以调理脏腑。而手掌上也有很多穴位，对于中医来讲，每个穴位掌管着不同的器官和功能，可以调和孩子的五脏之气。

孩子手掌心有内八卦。以孩子右手为例，用食指、中指指腹按压在孩子掌心上，顺时针运揉，称顺运内八卦；反之，逆时针运揉，称逆运内八卦。各以 100 ～ 500 次为宜。

5 宝宝的脚丫藏有大健康

双足与全身的脏腑器官有着千丝万缕的联系，就像耳朵一样，足底也有很多反射区。这些反射区和人体的脏腑器官相对应，所以刺激足底可以调整宝宝全身的功能，预防疾病发生。足部就像一面镜子，哪个器官有问题，马上能够反映出来。

父母在家里可以经常给宝宝按压足底，预防疾病、保证健康，还可以增强宝宝的抗病能力，让宝宝健康快乐地成长。并且足部按摩不用分阴阳、表里、寒热、虚实，很适合在家里给宝宝治病保健。宝宝的脚丫是块宝，它能标本兼治、调理全身，是揭开人体自身调节系统奥秘的一把“金钥匙”。

注意事项

1．避免冷风直吹宝宝的足部，以防“寒从脚下起”。

2．一般需在饭后半小时才能按摩，用力宜轻柔。

3．按摩结束 15 ～ 30 分钟后让宝宝喝一杯温开水，补充水分，以利排毒。

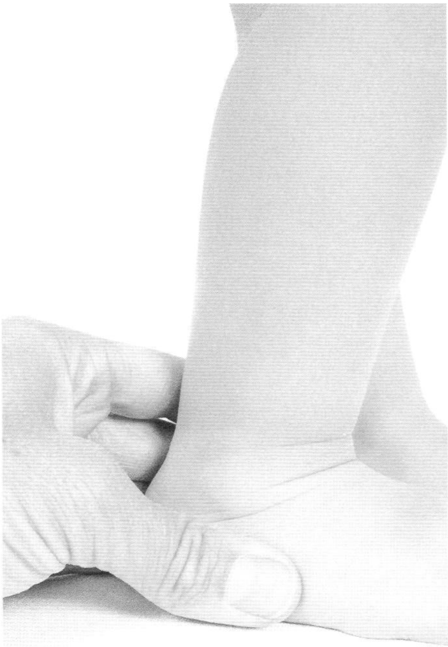

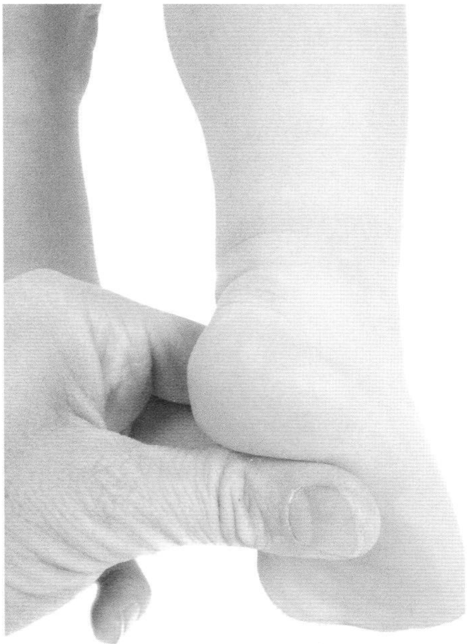

15 小儿推拿的准备事项

小儿推拿要求手法操作平稳自然，因势利导，避免生硬粗暴；选择手法要有针对性，定位要准；手法施术时要用巧力，不可使用蛮力；手法操作时要用“短劲”“巧劲”，时间不可过久。推拿的时候，对于推拿者和环境有特别的要求。

1 推拿前

清洁手部：为避免孩子受伤，家长在推拿前双手宜先洗净，剪短指甲，如戴戒指要拿下，避免伤及孩子的肌肤。另外，可在孩子的身上涂抹按摩油，增加润滑度，避免损伤孩子柔嫩的肌肤。

搓热手掌：推拿前家长最好将双手搓热，以便提高疗效。

合理控制室温：冬天时，尤其在寒冷的南方，家长一定要注意温度的控制。要及时给孩子打开取暖设备，室温最好控制在25℃左右。夏天时，在开有空调的房间给孩子按摩，也要注意室温不可过低，同时还需保持通风。

2 推拿中

姿势适当：尽量采取最舒适的姿势，以减少因不良的姿势所引起的酸麻反应。

力度平稳：力度不应忽快忽慢，宜平稳、缓慢进行。

3 推拿后

记得喝水：推拿完15～30分钟后可让孩子喝200毫升温开水，可促进新陈代谢，排出毒素。

另外，家长给孩子推拿的本质是为了孩子的健康，是对孩子的一种爱，如果家长处在大醉、大怒或大病中，都不适合给孩子推拿。

第二章
做宝宝的保健医生

在孩子的成长过程中，父母都会经历孩子生病时的痛苦和焦虑。在心急如焚的情境下，父母通常都是赶紧把孩子送医院，检查、吃药，甚至输液！但是，很多药品都有副作用，药吃多了对孩子身体也是一种伤害。如果父母能够学会一套科学的亲子保健手法，就能从容淡定，用温暖的双手帮孩子按摩，来预防和治疗很多疾病。

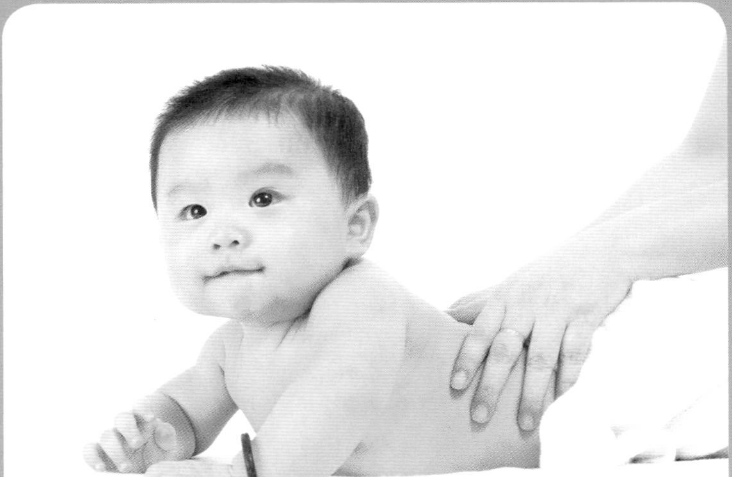

腹部保健法

胎儿最初所需要的能量和营养，都是通过脐带和胎盘的连接来获得。

当脐带剪断之后，就会形成肚脐。肚脐在人体的位置极其重要，有“生命根蒂”“元气门户”之称，肚脐眼又叫神阙穴。

腹部保健法是中医治病健身的传统方法之一。

具体操作

①用掌或指摩脐 100～300 次。宝宝不配合时，也可用一只手握住他“不安分”的小手或小脚。

②一只手扶在宝宝右大腿处，另一只手自宝宝肚脐的右上方按照顺时针方向滑动。摩腹 5 分钟。

眼保健法

中医认为，眼与全身脏腑和经络联系密切。家长经常给宝宝用简便而有效的眼保健法，不但可以养睛明目，还可以保养宝宝的经络。

具体操作

①家长先将双手互相摩擦生热，待手温热后用手掌熨贴双眼。

②用拇指或食指按揉宝宝眼周的穴位，如四白、太阳、阳白、瞳子髎、印堂等，以局部温热舒适为宜。

③让宝宝转动眼球，先从右往左转5～10次，再从左往右转5～10次，转动3遍。早上起床后做转动眼球的运动最好，可以醒脑明目。

耳保健法

人的耳朵上分布着许多反射区，如肺反射区、气管反射区、心反射区、脾反射区等，并与全身相应脏器有着千丝万缕的联系。经常按摩这些反射区，可使宝宝耳聪目明，还可有良好的治疗作用。

具体操作

①耳垂轻拉法：将两侧耳垂向下轻拉20～30次，直至耳垂有轻度痛感为度。

②耳郭揉捏法：从耳轮至耳垂自上而下轻柔地揉捏5分钟，直至耳郭发热，以全身渐渐有热感为度。

③反射区按摩法：选择相应反射区，如按摩耳郭上的大肠反射区，可治疗便秘；按摩耳垂上的眼反射区，可治疗眼干、眼痛等。每天早晚坚持按摩5分钟，可有明显效果。

鼻保健法

现在很多宝宝都有过敏性鼻炎、鼻窦炎。宝宝未犯鼻炎的时候，妈妈可以用下述鼻保健方法来调养，长期坚持，可获良效。

具体操作

①用食指点按迎香穴。迎香穴位于鼻翼两旁、鼻唇沟中。

②按揉印堂穴。印堂穴位于两眉头中点。

脾胃保健法

小儿脾胃娇弱，外感或内伤都容易使脾胃功能紊乱，出现食欲缺乏、泄泻、消瘦等病症。由于小儿自我保护能力差，如果增减衣服不及时，或者乱吃东西，易发生腹泻、腹痛等消化道疾病。中医推拿疗法可治已病、防未病，保护小儿脾胃。

具体操作

①家长平常可给宝宝推脾经200～300次，摩腹5分钟，揉脐或摩脐100～300次，可使经络通畅，气血旺盛，增强脏腑功能，促进新陈代谢。

②用掌根揉按中脘穴、足三里穴、三阴交穴，再推按胁肋，捏脊，对宝宝胃口不好、消化不良非常有效果。

增强体质保健法

调理好脾胃，补足气血。同时，养成良好的生活及饮食习惯，注意休息，不要过于劳累，加强身体锻炼和营养摄入。

具体操作

体质差的宝宝，家长可以用小儿推拿预防疾病，促进宝宝生长发育，健脑益智，如摩腹、捏脊。

感冒预防保健法

很多家长都想知道该怎么预防孩子感冒，当流行性感冒肆虐时，坚持以下操作手法，可有效防治小儿感冒。每天进行 1 次，如增加 1 ～ 3 次，效果更佳。

具体操作

①擦鼻柱对预防感冒效果甚佳，即用两手食指摩擦鼻梁根部两侧，直至有热感为止。

②按揉迎香穴。迎香穴位于鼻翼两旁、鼻唇沟中。

③用两手掌心摩擦风池穴。风池穴位于后颈项肌两旁头发边上的凹陷处。

④用双手大拇指和食指搓揉孩子双侧耳垂，使耳垂发红发热。

⑤用掌心横擦孩子肩背部，以透热为度。

宝宝长高保健法

不少家长都希望自己的宝宝能长高一些，甚至有些家长还给宝宝吃增高药。其实，运用以下方法也能让宝宝健康地长高。

具体操作

①睡眠对宝宝非常重要，旺盛的生长激素分泌都是发生在睡眠中的，因此要保证每天有充足的睡眠时间。

②用手指按揉命门穴和肾俞穴，同时配合捏脊，有利于宝宝生长。

宝宝一生健康的保证

1 春天养“生”

春天万物复苏，自然之气具有生长、升发、条达舒畅的特点。而肝属木，喜条达，其气通于春，顺应时气养肝，则肝气旺盛。春季又是宝宝生长发育的黄金季节，所以父母要科学合理地给宝宝增加营养。

春天可以给宝宝清肝经。在宝宝的食指掌面，从指根直线推向指尖为清肝经。常规操作100～500次。

2 夏天养“长”

中医认为，夏季养生的一大关键就是养“心”。此“心”是指包括心脏在内的整个神经系统，甚至精神心理因素。夏季天气炎热，宝宝容易出汗，导致阳气泄漏过多，再加上长夏阴雨潮湿，暑邪会影响脾胃功能。

此时，父母可以给宝宝补心经，即在宝宝的中指面顺时针旋转推动。也可补脾经，父母在宝宝的拇指面，从指尖直线推向指根。

3 秋天养“收”

秋季在五行中属金，为收获之季节，五脏应肺。秋季是由夏向冬的过渡阶段，多数生理指标在秋季都有一定的波动，这些变化有利于健康。但秋季人体免疫力下降，很多宝宝在秋季容易感冒、皮肤干裂、全身燥热、咽喉发干等，这些大多数是由于肺阴损伤造成的。

此时，父母可以给宝宝推肺经，包括清肺经和补肺经两种。即在宝宝的无名指面，从宝宝指尖直线推向指根，结合做顺时针方向的旋转推动。常规操作200～300次。

4 冬天养“藏”

肾主藏精，肾中精气为生命之源，是人体各种功能活动的物质基础，人体生长、发育、衰老及免疫力、抗病力的强弱与肾中精气盛衰密切相关。而冬季是阴寒盛、阳气闭的季节，小孩的生理功能还不完善，容易受到寒气的侵袭，一旦寒气进入体内就不容易出去。因此，冬天要多给宝宝做相关穴位的按摩，补气益肾。

冬天养藏需早卧晚起，收敛精神。多睡觉，有助于恢复精力、体力，从而养阳。此时，父母可以给宝宝补肾经，即在宝宝的小指面，从宝宝指尖直线推向指根。常规操作200～300次。

宝宝健脑手操

1 数数小手指

适合年龄：1～3岁。

锻炼目的：锻炼大脑对手指的支配能力，提高手部动作的精细程度。

操作方法：教宝宝用自己的手指来表示1、2、3、4…… 反复练习。

2 影子变化游戏

适合年龄：4～8岁。

锻炼目的：培养形象思维能力。

操作方法：将手放在光源与淡色的墙壁或屏幕之间做影子变化游戏，这样能够锻炼宝宝的大脑灵活性。

3 石头剪刀布

适合年龄：5～6岁。

锻炼目的：锻炼宝宝的反应能力，以及手和大脑的协调性。

操作方法：两个宝宝一组，进行石头剪刀布游戏。

4 丢硬币

适合年龄：7～10岁。

锻炼目的：锻炼手腕的灵活度。

操作方法：将硬币放在一只手掌上，然后往上抛，用另一只手掌接住落下的硬币。如此反复地交替双手抛接。

5 “1”打“4”

适合年龄：7～10岁。

锻炼目的：锻炼宝宝左右脑协调能力。

操作方法：一手做打枪状，另一手四指并拢表示“4”，迅速调换两手手形。

6 平衡感练习

适合年龄：9～10岁。

锻炼目的：锻炼宝宝左右脑协调能力。

操作方法：左手握笔在纸上画圆圈，右手握笔在纸上画方形，要同时进行。

第三章
学推拿，改善宝宝体质

《黄帝内经》认为：“正气存内，邪不可干。邪之所凑，其气必虚。”宝宝的抵抗力弱，容易被病邪所侵犯。小儿推拿是以中医辨证理论为基础，通过穴位点按推拿来调节脏腑、疏通经络，以改善儿童体质、提高机体免疫力的一种保健和治疗方式。它不但能使宝宝免除打针吃药之苦，还能增强宝宝的体质。

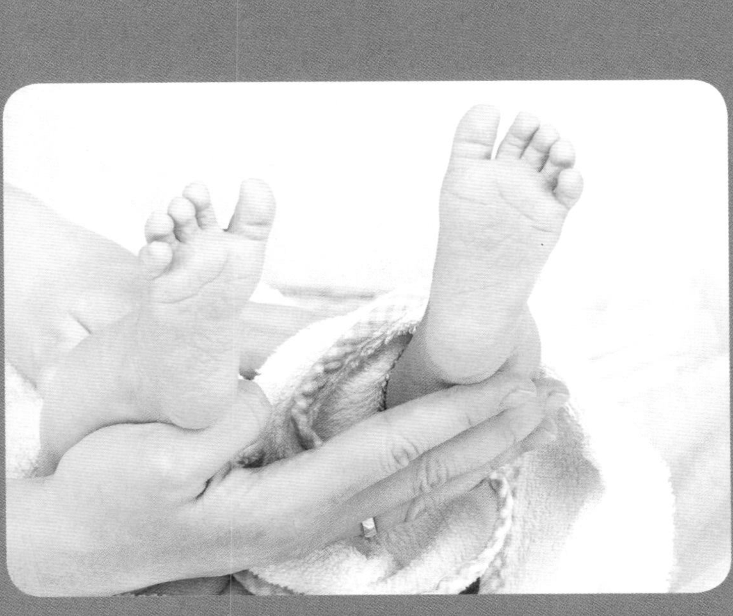

01 中医的五行与五脏

中医将人看作一个整体，当认识这个整体时，会创造性地运用归类法，将身体内的脏腑、组织、器官和功能等归纳为五行，而且还认为五行与五脏密切相关。

金与肺

在五行之中，“金”即金属，与人体中的“肺”相对应。肺为娇脏，非常金贵，且能帮助体内水液的代谢，是可以抵抗外邪入侵的脏腑。在小儿推拿中，无名指螺纹面归属肺经。

木与肝

“木”指树木，与人体中的“肝”相对应。肝脏的主要功能是疏泄和藏血，还能开窍于目、主筋，调理人体的情绪，使人性情开朗，不会抑郁苦闷。在小儿推拿中，食指螺纹面为肝经。

水与肾

“水”指水分，与人体中的“肾”相对应。肾为水脏，能够调节人体内所有的水液，而水液的输出、排布与排泄，都需要肾的参与才能完成。在小儿推拿中，小指螺纹面属于肾经。

火与心

“火”指火焰，与人体中的“心”相对应。心脏主管血液循环，而血液循环是保持人体体温的必要条件，所以心属火。在小儿推拿中，中指螺纹面属于心经。

土与脾

“土”指土地，与人体中的“脾”相对应。脾属土，脾胃为气血生化之源，有消化吸收的作用。在小儿推拿中，拇指螺纹面属于脾经。

中医认为，人体五脏分属五行，而五行相生相克，因此才导致人体的五行体质的不同。了解有关的五行知识，有利于我们采取适当的方法，通过后天调理改变先天体质的不足。

02 脾弱体质

五脏之中，脾化生气血就像土地承载和孕育万物一样，因此，古人将脾归于土。脾弱即缺土，常会出现食欲缺乏、腹胀、腹泻、口水多等症状，宜健脾和胃。

脾弱体质自检表

症状	是	否
身体消瘦、面色萎黄、四肢无力、容易疲惫		
不爱吃饭，对食谱变化难以适应，口水多，大便溏稀不成形		
唇色、指甲、舌质颜色淡，容易有地图舌，指纹淡滞		
遇事不主动，不喜欢运动		
容易发生肠胃、消化方面的疾病，比如腹泻、呃逆等		

分析结果：上表若有 3 项及 3 项以上选择“是”，则属于脾弱体质。

1 调节方法

小儿推拿：补脾经、运内八卦、捏脊、抱肚法、摩腹、推上七节骨。

常用穴位：足三里、中脘、脾俞、胃俞。

食物疗法：五谷（小米）、肉类（牛肉）。

2 注意事项

脾弱的孩子应尽量减少在夜间或生病期间进补，否则不但达不到效果，反而容易伤脾。

03 肺弱体质

五行之中，“肺”对应“金”。肺弱即五行缺金，肺金不足时，孩子的抵抗力较弱，易出现反复感冒、哮喘反复发作、皮肤经常瘙痒、语言无力等症状，宜补肺金，实卫表。

肺弱体质自检表

症状	是	否
面色白，易出汗，皮肤不温或干燥		
说话声音低怯，气息微弱，夜晚呼吸时喉间有嚯嚯声		
平时鼻孔干燥，天气冷时清涕较多		
一旦天气变化，则易引发感冒、过敏和皮肤病等		

分析结果：上表若有 3 项及 3 项以上选择“是”，则属于肺弱体质。

1 调节方法

小儿推拿：清肝平肺、推三关、开天门、推坎宫、揉太阳、揉耳后高骨、按揉天柱骨法。

常用穴位：鱼际、缺盆、肺俞、风池、风府。

食物疗法：水果（梨、甘蔗）、五谷（大米）、肉类（鸡肉）。

2 注意事项

肺弱的孩子需保持室内空气清新，同时注意不要让孩子患感冒等呼吸系统疾病。

04 肾弱体质

五行之中，“肾” 对应 “水”。肾弱为五行缺水，常会导致心智发育不全，表现为胆怯、口吃、记忆力差等特点。

肾弱体质自检表

症状	是	否
孩子学会说话、走路均比同龄孩子晚，且四肢的成长和饭量都比同龄孩子差		
孩子的智力水平和反应力都较差，注意力也相对不集中		
面色灰黑，眼眶周围黑，舌胖嫩，指纹色淡或暗		
心理和智力发育不完全，有口吃、记忆力差等表现		
平时容易出现毛发稀疏、龋齿、牙齿松动等情况		

分析结果：上表若有 3 项及 3 项以上选择“是”，则属于肾弱体质。

1 调节方法

小儿推拿：补肾经、掐二人上马、推三关、横擦腰骶。

常用穴位：气海、关元、肾俞。

食物疗法：坚果类（腰果、核桃等）、肉类（猪肉、海参、动物肾脏）、五谷（糙米）。

2 注意事项

肾弱的孩子应尽量少熬夜。

05 肝火旺体质

人体内肝的气机主要是向上升发的，当肝气向上升发太过就会出现暴怒的现象。肝火旺盛时，孩子容易出现脾气暴躁、好动、口苦等症状。因此，肝火旺则需清肝火。

肝火旺体质自检表

症状	是	否
眨眼频繁，眼屎多，易抽筋		
头屑多，头发油腻，听力下降，大便色青		
面红目赤，口唇青紫，时时口苦，舌质、指纹青紫		
脾气暴躁，任性冲动，易产生恐惧和焦虑		
平时易出现惊风、抽搐、斜视等情况		

分析结果：上表若有 3 项及 3 项以上选择“是”，则属于肝火旺体质。

1 调节方法

小儿推拿：清肺平肝、推拿囟门、掐揉小天心、搓摩胁肋。

常用穴位：肝俞、百会、太阳、太冲。

食物疗法：菊花茶。

2 注意事项

孩子肝火旺，多半由饮食引发，在日常生活中，需注意少食油炸食物或辛辣食物。

06 心火旺体质

五脏之中，心主血脉，与五行中的火相对应。当孩子的心火旺时，会出现高热、烦躁不安、口舌生疮、小便黄等症状，应该清心泻火，宜补心经，安心神。

心火旺体质自检表

症状	是	否
平时活泼好动，话多，颜面潮红		
咽喉干燥不爽，常口渴，小便短少而黄		
时有吐舌弄舌，多汗，舌质红而干，指纹呈红或紫色		
为人浮夸，性格暴躁、易怒，一切以自我为中心		
易患口腔溃疡、口舌生疮等		

分析结果：上表若有 3 项及 3 项以上选择“是”，则属于心火旺体质。

1 调节方法

小儿推拿：推心经、打马过天河、水底捞明月、推六腑。

常用穴位：心俞、内劳宫、小天心、三阴交。

食物疗法：绿豆汤、黄花菜、藕、莲子羹、百合。

2 注意事项

孩子心火旺，需注意日常饮食清淡，不但需少食油腻、黏性食物，还需少食油炸、辛辣食物。

07 痰湿体质

随着生活水平的普遍提高，现在痰湿体质的孩子特别多。这类孩子大都饭量大，能吃肉，但水果蔬菜吃得极少。脾为生痰之源，孩子过多地食用肥甘厚腻之物，容易伤及脾胃，脾虚失运就会导致痰湿内生。

1 表现形式

肥胖，舌体胖大，舌苔白腻，不爱运动，大便不爽，四肢倦怠，动作迟缓，胸闷气短，腹胀，有时伴有恶心，平素痰多，鼻流浊涕，口中黏滞，指纹淡滞。

2 患病倾向

咳嗽、哮喘、消化不良、腹泻、肥胖、小便浑浊等。

3 调节方法

小儿推拿：推五经、分推腹阴阳、点按中脘、点揉脾俞、点揉丰隆、捏脊。
常用穴位：风门、丰隆、肺俞、肩井。
食物疗法：五谷（小米、莲子、薏苡仁）。

4 注意事项

痰湿体质的孩子饮食应以清淡为主，要注意每天必须吃早餐，吃饭不可过饱过快，每日还需严格控制盐的摄入。

08 过敏体质

过敏常发生于3岁以下儿童，又以1岁为高发期。由于孩子的免疫系统尚未发育完全，食物、粉尘、花粉等因素都很容易引发孩子的过敏症状。孩子的过敏体质有哪些表现形式，怎样才能帮助孩子提高免疫力对抗过敏原呢？

1 表现形式

孩子过敏常见的症状为出现皮肤、鼻息、呼吸、消化、血管和血液等方面相关的过敏性疾病。其中，皮肤多表现为出现瘙痒、疹子、丘疹块、紫癜等，呼吸时多表现有咳嗽、喉痒、哮喘、流清涕、打喷嚏、鼻塞等，消化系统常表现为恶心、呕吐、腹痛等症状，血管和血液常表现为面赤、发热等症状。

2 患病倾向

过敏性结膜炎、支气管哮喘、过敏性紫癜、湿疹、手足癣、花粉症及药物过敏等。

3 调节方法

小儿推拿：捏脊、按揉膀胱经、按曲池。

常用穴位：风门、风府、风池、肺俞、肩井、曲池、合谷。

食物疗法：水果（香蕉、苹果、梨）、五谷（小米、糯米）、肉类（猪肉）。

4 注意事项

过敏体质的孩子在摄入牛奶、鸡蛋等易过敏的食物时需多加注意，一旦发现过敏症状，需尽快找出过敏原，以便下次安全避开。

09 矮小体质

孩子的身高增长水平反映了儿童线性生长状况和骨骼发育状况，是衡量孩子生长发育和健康状况的重要指标。但有一类孩子先天就是矮小体质，对于这种情况，应该如何调理呢？

1 表现形式

“矮” 是指身高不足，“小”是指体形小和体重轻。正常孩子出生时体重为2.5～4.0千克，前3个月每月增重750～900克，3～6个月每月增重约600克，7～12个月每月增重约500克，1岁时体重约为出生时的3倍。身长（身高）方面，正常孩子前3个月每月平均长3～3.5厘米，4～6个月每月长约2厘米，7～12个月每月长1～1.5厘米。矮小体质的孩子，身长（身高）或体重达不到标准平均值。

2 患病倾向

大多会出现肾弱的相关症状和体征。

3 调节方法

小儿推拿：补脾经、补肾经、捏脊、拿揉膀胱经。

常用穴位：脾经、肾经、脊柱、涌泉等。

食物疗法：鱼、肉、虾、蛋、蔬菜、水果、奶和豆制品等。

4 注意事项

矮小体质的孩子要以食补为主，饮食多样化，同时还需遵从医嘱，不可随意进补保健品。

10 肥胖体质

肥胖已经成为危害儿童健康的主要疾病之一，且发病率有逐年上升的趋势，尽管如此，肥胖儿童的治疗却并不乐观。往往由于家长重视不够、就诊率低、有效治疗方法少等因素，使得很多孩子丧失康复的机会。那么，怎么判断孩子是否为肥胖体质，怎么才能改善孩子的体质呢？

1 表现形式

目前判断孩子是否为肥胖体质，最常见的是采取世界卫生组织（WHO）的推荐方法，即 BMI（体重指数）。BMI= 体重（千克）÷ 身高（米^2）。学龄前儿童的 BMI 约超过 18，小学三年级约超过 20，小学四年级约超过 22，初中生约超过 26.5，高中生约超过 28，都可以认为是肥胖体质。

2 患病倾向

由于多食少动，故体内脂肪堆积较多，易引发高血脂、心脏病等疾病。

3 调节方法

小儿推拿：推脾经、清胃经、揉板门、运内八卦、按揉丰隆、按揉足三里、点按中脘、摩腹。

常用穴位：脾经、胃经、板门、足三里、中脘、龟尾、七节骨。

食物疗法：苦瓜、黄瓜、薏米、冬瓜等。

4 注意事项

肥胖体质的孩子应少食垃圾食品，每日坚持运动，但需注意运动强度不可过大。

11 躁动体质

躁动体质的孩子日常好动，且易怒，经常为父母带来很多不必要的烦恼。如何治疗，现已成为很多家庭亟须解决的难题。

1 表现形式

好动而恶静，手足动不停；平素难以进入睡眠状态，经常开小差，莫名其妙地兴奋冲动，烦躁易怒，喜打闹，舌质红，苔薄黄，脉数，指纹红。

2 患病倾向

注意缺陷多动障碍、抽动秽语综合征、舞蹈症、精神分裂症、神经官能症。

3 调节方法

小儿推拿：开天门、推坎宫、揉耳后高骨、清天河水、清心经、清肝经、揉百会、清小肠经。

常用穴位：内劳宫、心俞、百会。

食物疗法：多食用一些缓解肝火旺盛的食物，比如山药、苦瓜、莲藕、冬瓜、芹菜、西红柿、豆腐、牛奶、鸭肉等。

4 注意事项

躁动体质的孩子日常多动，精力消耗大，每日需保证孩子充足的睡眠；在饮食方面，也需以清淡为主。

第四章
用推拿经络激活孩子身上的“天然大药”

勤用宝宝经穴，代替打针吃药。宝宝经穴是上天赐予孩子的“天然大药”。宝宝身体各部的关键穴位，是保证孩子健康平安的枢纽，经常予以刺激，让你在家中就可轻松为孩子防病，且无任何不良反应，宝宝易接受，家长少担心。

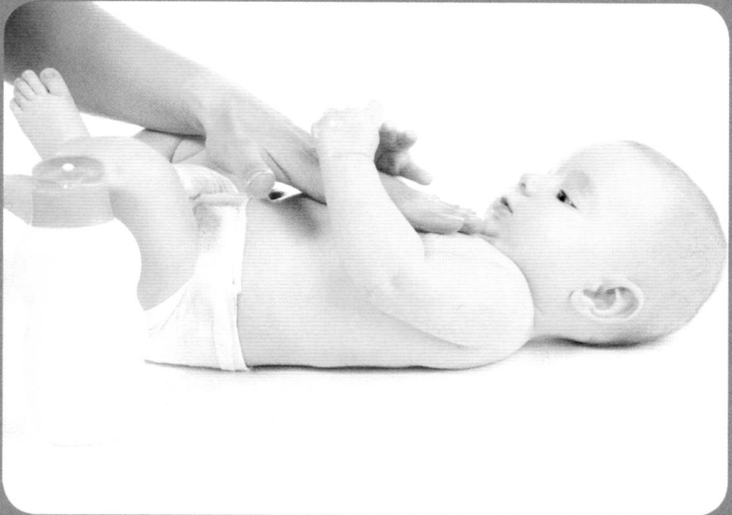

开天门

解表发汗止头痛

“开”字含有开启或打开的意思。在中医传统里，天门是神出入的门户，打开天门，就可以让自己的元神自由出入，也可把天地之元气不断地收入，以滋补元神。

天门也叫攒竹。这是个很有诗意的名字，意思就是由睛明穴上传而来的水湿之气，因其性寒而吸热上行，与睛明穴内提供的水湿之气相比，由本穴过滤以后上行的水湿之气量小。于是古人就很诗意地把它想象成捆扎聚集的竹竿小头，取名为“攒竹”。

位置

位于两眉中间至前发际，呈一直线。

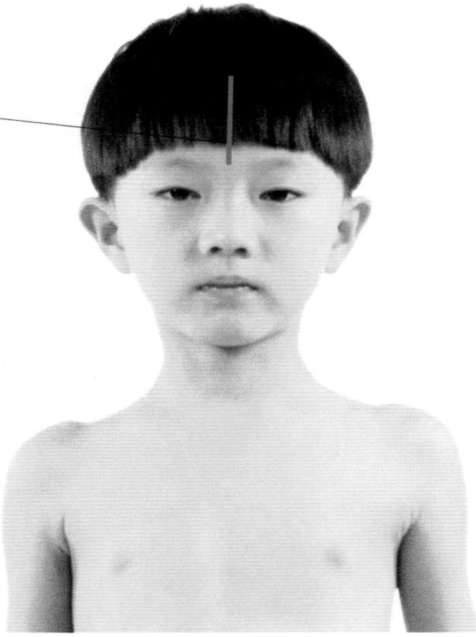

按摩 用两手拇指从眉心推至前发际，这就是“开天门”。按摩力度由轻至重，以额头皮肤微微发红为度，常规保健按摩30～50次，治病时增加到100～150次。

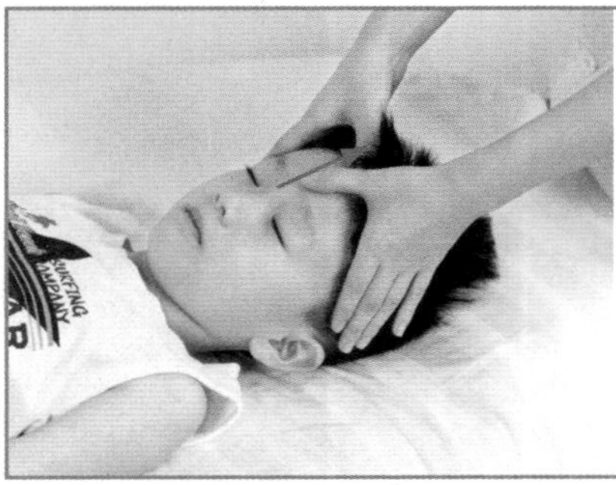

功效主治

具有解表发汗、开窍醒神的作用。主治感冒、头痛、发热等。当家长给宝宝按摩这个穴位时，宝宝会感觉特别舒服。

推坎宫

孩子眼睛的卫兵

坎宫是疏风解表、醒脑明目、止头痛的要穴。推坎宫是治疗小儿外感病症的常用手法之一，如发热、头痛等。推此穴 30 ～ 50 次，可缓解头痛、发热等症状。另外，父母平常腾出一点儿时间，每天给小儿推推坎宫，可以有效预防眼部疾病。

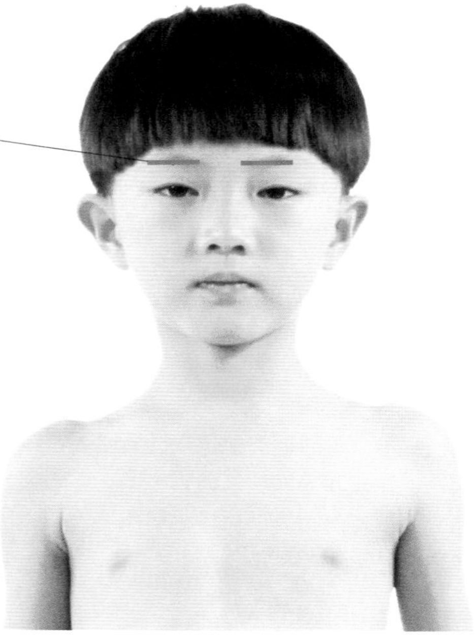

位置

自眉心起沿眉向眉梢呈一横线。

按摩 用两手拇指自眉心向眉梢分向推动，这就是推坎宫。按摩力度由轻至重，以眉心微微发红为度，常规按摩30～50次。

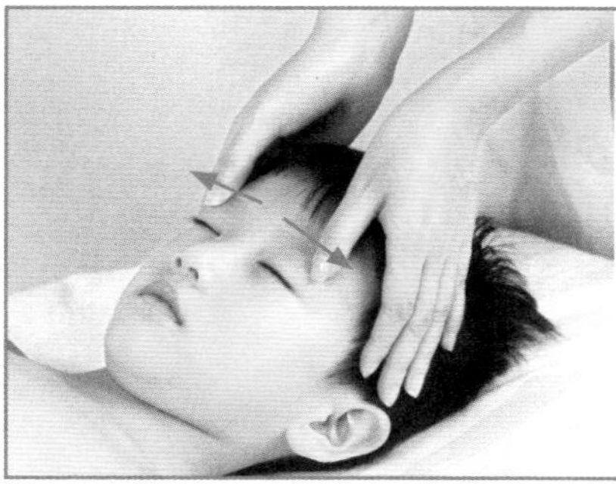

功效主治

具有疏风清热、醒脑明目的作用。主治宝宝发热、头痛、目赤肿痛等。父母每天给宝宝推推坎宫，可以有效预防眼部疾病。

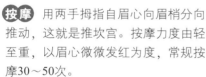

运太阳

解头痛，助视力

太，指高或大；阳，指阴阳的阳。在颞部有一微微凹陷处，本穴位于它的上面，称为“太阳”。孩子脏腑娇嫩，肌肤柔嫩，皮肤疏松，一不小心就会感冒。孩子一旦感冒，父母经常按摩太阳穴，会对病情有所缓解。

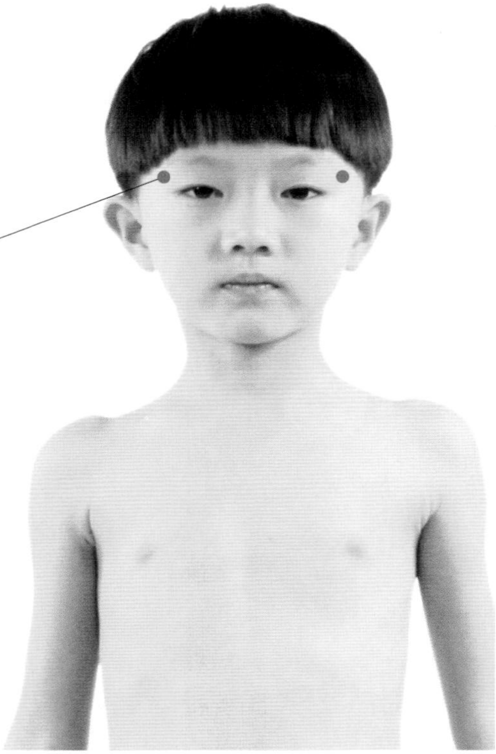

位置

位于颞部，当眉梢与目外眦之间，向后约一横指的凹陷处。

按摩 用一手拇指或中指指腹紧贴太阳穴，揉按30～50次。向眼方向运为补，向耳方向运为泻，用相同手法镜像揉按另一侧太阳穴。

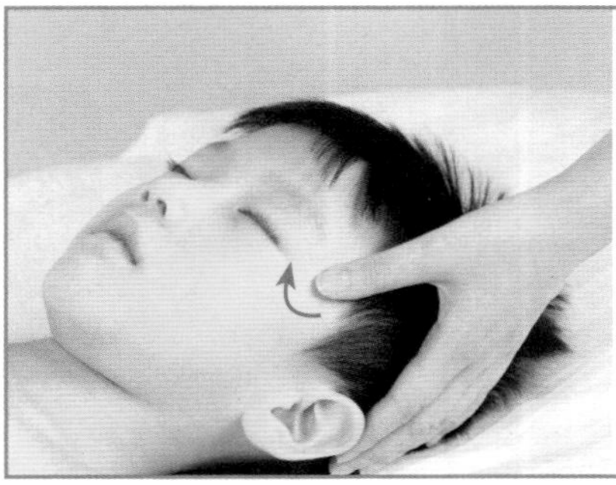

功效主治

具有疏风解表、清热明目、止头痛的作用。主治宝宝头痛、偏头痛、眼睛疲劳、发热、目赤痛等。

揉耳后高骨

孩子头痛的克星

耳后高骨，别名耳后、高骨、耳背高骨，主要用于治疗感冒头痛。头痛是指头部的痛觉感受器受到物理因素和生理因素的刺激引起的一种症状。耳后高骨堪称孩子头痛的克星，父母可揉按此穴来帮孩子缓解症状。

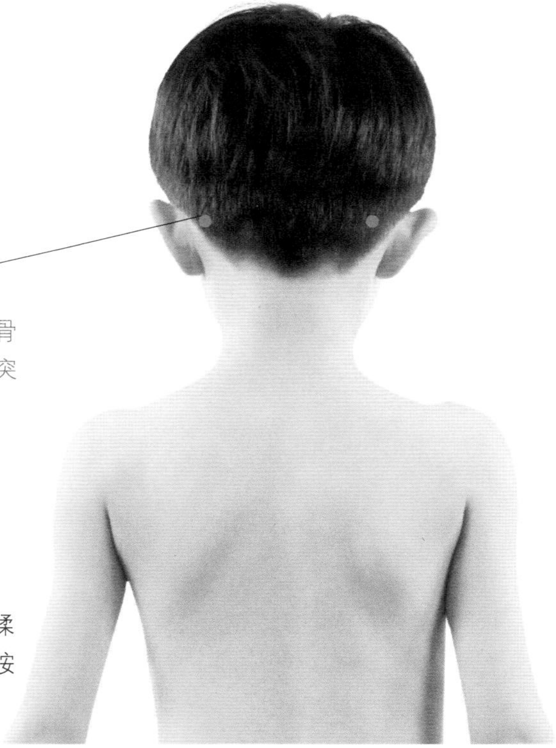

位置

位于耳后入发际高骨下的凹陷中，即乳突后缘高骨下陷中。

按摩 用拇指指腹以顺时针的方向揉按耳后高骨穴，力度适中，常规揉按30～50次。

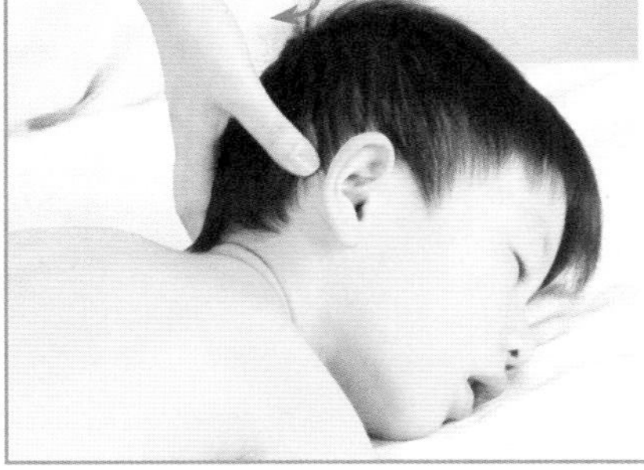

功效主治

具有祛风解表、安神除烦的功效。主治小儿感冒头痛、惊风、烦躁不安等。

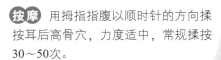

掐准头

祛风镇惊治鼻炎

鼻炎是指鼻腔黏膜和黏膜下组织的炎症，为儿童多发疾病。掐准头有祛风镇惊的功效，故以治疗鼻炎、鼻渊、鼻衄惊风、抽搐等为主。

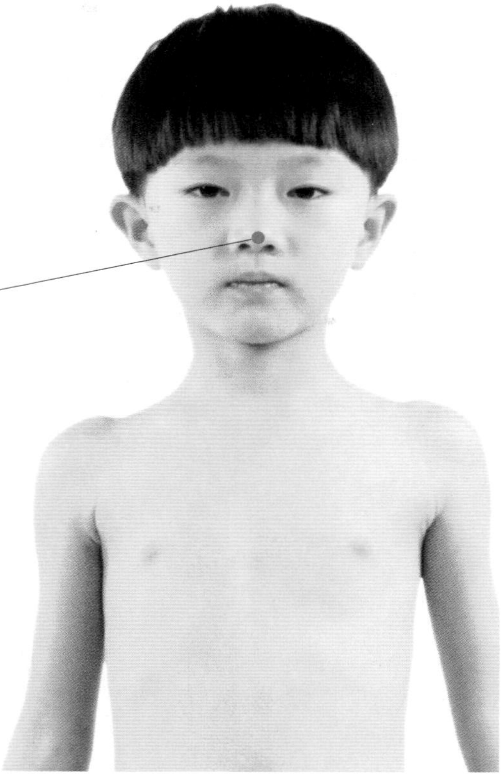

位置

位于鼻尖端。

按摩 用一手拇指指甲掐按准头穴，掐按3～5次；然后以中指指腹点按在准头穴上，以顺时针的方向揉按50～100次。每天操作2～3次。

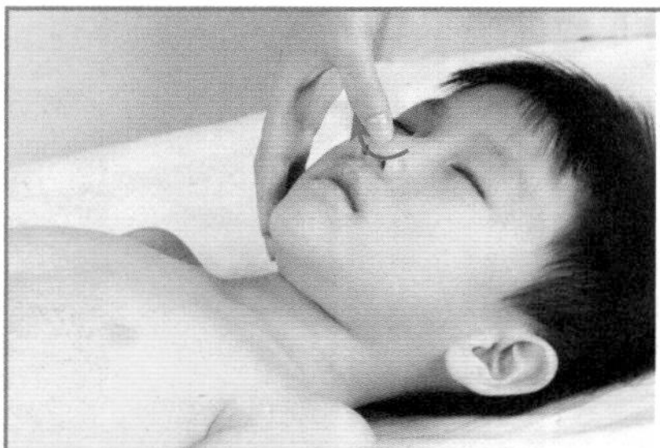

功效主治

有祛风镇惊的作用。主治宝宝发热、头痛、鼻炎、夜啼、慢惊风。生活中，父母可以帮孩子刺激准头穴，能有效缓解宝宝发热症状。

掐延年

疏风解表开关窍

延年在鼻高骨，在山根穴与准头穴之间，有疏风解表开关窍等功效，用治外感风寒、惊风等病症。经常掐按延年，可改善鼻部功能，还能改善感冒引起的鼻塞。

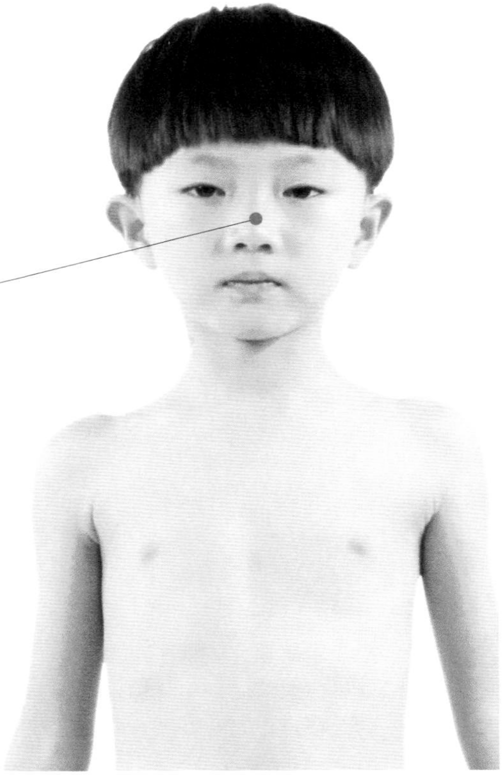

位置

位于山根穴与鼻尖的中点。

按摩 用一手拇指指尖掐按延年穴，掐按3～5次；再以两手拇指指腹自延年穴向两鼻翼分推30～50次。

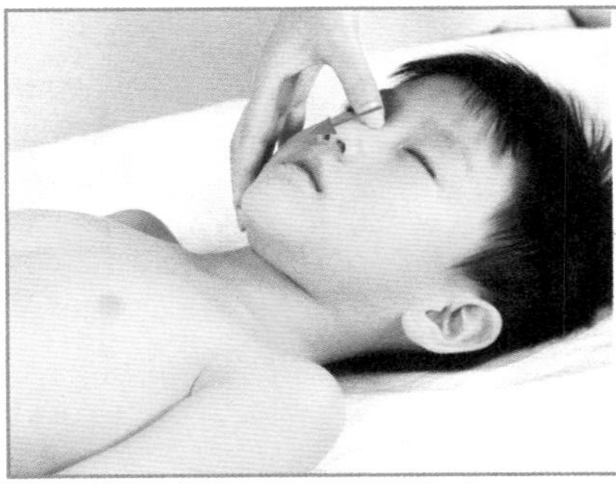

功效主治

具有疏风解表、开关通窍的作用。主治宝宝感冒、鼻干、鼻塞、慢惊风，还可改善鼻炎给孩子带来的身体不适。家长可帮患鼻炎的孩子适当刺激延年穴，改善鼻部功能。

揉迎香

宣肺通窍治鼻炎

迎香，别名“冲阳”，属手阳明大肠经，为手、足阳明之会。具有宣肺气、通鼻窍的作用，可治疗如鼻炎、鼻塞、流鼻涕等问题，是治疗各种鼻子疾患的要穴。父母经常帮孩子刺激本穴，能防治各类颜面疾患。

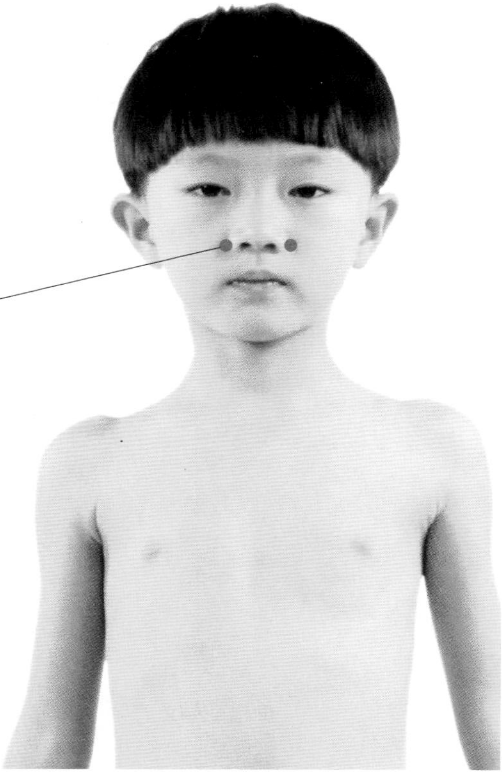

位置

位于鼻翼旁开 0.5 寸，鼻唇沟中。

按摩 将食指和中指垂直按压在迎香穴上，以顺时针方向揉按1～3分钟，再以逆时针方向揉按1～3分钟，力度由轻至重，每天2次。

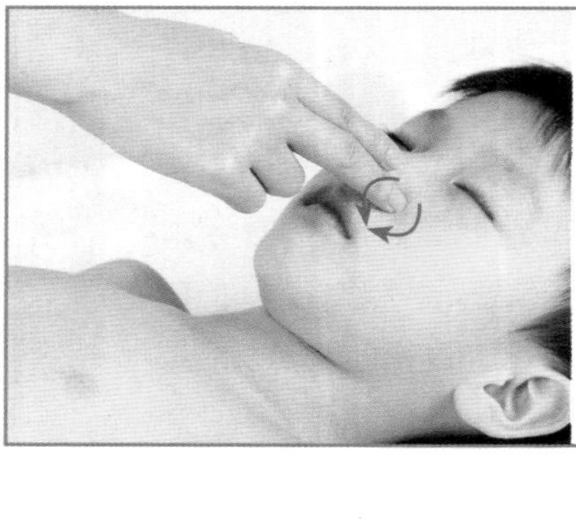

功效主治

具有宣肺气、通鼻窍的作用。主治宝宝感冒或慢性鼻炎等引起的鼻塞、流涕、呼吸不畅等。

揉颊车

开窍醒神止牙痛

颊车，为十三鬼穴之一，统治一切癫狂症。具有开窍醒神、疏风止痛的作用。人身之火，唯胃火最旺。胃火牙痛是指上牙痛，多是胃火通过足阳明胃经转入牙齿，就会牙痛。父母刺激小儿颊车穴，对于速止孩子下牙痛非常有效。

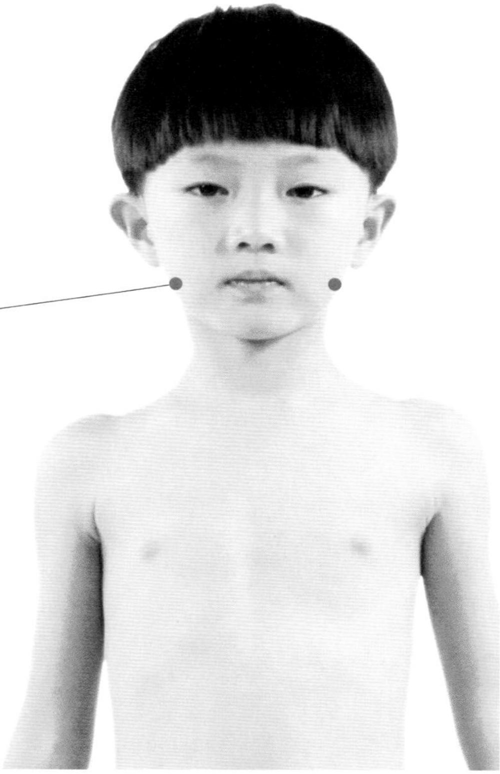

位置

位于面颊部，下颌角前上方约一横指（中指），用力咀嚼时，咬肌隆起处。

按摩 用一手拇指指腹平伏按于颊车穴后，以均衡的压力抹向耳后约5～10次，然后点按在颊车穴上，以顺时针方向揉按30～50次。

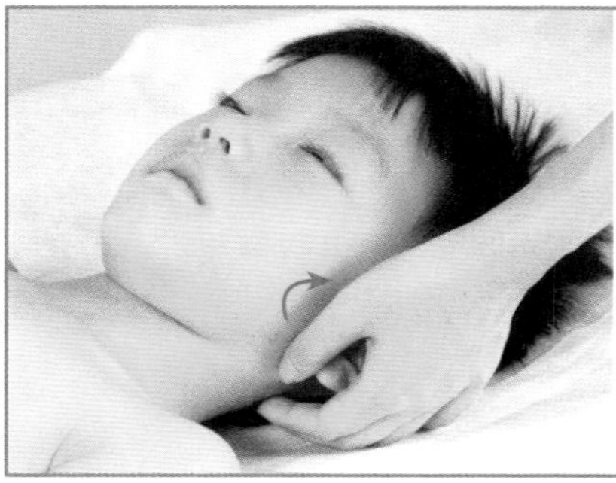

功效主治

具有开窍醒神、疏风止痛的作用。主治虚性牙痛、面神经炎、颞下颌关节紊乱综合征等。

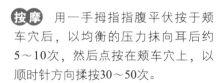

按压承浆

治疗流涎有特效

承浆，别名“天池”“悬浆”“垂浆”，因口中有水浆外溢多流经此处而得名，为手、足阳明经，督脉，任脉之会。秋冬和初春时节，气候干燥，身体津液消耗大，刺激承浆穴，口腔内会涌出分泌液，可以预防小儿流涎。

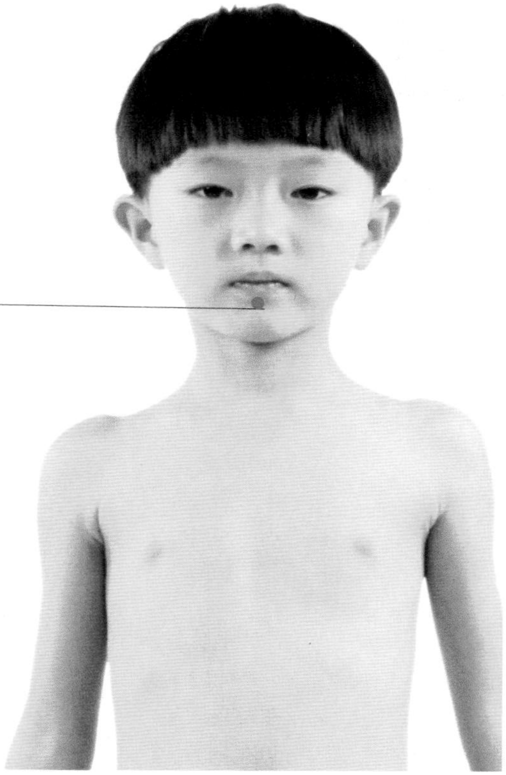

位置

位于面部，当颏唇沟的正中凹陷处。

按摩 用食指指尖在承浆穴上用力向下按压。按压的力量要由轻至重，使患部有一定压迫感后，持续一段时间，再慢慢放松，如此重复30次。

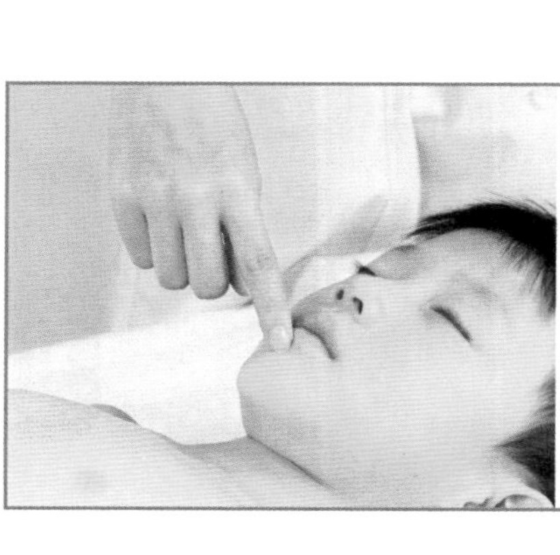

功效主治

具有生津敛液、舒筋活络的作用。主治宝宝口眼㖞斜、齿痛、龈肿、流涎、口舌生疮等。

揉阳白

益气明目，祛风清热

阳白，属足少阳胆经，为足少阳、阳维之会，具有益气明目、祛风清热的作用。对眼部病症，如视物不清、眼睑下垂等，揉按阳白可缓解。

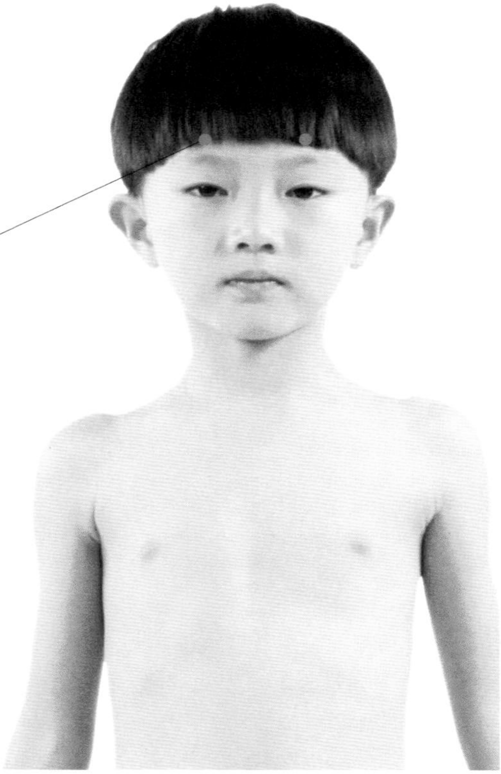

位置

位于前额部，瞳孔直上，眉上1寸。

按摩 用一手拇指按住阳白穴，依次按顺时针、逆时针方向揉按，力度由轻至重。顺时针、逆时针各揉按20次。

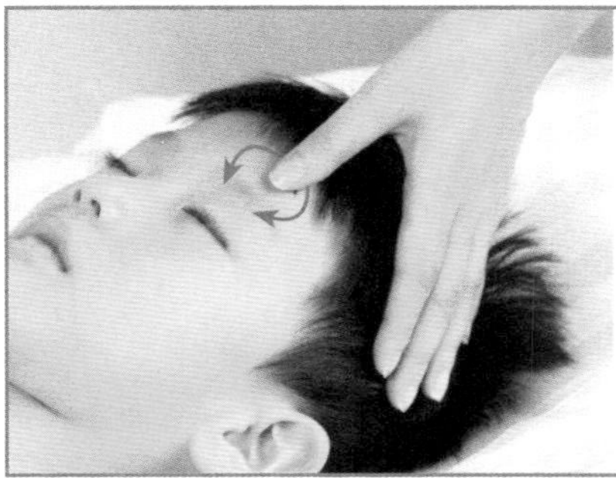

功效主治

具有益气明目、祛风清热的作用。主治小儿头痛、目痛、视物模糊、眼睑跳动、眼睑下垂、口眼㖞斜等。

揉按承泣

疏风清热，祛邪明目

承泣，别名“鼷穴”“面髎”“谿穴”，属足阳明胃经，为阳跷脉、任脉、足阳明胃经的交会处。承泣穴是治疗眼疾时非常重要的穴位之一。孩子用眼过度已经是现代社会的普遍现象，长时间玩电脑、打游戏、看书，对眼睛非常不好。经常刺激本穴，可缓解视疲劳，防治眼疾。

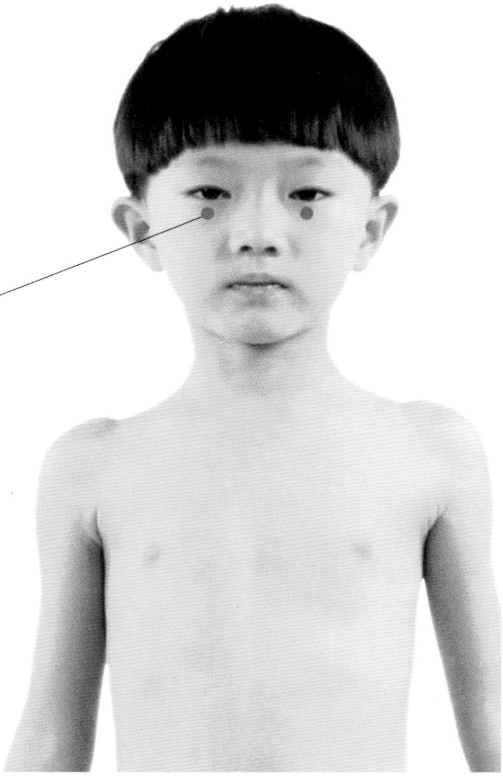

位置

位于面部，瞳孔直下，眼球与眼眶下缘间。

按摩 用拇指指腹点按在承泣穴上，以顺时针方向揉按2分钟后，再以逆时针方向揉按2分钟，力度适中。

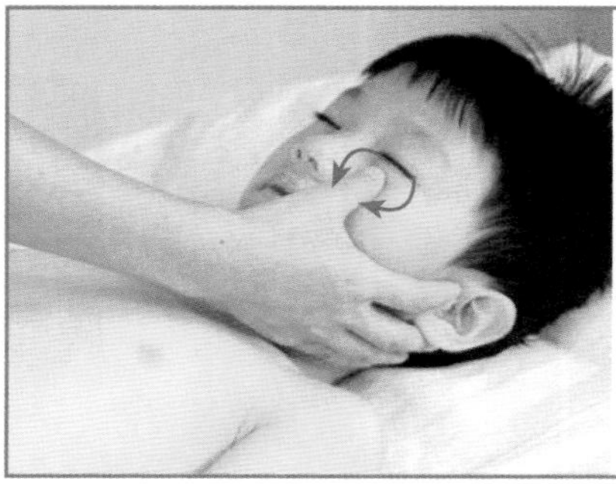

功效主治

具有疏风清热、祛邪明目的作用。主治宝宝近视、目赤肿痛、迎风流泪、夜盲、眼睑跳动、口眼㖞斜等。

揉按风池

疏风散寒治项强

风池为手少阴、阳维之会，主中风偏枯，少阳头痛，乃风邪蓄积之所，具有发汗祛风的功效。中医有“头目风池主”之说，按揉风池能够祛风解毒，治疗大部分风病，对外感风寒、内外风邪引发的小儿头痛有一定的治疗效果。

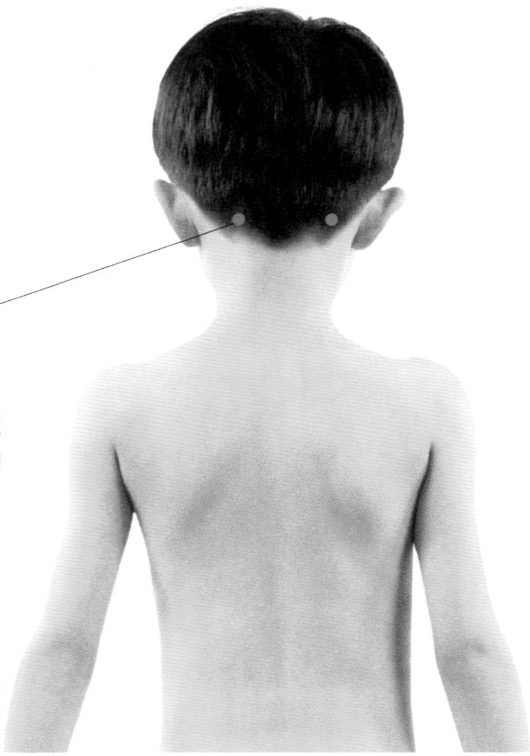

位置

位于项部，当枕骨之下，与风府相平，胸锁乳突肌与斜方肌上端之间的凹陷处。

按摩 用拇指指腹以顺时针方向揉按风池穴30次。用相同手法揉按另一侧风池穴。

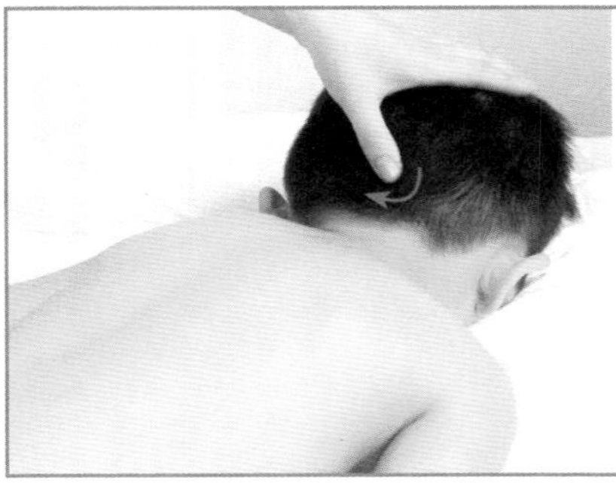

功效主治

具有清头明目、祛风解毒的作用。主治宝宝感冒、头痛、目赤肿痛、颈项强痛等。

掐印堂

明目醒神，祛风通窍

印堂指额部两眉头之间。点揉印堂具有祛风通窍，明目醒神的作用，如治疗小儿感冒引起的鼻塞、头痛。

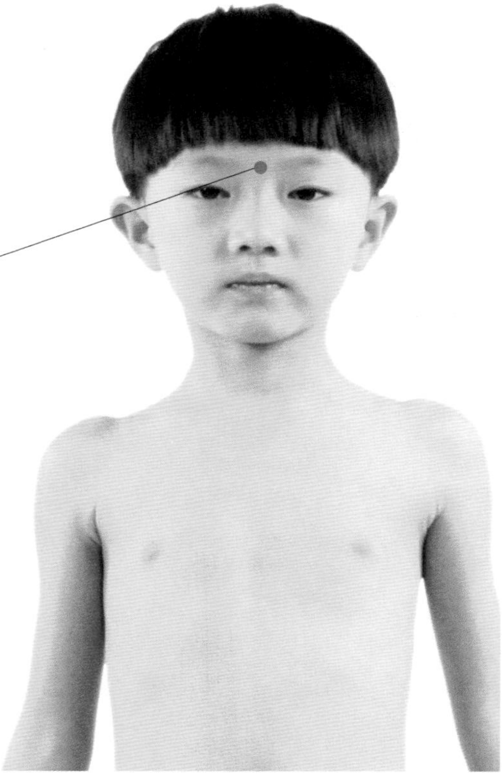

位置

位于额部，当两眉头连线中点处。

按摩 用食指、中指的指腹点揉印堂穴20～30次，再用拇指指甲掐按印堂穴3～5次，以有酸胀感为宜。

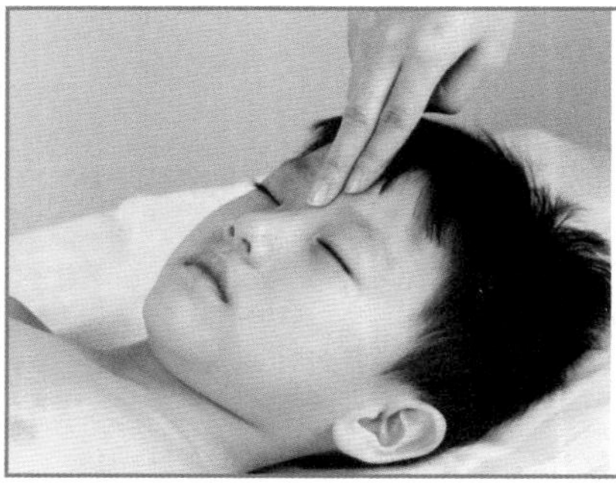

功效主治

具有祛风通窍、明目醒神的作用。主治宝宝惊风、感冒、头痛、鼻塞、流鼻涕、鼻炎、痴呆、痫证等。

推天柱

孩子呕吐轻松治

人体以头为天，颈项犹擎天之柱，穴位在斜方肌起始部，天柱骨两旁，故名天柱。以推天柱配运八卦为主，对治疗孩子呕吐有较好的效果。

位置

项后发际正中至大椎穴呈一直线。

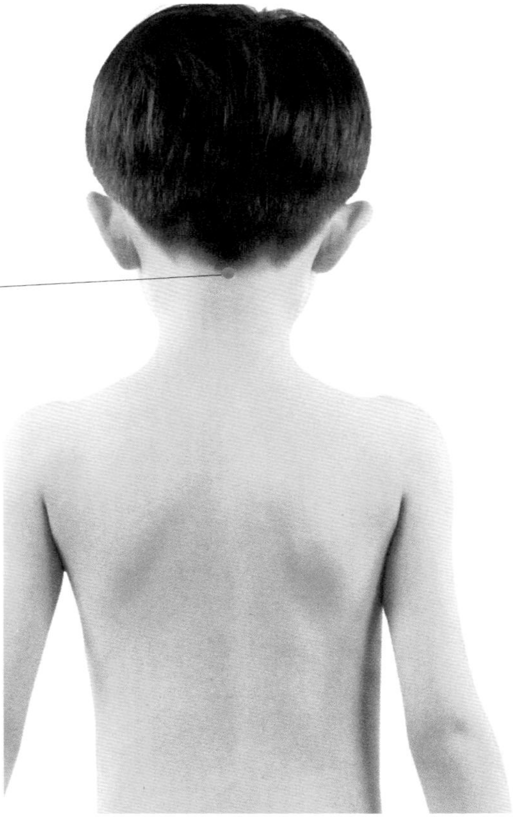

按摩 用拇指指腹自上而下直推天柱穴，力度由轻至重，以小儿能承受为宜，不宜过重，速度适中。常规推拿100～200次。

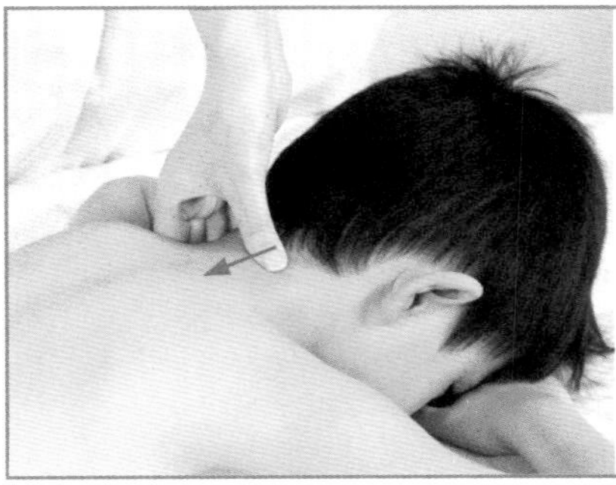

功效主治

具有降逆止呕、祛风散寒的作用。主治后头痛、头晕、呕吐、肩背痛、落枕、鼻塞等。

按揉翳风

聪耳通窍治耳疾

翳风是手少阳三焦经的常用腧穴之一，为手、足少阳交会穴。主治头面五官及神经系统病症，如小儿耳鸣、耳聋、口眼㖞斜等按压此穴有效。若此穴疼痛或触及小结节，要警惕耳部病变或腮腺炎。

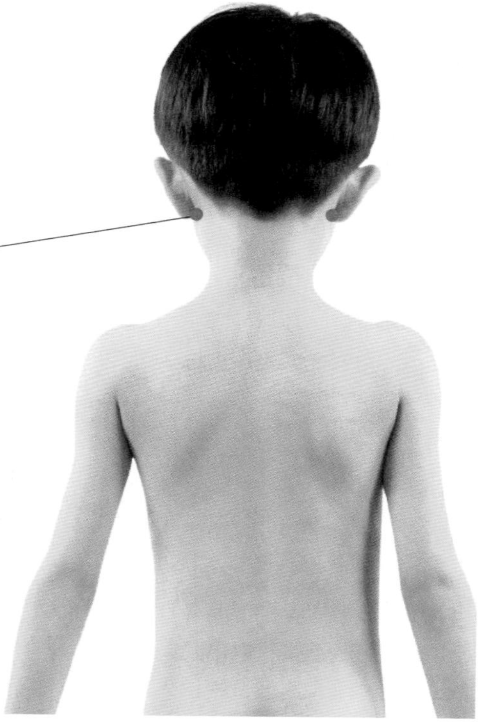

位置

位于耳垂后方，乳突下端前方凹陷中。

按摩 用拇指指腹在翳风穴上用力向下按压，使患部有一定压迫感后，持续一段时间，再慢慢放松。常规推拿200～300次。

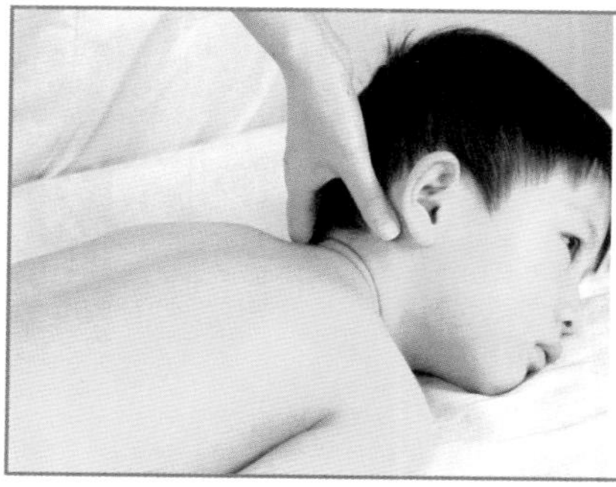

功效主治

具有通窍聪耳、祛风泄热的作用。主治耳鸣、耳聋、口眼㖞斜、牙关紧闭、牙痛、面颊肿痛、腮腺炎等。

揉风府

清热祛风，通关开窍

风，指风邪；府，指集聚处。风府，指风邪聚结之处。“六淫”之中，以风为百病之长。在人体当中有很多地方很容易受风邪的侵袭。按摩风府穴，可以祛风开窍，按摩完之后会觉得头脑特别清醒。

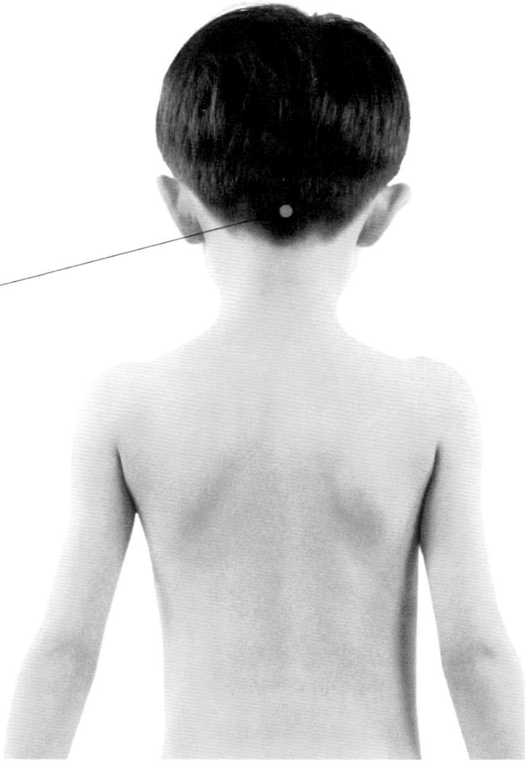

位置

位于项部，当后发际正中直上 1 寸，枕外隆凸直下，两侧斜方肌凹陷之处。

按摩 用拇指指腹按在风府穴上，先以顺时针方向揉按，再以逆时针方向揉按，力度逐渐加重，每日2～3次。顺时针、逆时针各30次。

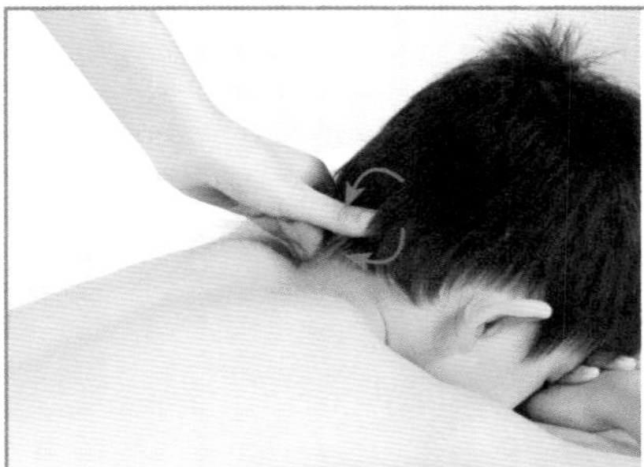

功效主治

具有清热祛风、通关开窍的作用。主治小儿头痛、鼻塞、发热、流涕、头晕、咽喉肿痛等。

分推腹阴阳

健脾助运消化佳

推腹手法是以穴位为点，以经络为带，在腹部从上至下推，常用于治疗乳食停滞、胃气上逆引起的恶心、呕吐等症。可用于多种慢性疾病的辅助治疗，也可应用于小儿的日常保健。

位置

位于腹部。

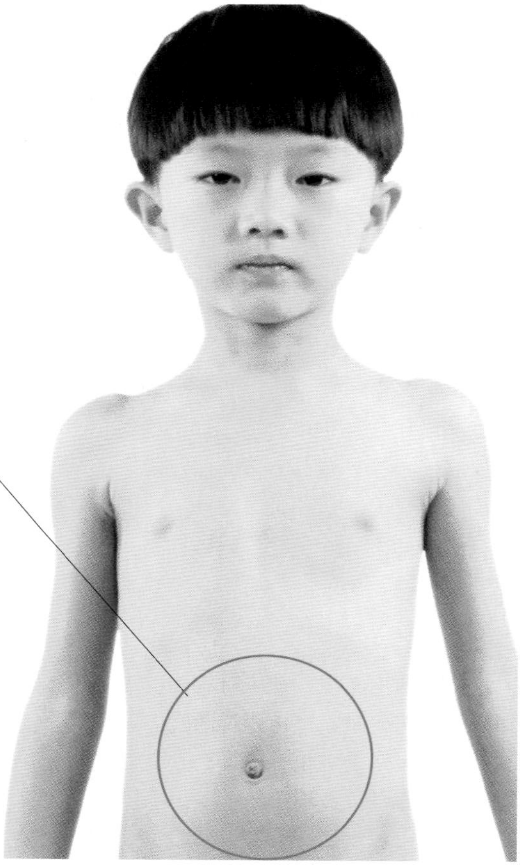

按摩 将双手掌按压在孩子腹部，用两拇指指端沿肋弓角边缘或自中脘至脐，向两旁分推100～200次，力度适中，不可过重。

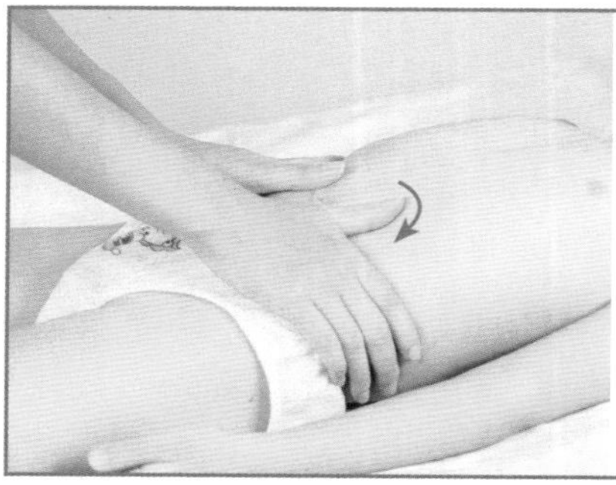

功效主治

具有健脾和胃、理气消食的作用。主治便秘、腹胀、厌食、消化不良、腹痛、腹泻等。

按揉乳旁

宽胸理气，止咳化痰

乳旁，推拿穴位名，能宽胸理气，止咳化痰，推拿时常与乳根合用。如小儿打嗝、呕吐、咳嗽、消化不良等，摩动此穴有很好的疗效。若本穴疼痛，或触及肿块，要警惕乳腺病变或消化系统病变。

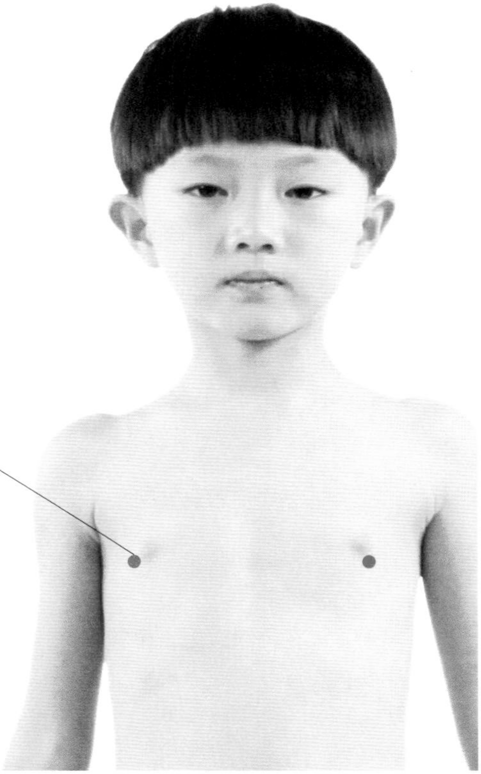

位置

位于乳头外侧旁开0.2寸。

按摩 用两手四指扶小儿两胁，再以两拇指于穴位处揉30～50次。

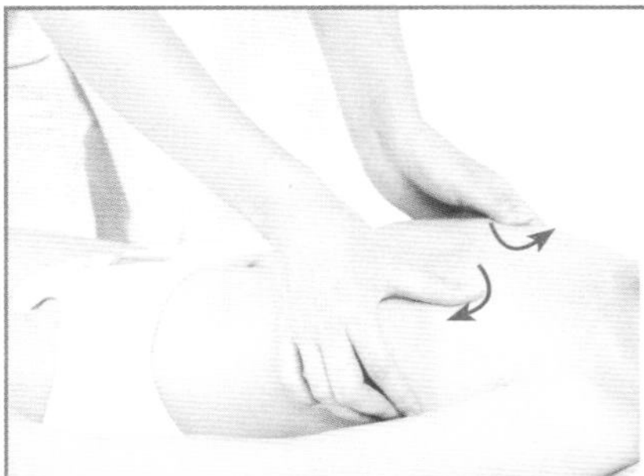

功效主治

具有宽胸理气、止咳化痰的作用。主治小儿打嗝、咳嗽、呕吐、消化不良、食欲缺乏、胸闷等。

摩神阙

腹泻便秘不再愁

神阙，又名气合，属任脉。气，气态物也；合，会合也；意指任脉气血在此会合。本穴有温补元阳，健运脾胃，补益气血之效。小儿腹痛、久泄、便秘等均可摩动此穴。此外，神阙穴当元神之门户，有回阳救逆、开窍苏厥之功效。

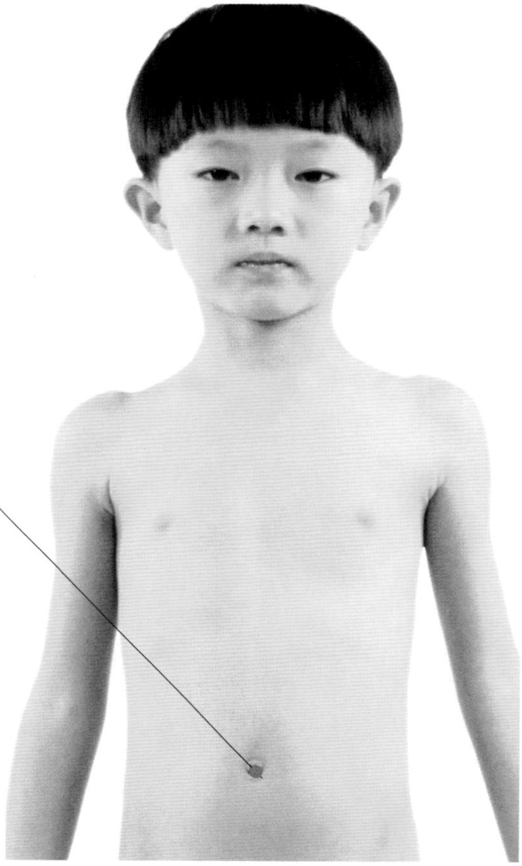

位置

位于腹中部，脐中央。

按摩 把手掌放在神阙穴上，手掌不要紧贴皮肤，在皮肤表面做顺时针回旋性摩动。常规摩动100～200次。

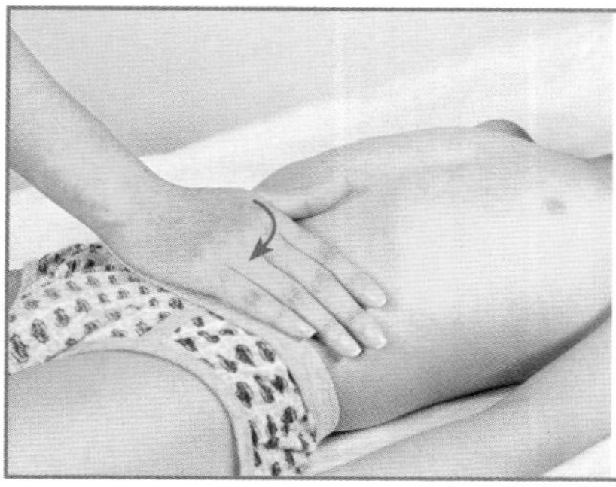

功效主治

具有温阳散寒、消食导滞、补益气血、健脾和胃的作用。主治小儿腹痛、久泄、痢疾、水肿、便秘、小便失禁、消化不良、疳积、腹胀等。

按揉关元

培补肾气不尿床

关元，小肠募穴，为足三阴、任脉之会，具有补肾培元、导赤通淋之功效。小儿腹痛、疝气、遗尿、脱肛等病症，按揉此穴有很好的疗效。关元穴自古以来就是养生要穴，能培补小儿阳气，治疗元气虚损病症。父母帮助孩子刺激本穴，还能调节胃肠功能。

位置

位于下腹部，前正中线上，当脐中下 3 寸。

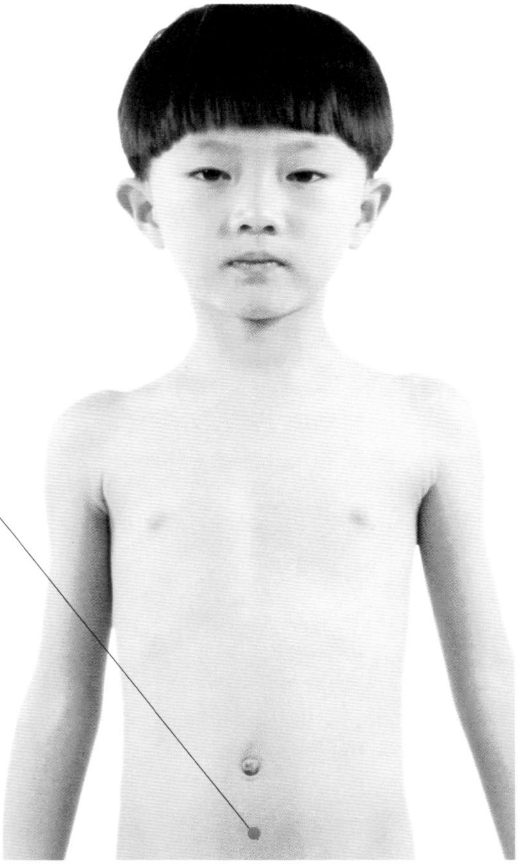

按摩 合并食指、中指，用两指指腹按压在关元穴上，以顺时针方向揉按，力度适中。常规揉按80～100次。

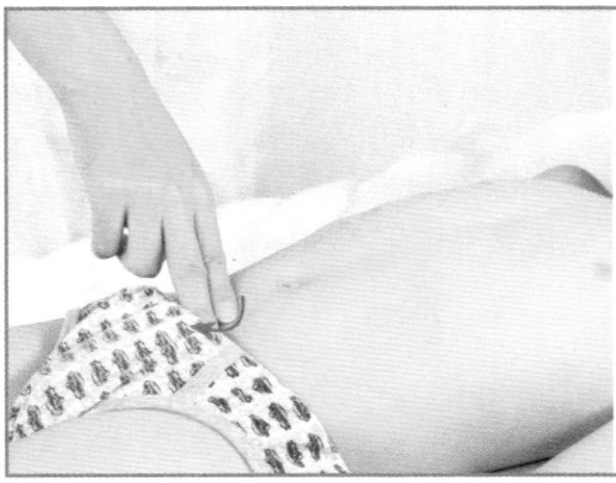

功效主治

具有培补元气、导赤通淋的作用。主治小儿小腹疼痛、疝气、食欲缺乏、消化不良、腹泻等。

分推胁肋

顺气化痰消食积

身体的两侧，称为“胁肋”，在小儿称为“胁肋穴”，在成人为肝胆经循行的位置。用温热的两手来回搓摩孩子的胁肋，有顺气解郁的功效，能有效改善孩子不爱吃饭的情况。本穴专消有形之邪，为消积要穴，常与摩腹配用。

位置

从腋下两胁到肚脐旁边 2 寸的天枢穴处，在小儿推拿中称此处为胁肋。

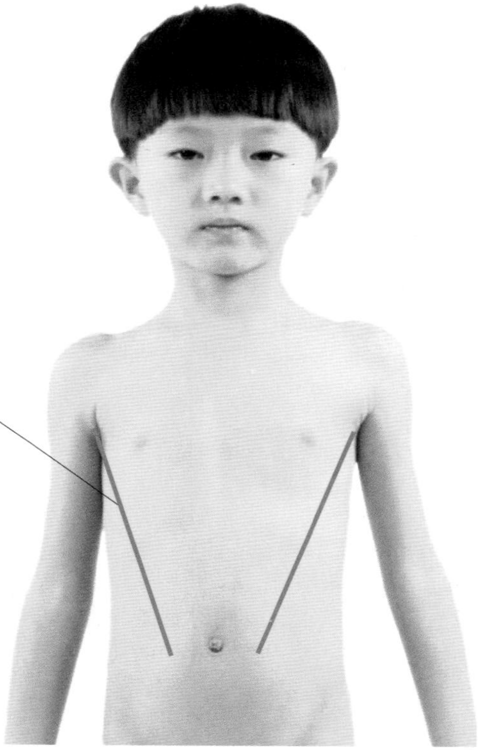

按摩 以一手掌面从腋下推到天枢穴，力度适中，以小儿能承受为宜。常规推拿50～100次。

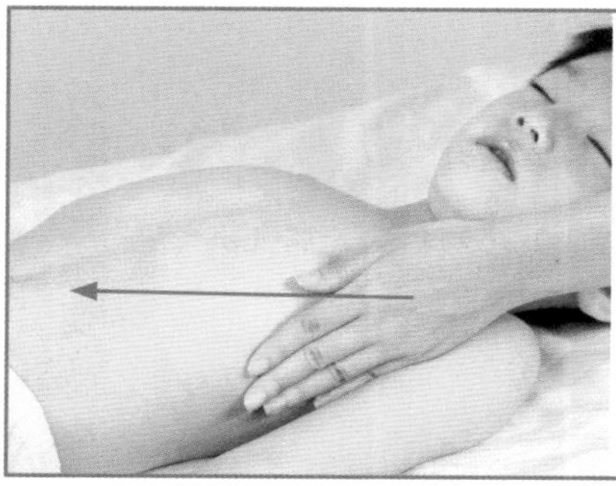

功效主治

具有顺气化痰、降气消积的作用。主治胸闷、痰喘气急、疳积、消化不良、食欲缺乏、腹胀、胸胁胀闷等。

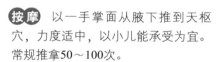

揉按肚角

理气消食止腹痛

肚角，属足太阳脾经，揉按此穴可健脾和胃、理气消滞。此外，此穴为止腹痛的要穴，对各种原因引起的腹痛均适用，特别是对寒痛、伤食痛效果更好。揉按肚角穴的刺激较强，一般揉按 3 ～ 5 次即可，揉按时间不可过长。

位置

位于脐下 2 寸，旁开 2 寸的大筋上。

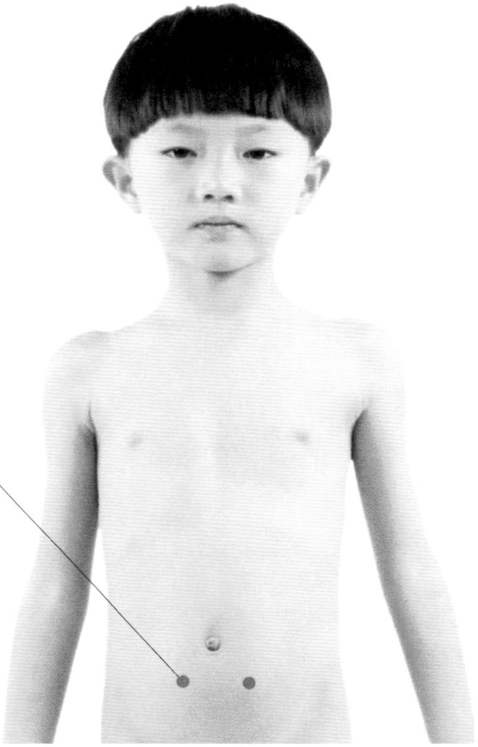

按摩 将拇指指腹按压在肚角穴上，以顺时针方向揉按，力度适中。常规推拿3～5次。

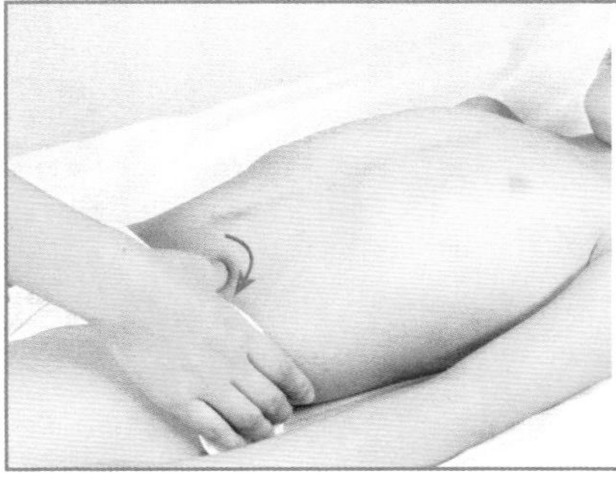

功效主治

具有理气消滞、健脾和胃的作用。主治腹痛、腹泻、便秘等。

揉按中脘

健脾和胃吃饭香

中脘，属奇经八脉之任脉。中，指本穴相对于上脘穴、下脘穴二穴而为中也；脘，空腔也；有疏利传导人体积滞的作用。本穴可治一切腑病（胃、胆、胰腺、肠），尤以胃的疾患为先。刺激中脘穴，对胃脘胀痛、食欲缺乏等小儿脾胃症状有很好的疗效。

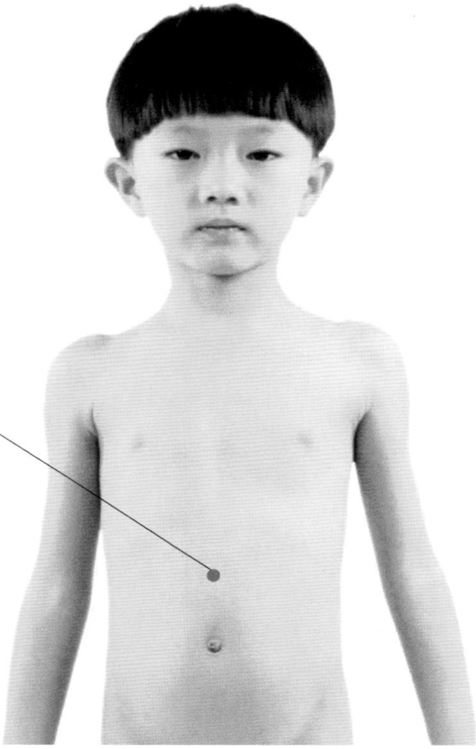

位置

位于上腹部，前正中线上，当脐中上4寸。

按摩 用手掌紧贴中脘穴，与穴位之间不能移动，而皮下的组织要被揉动，幅度逐渐扩大，揉按100～200次。

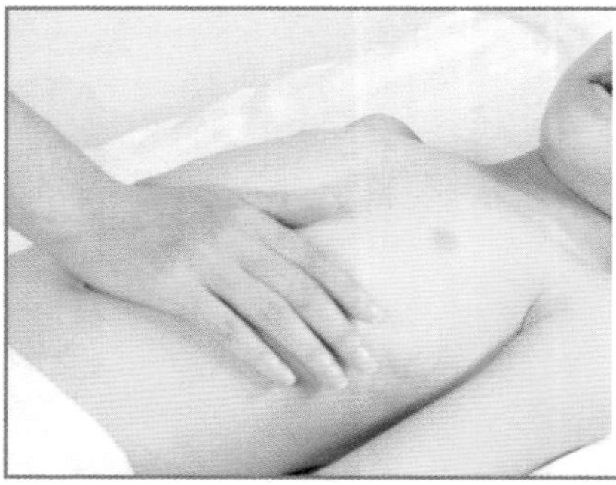

功效主治

具有健脾养胃、消食和中的作用。主治宝宝泄泻、呕吐、腹胀、腹痛、食欲缺乏、嗳气、食积等。

揉气海

益气助阳，防病强身

气海，属任脉，“海”有聚会之意，穴居脐下，是人体先天元气聚会之处，主一身气疾，因名“气海”。此穴是防病强身的要穴之一，常用于增强小儿的免疫力，还能调理小儿的一身气机，改善腹胀、消化不良等胃肠病症。

位置

位于下腹部，前正中线上，脐中下 1.5 寸。

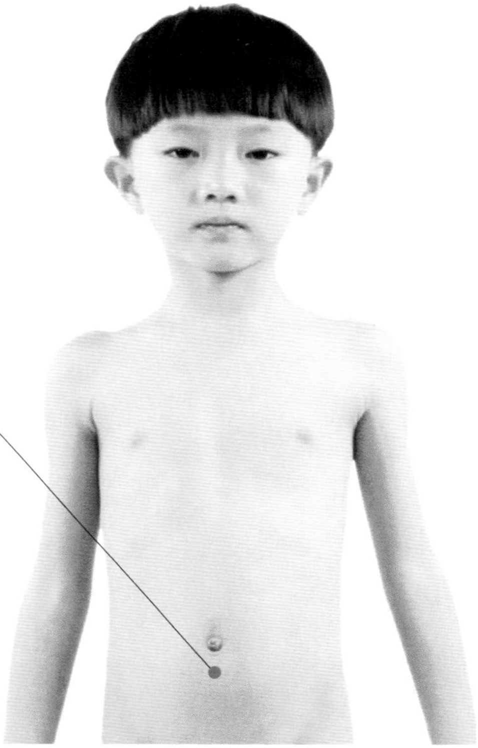

按摩 将手掌放在气海穴上，手掌不要紧贴皮肤，在皮肤表面做顺时针回旋性摩动80～100次。

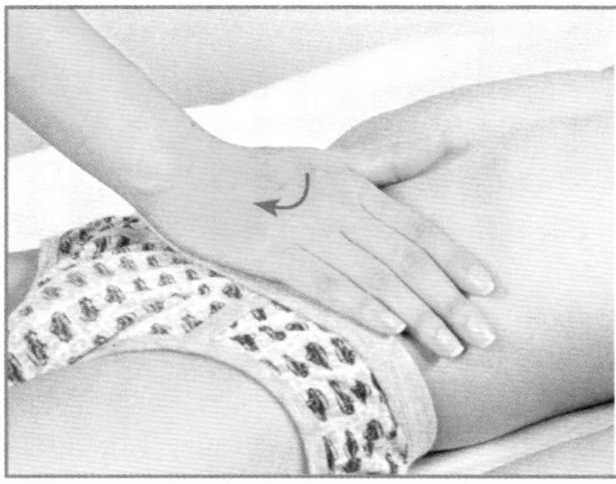

功效主治

具有益气助阳的作用。主治水谷不化、脘腹胀满、大便不通、泻痢不禁、食欲缺乏、遗尿、胸膈不利、脱肛等。

推七节骨

止泻通便双向调

七节骨是小儿特有的按摩穴位。小儿脏腑娇嫩，稍不注意就会出现胃肠道功能紊乱，适当刺激孩子的七节骨，可缓解消化系统病症。

位置

位于第四腰椎至尾椎骨端，呈一直线。

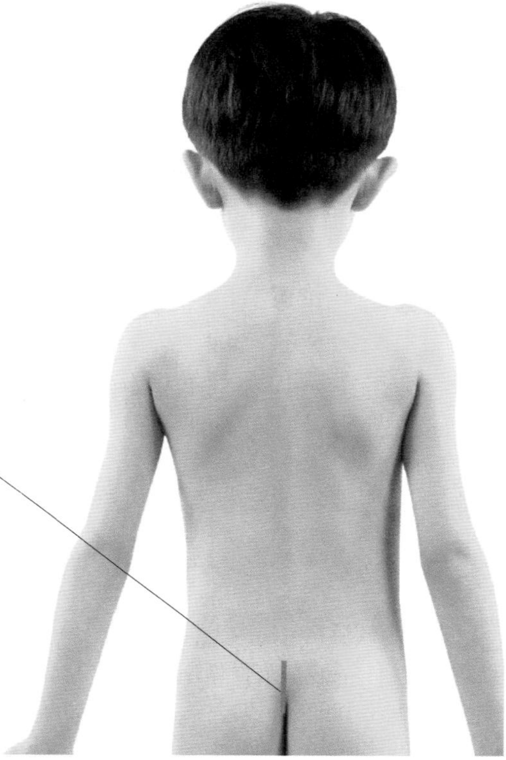

按摩 合并食指、中指，用两指指腹按压七节骨穴，先自上而下，再自下而上来回推七节骨，推100～300次。自下而上推称上七节骨，自上向下推称推下七节骨。

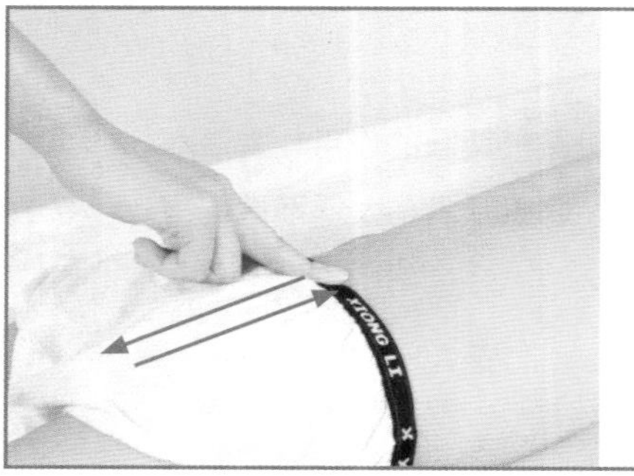

功效主治

具有温阳止泻、泻热通便的作用。推上七节骨多用于治疗虚寒腹泻或久痢等病症；推下七节骨多用于治疗实热便秘或痢疾等病症。夏秋季节孩子容易出现腹泻或便秘，父母适当刺激孩子的七节骨，能改善胃肠功能，促进消化。

揉长强

让孩子排泄通畅

督脉统领人体阳气，而长强穴为督脉起始穴，又是位于尾骨端与肛门之间的一个穴位，升阳举陷之力甚强。经常刺激孩子本穴，可以强健气血。

位置

位于尾骨端下，尾骨端与肛门连线的中点。

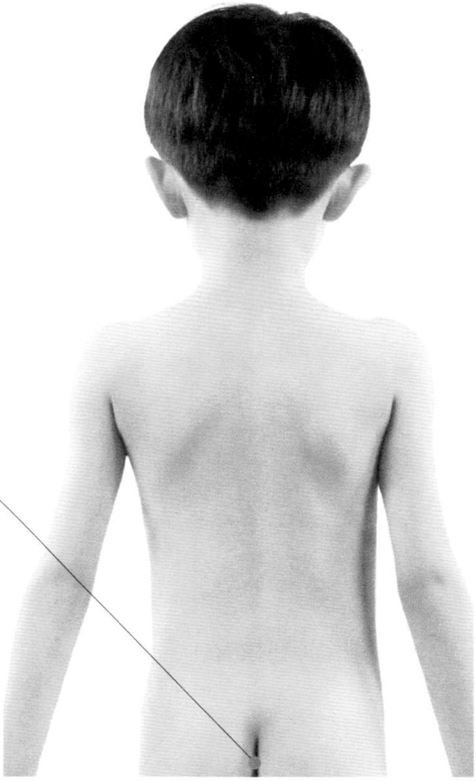

按摩 以拇指端或中指端着力，做顺时针方向回旋揉动100～300次。

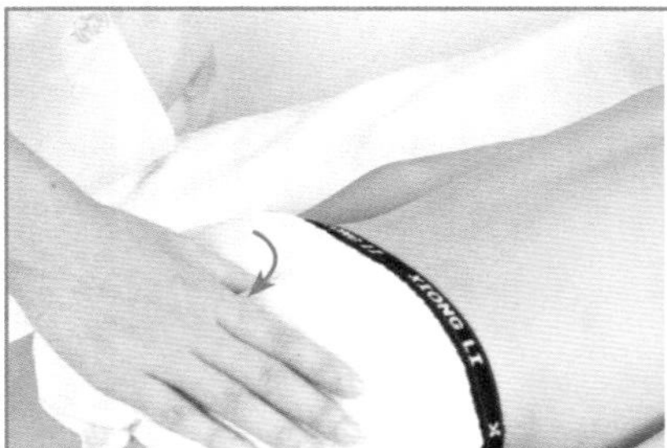

功效主治

具有通调督脉、调理大肠的作用。主治腹泻、便秘、遗尿、脱肛等。家长经常刺激孩子此穴，可以运化气血，改善脱肛之类的肛周病症，对脾胃虚弱引起的腹泻疗效亦显著。

揉命门

温肾壮阳，强健腰嵴

肾气为一身之本，穴当两肾俞之间，为生命的重要门户，故名命门。命门能藏生殖之精，整个人体的生命活动都由它激发和主宰，对孩子生长发育有重要的作用。家长适当刺激孩子的命门穴，可有效缓解四肢清冷、腹泻等虚寒症状。

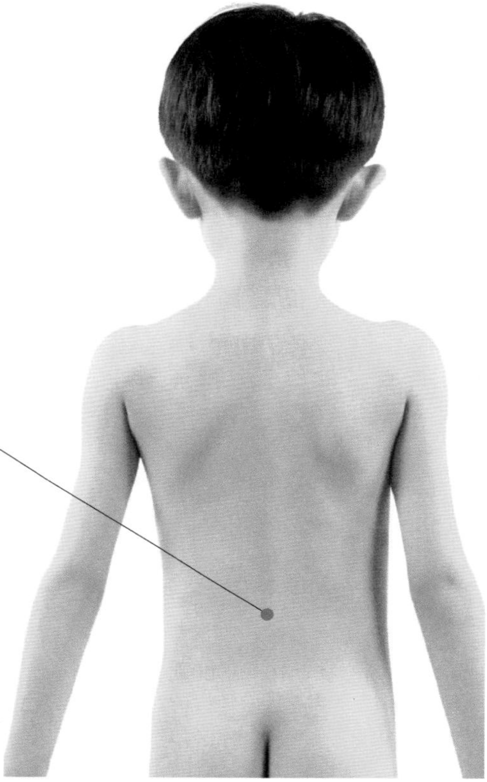

位置

位于腰部，当后正中线上，第二腰椎棘突下凹陷中。

按摩 将拇指指腹按压在命门穴上，做顺时针方向回旋揉动50～100次。力度一般由轻至重再至轻。

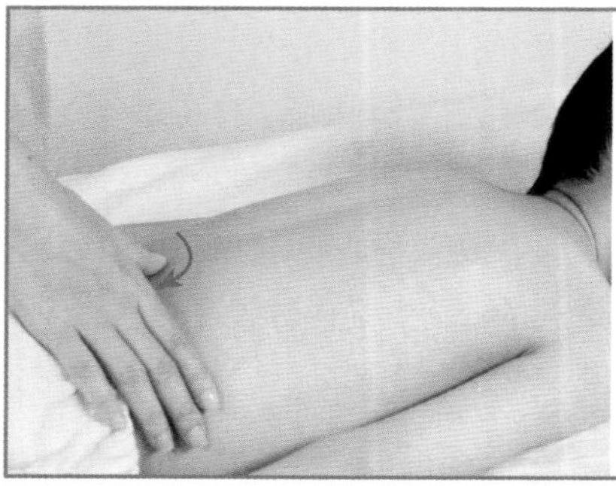

功效主治

具有温肾壮阳、强健腰嵴的作用。主治遗尿、腹泻、小腹冷痛，下肢痿痹等。命门对孩子生长发育有重要的作用，家长可适当刺激本穴。

推擦八髎

温经通络治便秘

八髎位于膀胱经上，擅长调节全身的水液，疏通气血。同时，八髎是一个穴位区域，此区域的皮肉应该是很松软，能捏起来的。如果不松软，说明经络肌肤之间有粘连，孩子可能会出现遗尿、骶部疼痛等病症，家长可帮助孩子适当刺激本穴。

位置

位于骶椎，共八个穴位，分别在第一至第四骶后孔中，合称“八髎穴”。

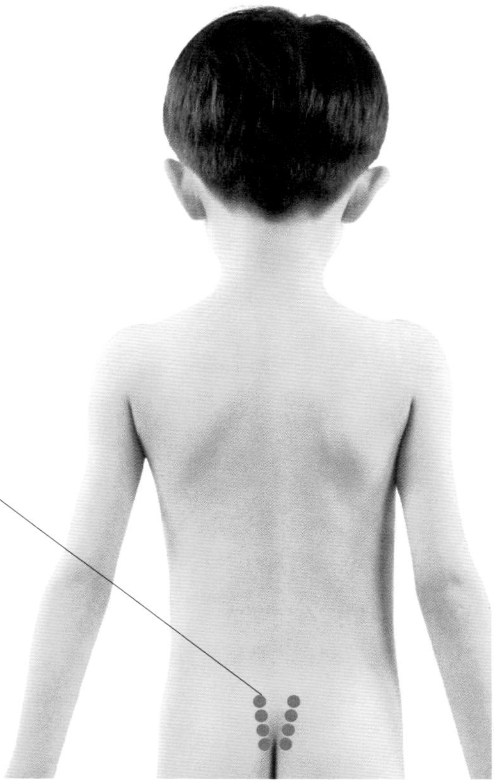

按摩 用手掌小鱼际横擦小儿的八髎穴，由上至下反复推擦，力度、速度适中，手法连贯，以皮肤微红为度。常规推擦20～30次。

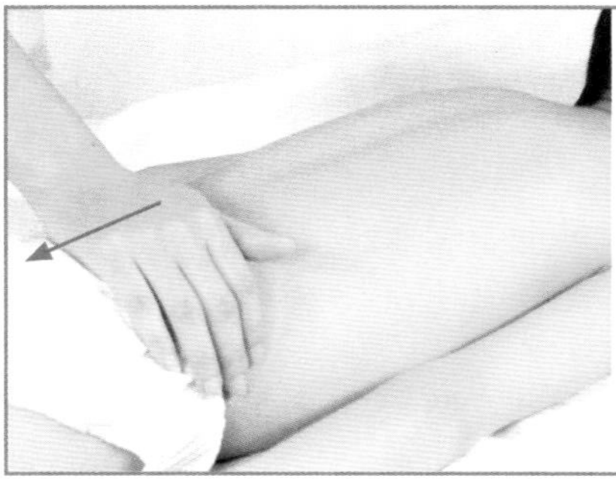

功效主治

具有温经通络、调理气血的作用。主治小儿小便不利、遗尿、便秘、腹泻等。

按揉定喘

小儿哮喘有奇效

定喘，属经外奇穴，为治疗咳嗽、喘逆之要穴。呼吸系统病症，如哮喘、肺炎、支气管炎等引起的小儿咳喘不止，按揉此穴，可见奇效。若此穴按痛明显，或扪及包块，要警惕呼吸系统病症。

位置

位于背部，当第七颈椎棘突下，旁开0.5寸。

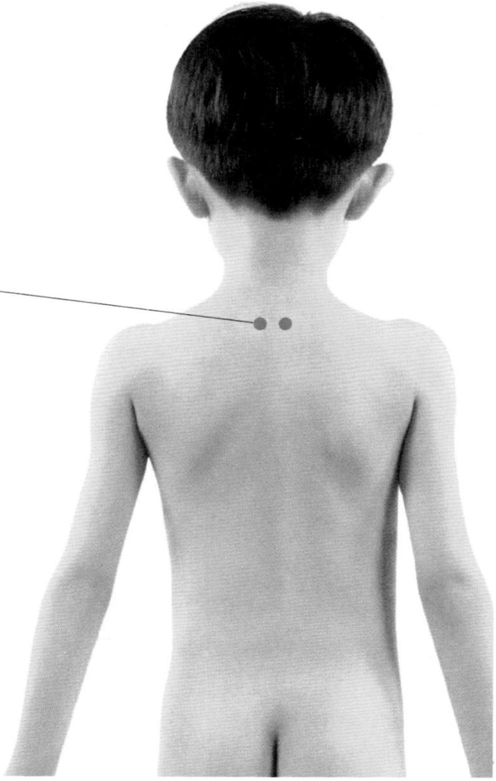

按摩 用手掌按在定喘穴上，做顺时针方向回旋揉动，力度一般由轻至重再至轻。常规按揉50～100次。

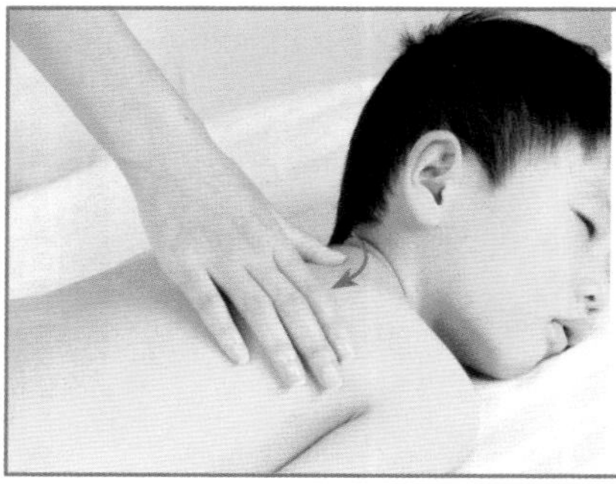

功效主治

具有止咳平喘、通宣理肺的作用。主治小儿咳嗽、哮喘、落枕、肩背痛等。

按揉天宗

舒筋活络，理气消肿

按揉天宗具有舒筋活络，理气消肿的作用，主要治疗肩背部病症及小儿气喘。父母刺激孩子的天宗穴，会产生强烈的酸胀感，可以放松整个颈项、肩部的肌肉，疼痛感明显减轻，或使肩颈部活动自如。

位置

位于肩胛部，肩胛冈中点、肩胛骨下角连线上 1/3 与下 2/3 交点凹陷中。

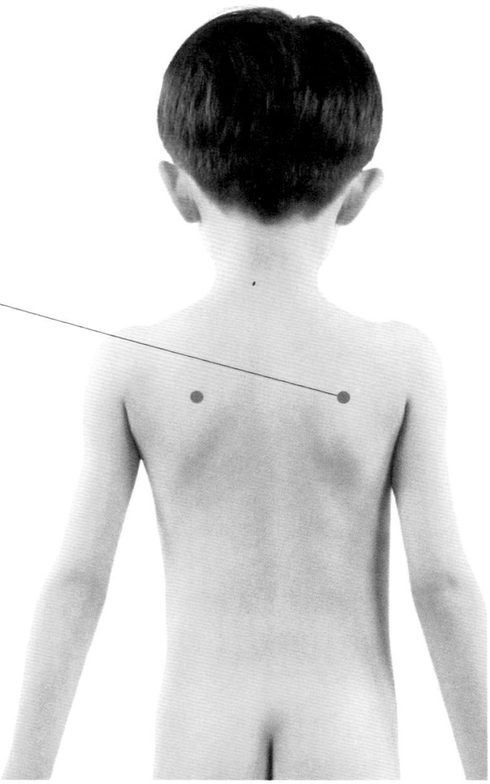

按摩 用拇指指腹稍用力按在天宗穴上，向外做回旋动作，按揉50～100圈，力度由轻至重，手法连贯。

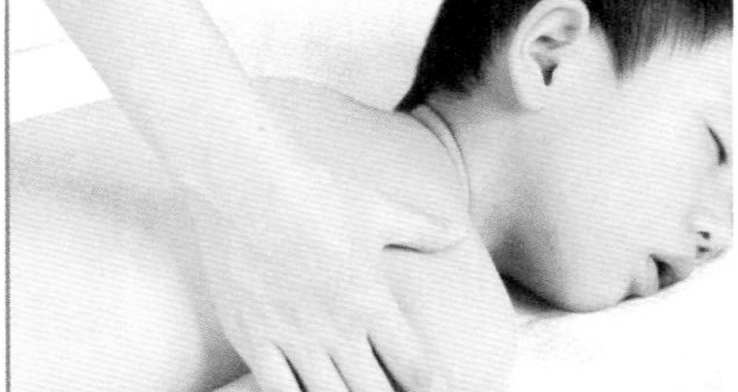

功效主治

具有舒筋活络、理气消肿的作用。主治小儿气喘、落枕、上肢不举、肩背酸疼等。

补脾经

脾胃问题脾经解

脾经是和胃消食、增进食欲的重要穴位。补脾经主要起到加强脾的运化功能的作用，通过脾的转运能力的提升，把孩子的代谢物更多地排泄掉，帮助孩子消化，也让摄取的营养更多地被吸收。

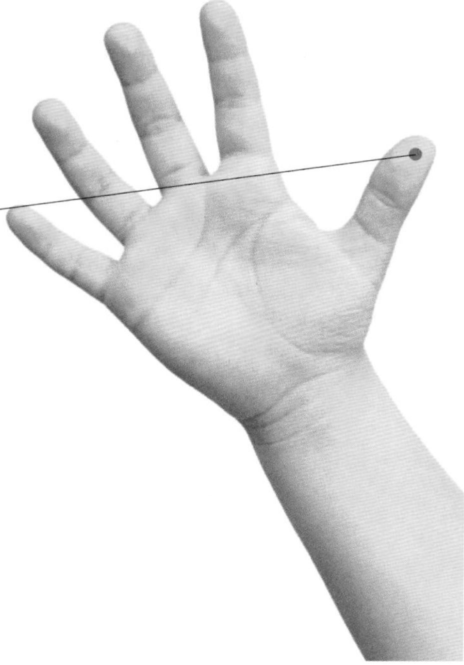

位置

位于拇指桡侧缘由指尖至指根呈一直线或拇指末节螺纹面。

按摩 将拇指屈曲，循拇指桡侧缘由孩子的指尖向指根方向直推称为补脾经，推100～500次。用相同手法操作另一侧脾经。

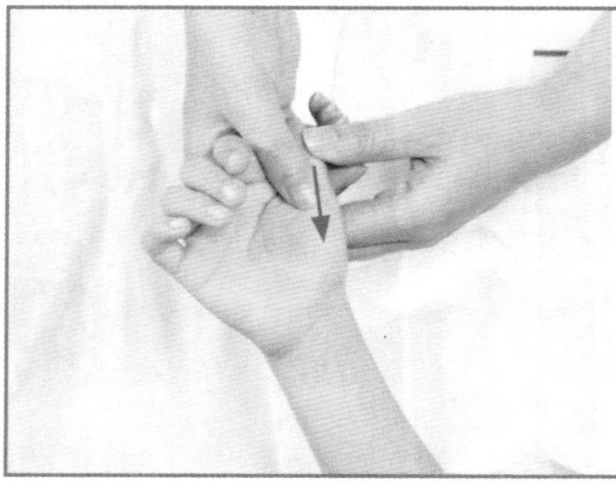

功效主治

具有健脾养胃、补益气血的作用。主治食欲缺乏、消化不良、疳积、腹泻、消瘦等。父母多按按孩子的脾经可以加强脾的运化功能。

推肝经

息风止痉止抽搐

肝经主治肝胆病症、眼科病症等。中医认为，肝脏有主疏泄和主藏血两大功能，父母常推小儿肝经能加快孩子血液及津液的输布，同时促进脾胃运化、胆汁分泌及调畅情志。

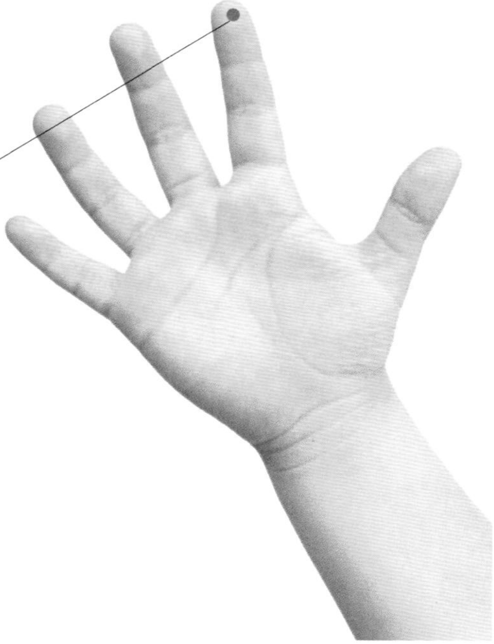

位置

位于食指末节螺纹面或食指掌面，由指尖至指根呈一直线。

按摩 一手托住孩子的手掌，用另一手拇指螺纹面顺时针旋转推动孩子的食指螺纹面，称为补肝经；由食指掌面末节横纹推向指尖称为清肝经。补肝经和清肝经统称推肝经，推100～500次。

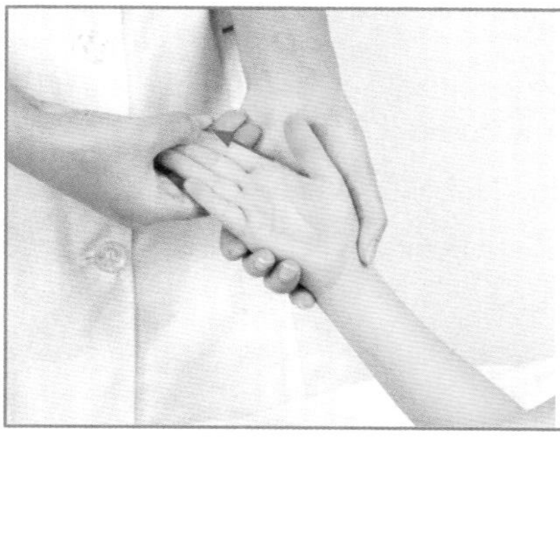

功效主治

具有息风镇惊、平肝泻火、解郁除烦的作用。主治惊风、抽搐、烦躁不安、五心烦热等实证。

推心经

清热退心火

推心经是治疗小儿高热神昏、内有郁热的常用推拿手法。父母常帮孩子推心经，能清热退心火，且本穴多用清法，少用补法，恐加盛心火，使原有热象加重。当出现心气虚损的情况，可补后加清，或以补脾经代之。

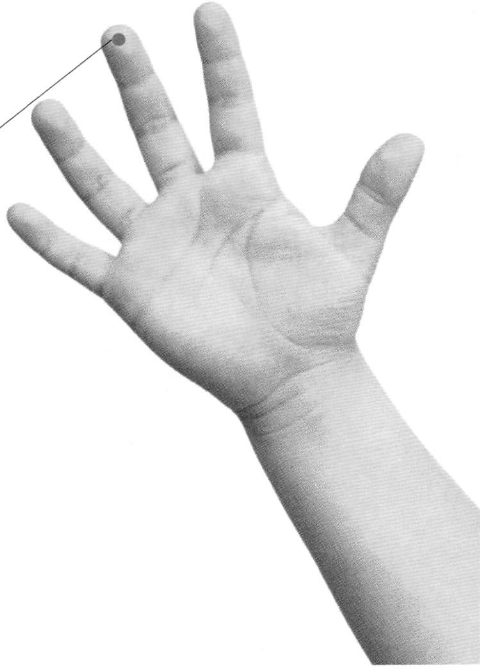

位置

位于中指末节螺纹面或中指掌面，由指尖至指根呈一直线。

按摩 一手托住孩子的手掌，用另一手拇指螺纹面由孩子的指根向指尖方向直推称为清心经，推100～500次。用相同手法操作另一手心经。

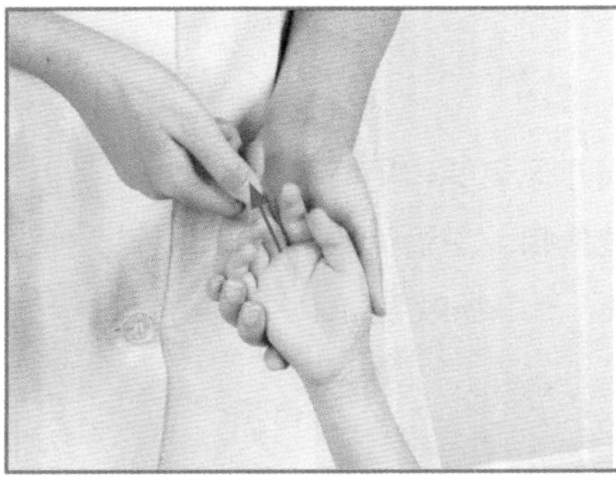

功效主治

具有清热退心火的作用。主治身热无汗、高热神昏、五心烦热、口舌生疮、小便赤涩、惊烦不宁、夜啼、失眠等。

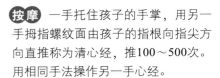

清肺经

让呼吸顺畅

肺经所属腧穴能主治肺系相关的病症。肺是身体易受邪的器官，稍微照顾不周就会出问题，导致咳嗽、咳痰、气喘、胸闷等症状。家长一定要记得多给孩子清清肺经，增强孩子肺部的功能，同时增强抵御外邪的能力。

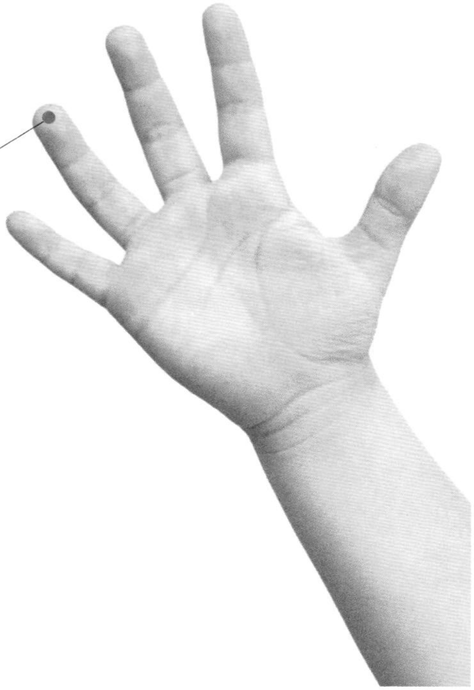

位置

位于无名指末节螺纹面或无名指掌面，由指尖至指根呈一直线。

按摩 一手托住孩子的手掌，另一手由无名指指根推向指尖称为清肺经，推100～500次。用相同手法操作另一侧肺经。

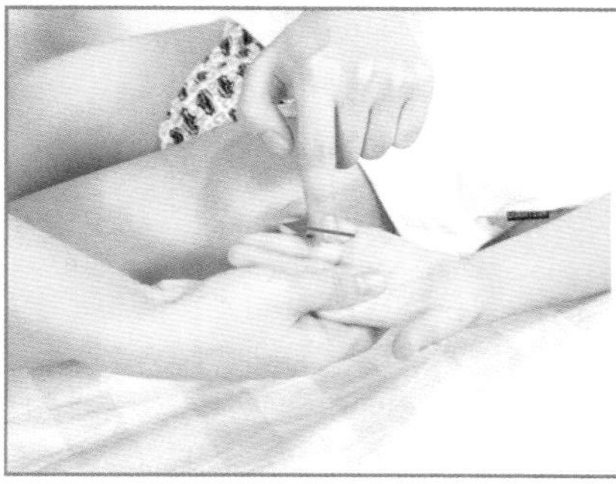

功效主治

具有宣肺理气、清热止咳的作用。主治咳嗽、气喘、感冒发热、痰鸣、便秘等。

补肾经 先天不足后天补

肾经主治泌尿生殖系统病症。清肾经时间过长，有的孩子会出现遗尿；而补肾经时间过长，有的孩子会出现半夜睡觉烦躁甚至发热。所以，父母应根据小儿体质选用合适的手法。

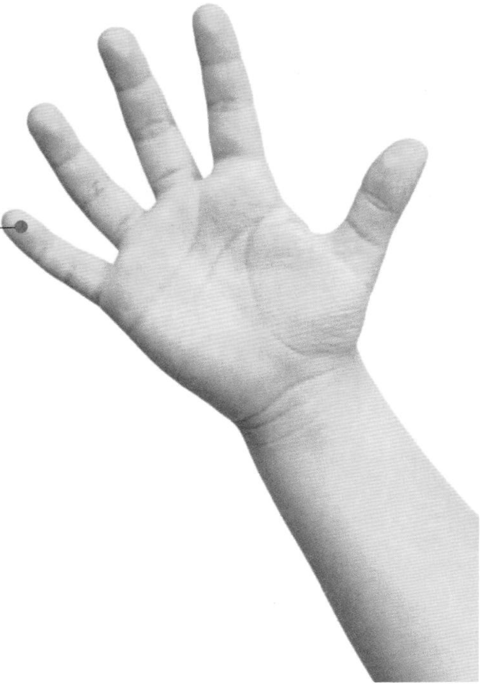

位置

肾经位于小指末节螺纹面或小指掌面稍偏尺侧，由指尖至指根呈一直线。

按摩 一手托住孩子的手掌，用另一手拇指螺纹面顺时针旋转推动孩子小指螺纹面称为补肾经。一般多用补法，推100～500次。用相同手法操作另一侧肾经。

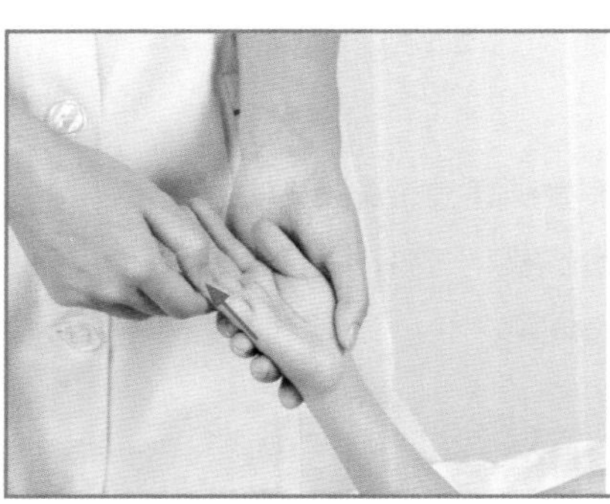

功效主治

具有补肾益脑、温养下元的作用。主治先天不足、久病虚弱、肾虚腹泻、多尿、小便黄短、遗尿等。

清大肠经

改善大肠功能

大肠经主治与大肠功能有关的病症。推大肠经是治疗小儿肠道病症的常用手法。每天坚持推拿，可帮助小儿肠道蠕动，促进消化。一旦孩子出现虚寒腹泻，就可以试试补大肠经，从食指推到虎口，往往可手到病除。“清大肠经”与“补大肠经”相反，从虎口推到食指侧线，有清热通便之效，可治疗便秘。

位置

大肠经位于食指桡侧缘，自食指尖至虎口，呈一直线。

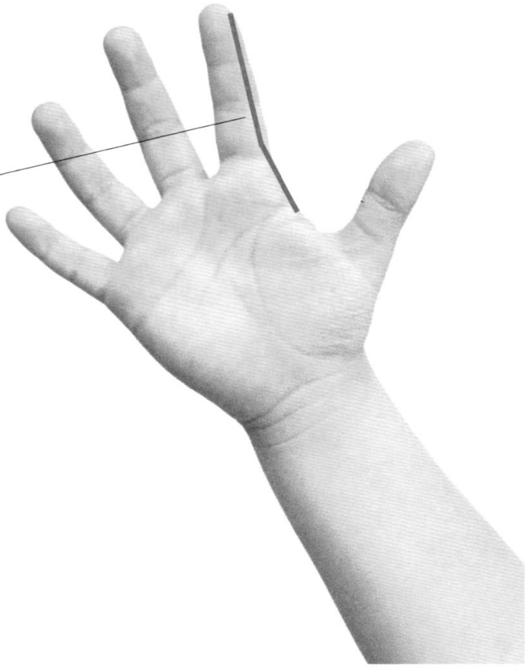

按摩 一手托住孩子的手掌，用另一只手拇指螺纹面从孩子的虎口直线推向食指指尖为清，称清大肠；反之为补，称补大肠。推100～500次。

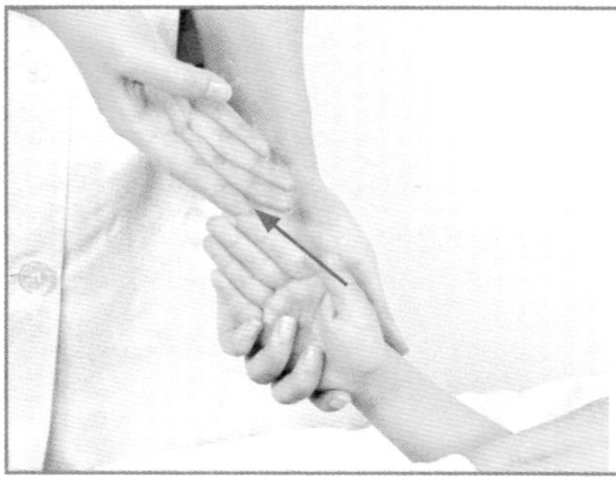

功效主治

具有清利肠腑、消食导滞的作用。主治痢下赤白、腹胀、消化不良、脱肛、大便秘结等。

清小肠经

清利湿热，改善遗尿

小肠受盛胃中水谷，主转输清浊。清小肠经是治疗小儿下焦病症的常用手法。小儿下焦湿热，容易遗尿，如果孩子已经满 3 周岁，在睡眠状态下不自主排尿≥ 2 次 / 周，持续 3 个月以上，则可以判定为遗尿症，需要接受治疗，否则将会影响孩子身心健康。父母帮孩子适当推拿小肠经，可以清利湿热，改善遗尿。

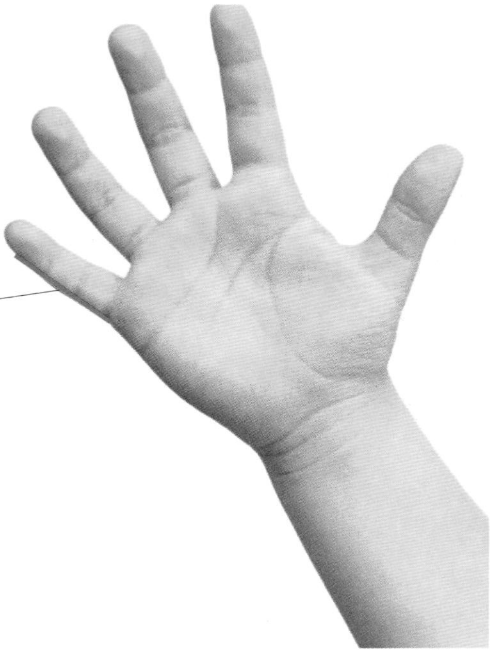

位置

位于小指尺侧缘，自指尖至指根，呈一直线。

按摩 一手托住孩子的手掌，用另一手拇指指腹从孩子指根推向指尖为清，称为清小肠经。推100～300次。用相同手法操作另一手小肠经。

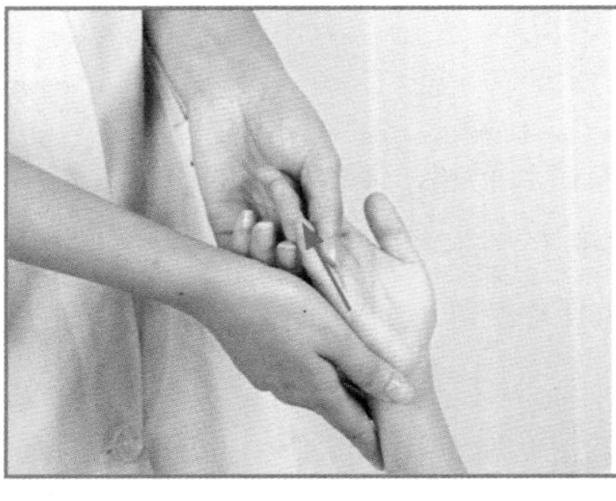

功效主治

具有清利下焦湿热、泌别清浊的作用。主治小便短赤不利、尿闭、遗尿等。

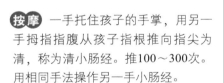

推胃经 让孩子吃饭香

胃经主治小儿肠胃等消化系统病症。清胃经有清胃热、止呕吐的功效，且偏重于清利湿热、去胃火、降逆止呕，所以对牙龈肿痛、口臭、实热便秘或伤食呕吐等实证效果较好。

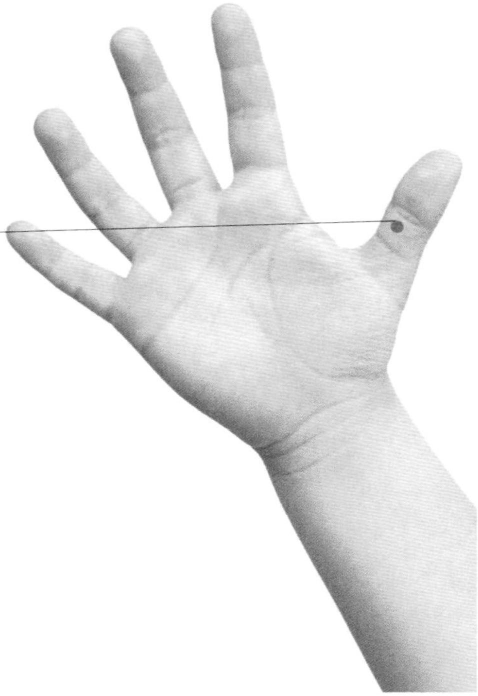

位置

位于拇指掌面近掌端第一节。

按摩 一手托住孩子的手掌，用另一手拇指螺纹面顺时针旋转推动孩子拇指近掌端第一节，称为补胃经；拇指自孩子掌根推至拇指根部，称为清胃经。补胃经和清胃经统称推胃经，可推100～500次。

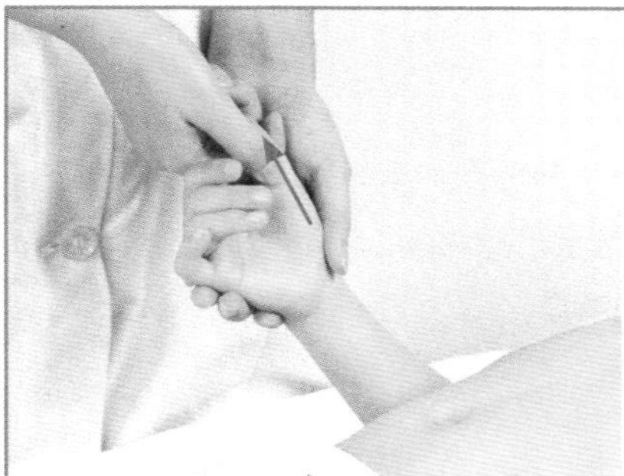

功效主治

具有和胃降逆、泻胃火的作用。主治呕吐、嗳气、烦渴善饥、消化不良、食欲缺乏、衄血等。

掐四横纹

治疗疳积

四横纹是治疗疳积的要穴，可以单穴使用，亦可与推脾经、捏脊、摩腹配合使用。掐揉四横纹，不但可以有效治疗疳积，还可退烦除热、散瘀结，日常生活中家长可以给孩子适当掐揉。

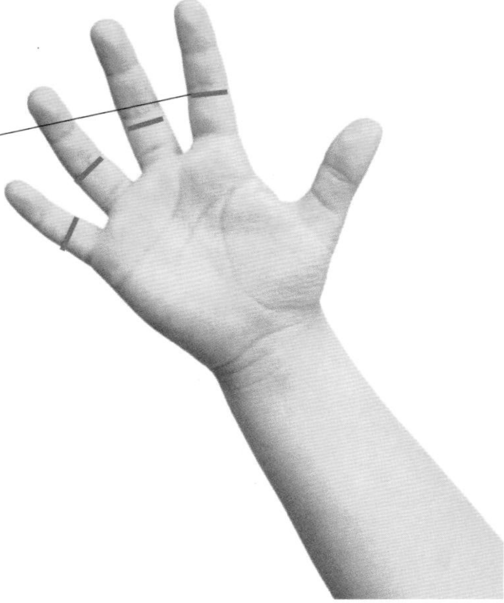

位置

位于掌面，食指、中指、无名指、小指近侧指间关节的 4 条横纹。

按摩 用拇指从宝宝食指横纹掐揉至小指横纹，再用拇指从食指横纹推向小指横纹，操作3～5次。

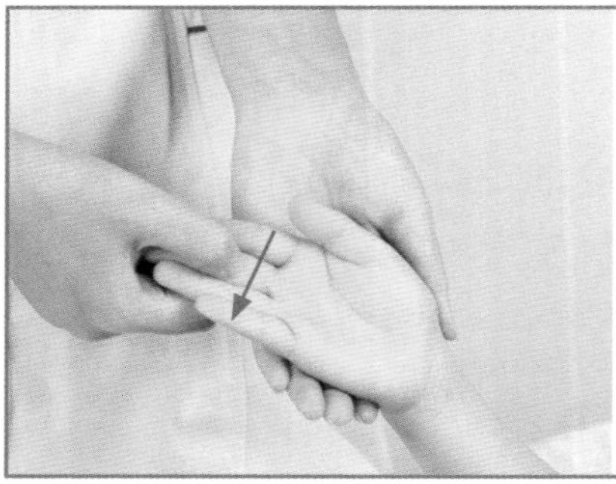

功效主治

具有退热除烦、散结消食的作用。主治宝宝疳积、消化不良、腹胀、气血不和等症。

运内八卦

巧运八卦百病除

内八卦是小儿推拿穴位中的一个神奇穴位，对呼吸系统和消化系统这两大系统的疾病都很有效果。而宝宝大都易患这两大系统的疾病。所以对于家长来说，熟练掌握这个穴位的按摩方法很重要。

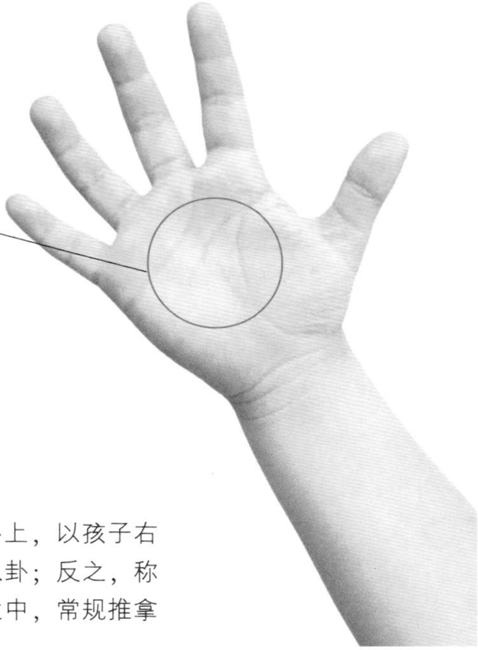

位置

位于以掌心为圆心，以圆心至中指根横纹的 2/3 处为半径所做的圆周内。

按摩 用食指、中指两指指腹按压在掌心上，以孩子右手为例，以顺时针方向运揉，称顺运内八卦；反之，称逆运内八卦。根据症状选择方向，力度适中，常规推拿100～500次。

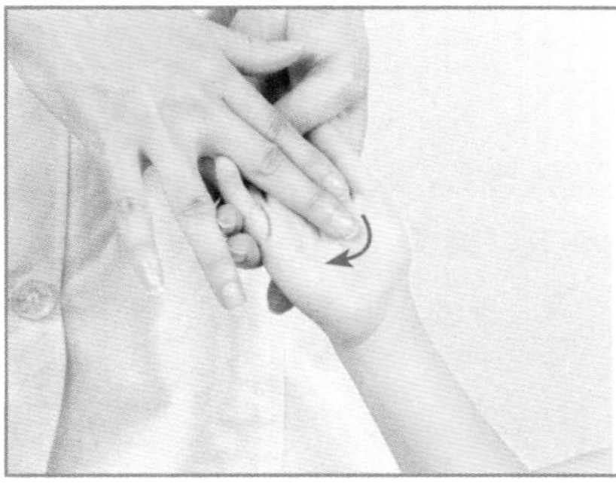

功效主治

具有宽胸利膈、止咳化痰（顺运内八卦），降气平喘、行滞消食（逆运内八卦）的作用。主治小儿咳嗽、痰喘、胸闷、呃逆、呕吐、腹胀等。

掐揉二扇门

打开孩子清火退热之门

二扇门，可有效帮助小儿发汗、疏通腠理。掐揉二扇门是治疗小儿外感风寒表证的常用手法。若小儿有惊风、抽搐等症状，可搭配掐五指节、掐老龙；若小儿有流鼻血症状，可搭配掐合谷。

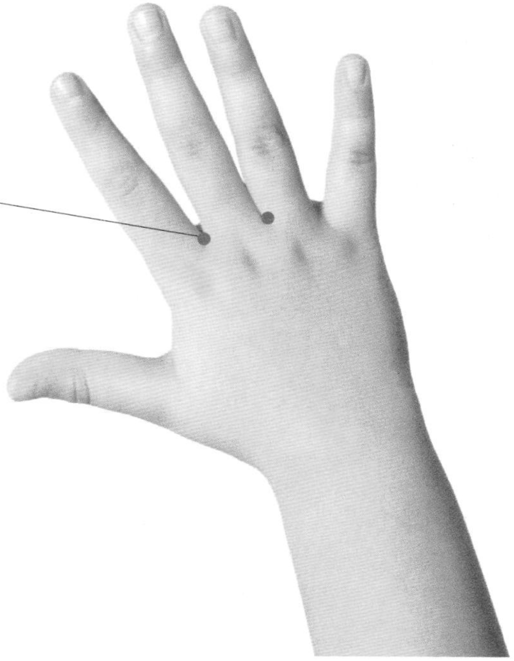

位置

位于手背第三掌指关节近端两侧凹陷处。

按摩 用两拇指指甲掐按二扇门，称为掐二扇门，掐3～5次。再用单手拇指、中指指端以顺时针方向按揉二扇门，称为揉二扇门，常规推拿100～300次。

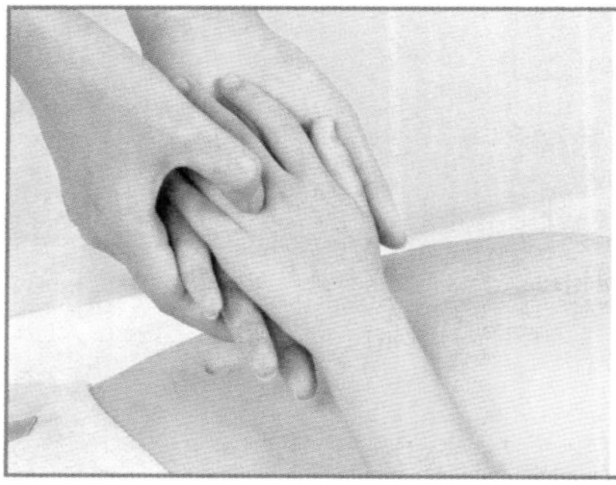

功效主治

具有发汗透表、退热平喘的作用。主治伤风、感冒、痰喘气粗、鼻出血、惊风、身热无汗、抽搐等。

掐外劳宫

孩子祛体寒的真良方

外劳宫，暖穴，治下元寒证。揉外劳宫是治疗小儿脏腑风寒冷痛，腹痛属寒的常用手法。外劳宫有温阳散寒的功效，侧重于外感风寒。如果是贪食冷饮或风寒入里导致的小儿腹痛、腹泻，以及遇到高热时上身暖、下肢冷的情况，父母适当刺激本穴，能很好地缓解孩子的不适感。

位置

位于手背侧，第二、第三掌骨之间，掌指关节后0.5寸(指寸)。

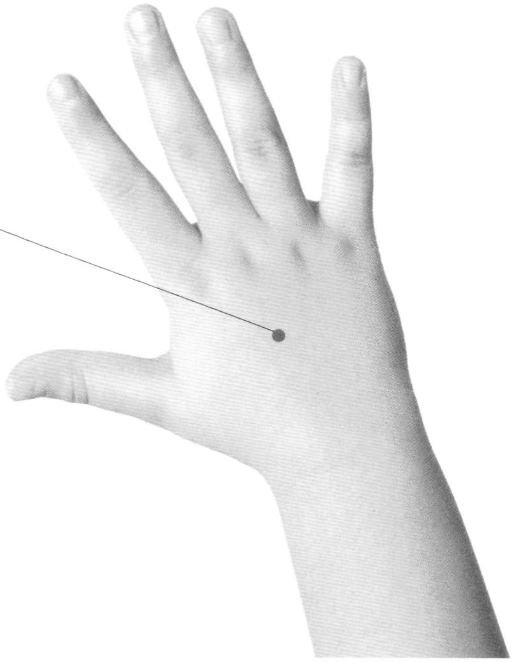

按摩 一手持小儿的手，另一手拇指指端按压在外劳宫上，以顺时针方向揉按，再用拇指指甲逐渐用力掐按外劳宫，力度适中，手法连贯。常规推拿掐3～5次。

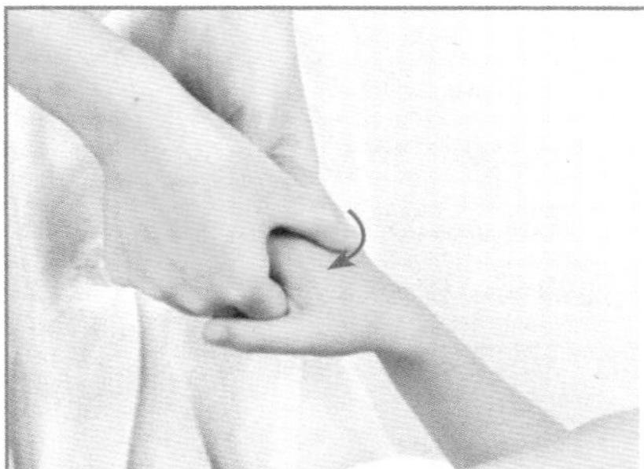

功效主治

具有温阳散寒、升阳举陷的作用。主治小儿外感风寒、腹胀、腹痛、腹泻、咳嗽等。

推三关

过三关，气血旺

三关，止咳特效穴，也可疏通肺经。推三关是帮助小儿温阳散寒、发汗解表的常用手法。冬季气候寒冷，孩子受寒感冒，家长不要第一反应就是给孩子吃药，不如先给孩子推三关，激发孩子自身的抗病能力。

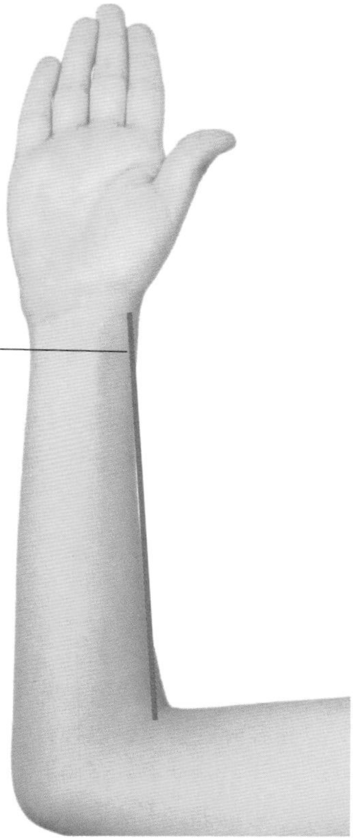

位置

位于前臂桡侧，阳池至曲池，呈一直线。

按摩 一手托住孩子的手腕，合并另一只手的食指、中指，用两指指腹从孩子手腕推向肘部或从肘部推向腕部，称推三关。推100～500次。

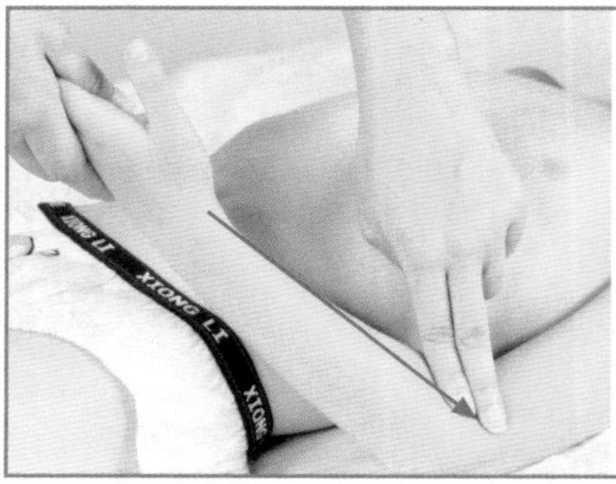

功效主治

具有温阳散寒、补气行气、发汗解表的作用。主治发热、恶寒、无汗和气血虚弱、病后体虚、阳虚肢冷、疹出不透及风寒感冒等。

清天河水

清火之源

天河水，主治一切热证。清天河水是治疗小儿一切无汗的发热及表证的常用手法。因为外感风热是一种表证，需要发汗，所以若孩子受风热之邪侵袭而感冒，苦于无法发汗的时候，父母可适当地给孩子清天河水。

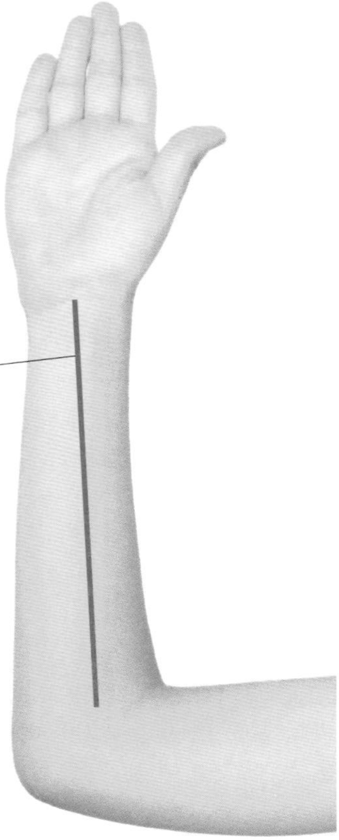

位置

位于前臂正中，自腕至肘，呈一直线。

按摩 用食指、中指指腹由孩子的手腕向手肘方向推，称清天河水。推100～500次。

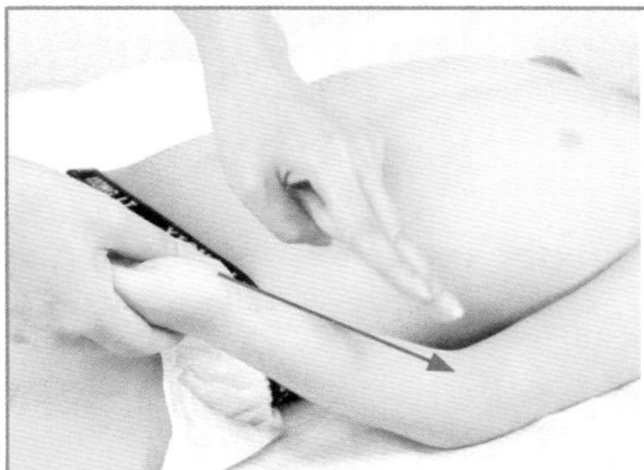

功效主治

具有清热解表、泻火除烦的作用。主治外感发热、五心烦热、口燥咽干、口舌生疮等。

推六腑

降实热找六腑

六腑，可治疗小儿一切热证。推六腑是治疗小儿热证多汗的常用治疗手法。六腑与手太阳小肠经循行路线重叠，因为心与小肠相表里，心属火，而手太阳小肠经位于手的阳面，属于阳中之阳，所以泻小肠经火就可以达到泻六腑火的目的。

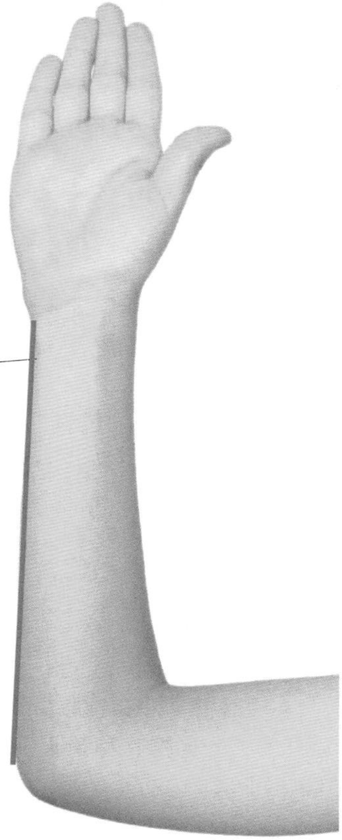

位置

位于前臂尺侧，自阴池至肘，呈一直线。

按摩 用拇指指腹自肘推向腕，称退六腑或推六腑，推100～300次。力度由轻至重，再由重至轻。用相同手法操作另一侧六腑。

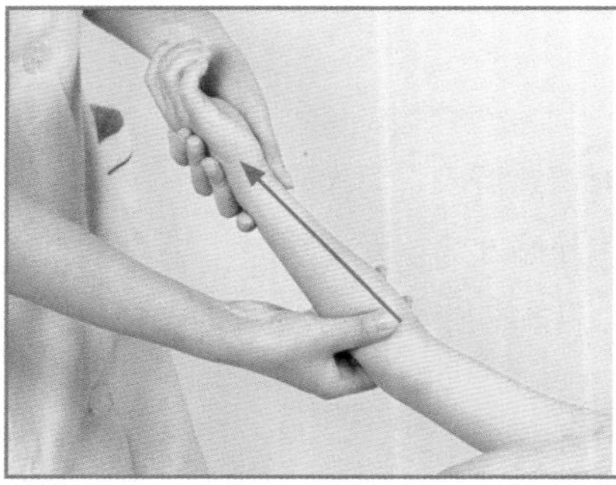

功效主治

具有清热解毒、凉血的作用。主治发热多汗、惊风、口疮、面肿、咽痛、便秘、木舌、腮腺炎等。

推大横纹

行滞消食治腹胀

推大横纹又称为分推阴阳，是治疗小儿食滞于内，脘腹胀满的常用手法。大横纹的操作方法包括分阴阳、合阴阳。分阴阳能平衡阴阳、调和气血、行滞消食，多用于阴阳不调、气血不和；合阴阳能化痰散结，多用于痰结喘咳、胸闷等症，若合并清天河水可增强疗效。

位置

位于腕掌侧横纹。近拇指端称阳池，近小指端称阴池。

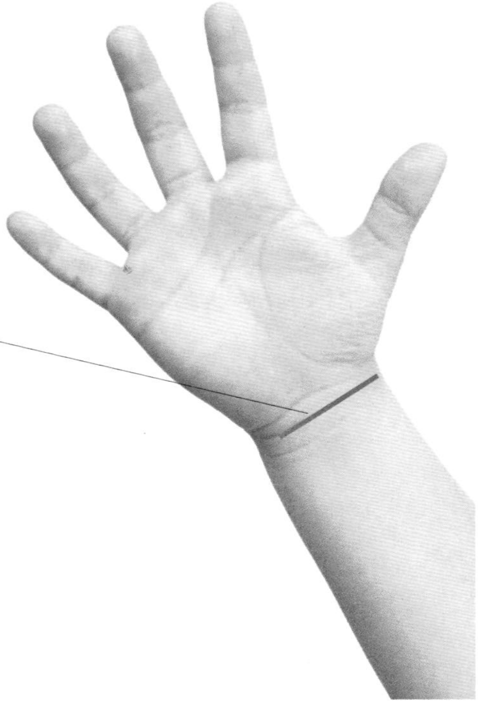

按摩 用双手拇指指腹从患儿大横纹中点，由总筋向两旁推，称为分阴阳；自阳池、阴池向总筋合推，称为合阴阳。统称推阴阳，根据症状选择，推30～50次。

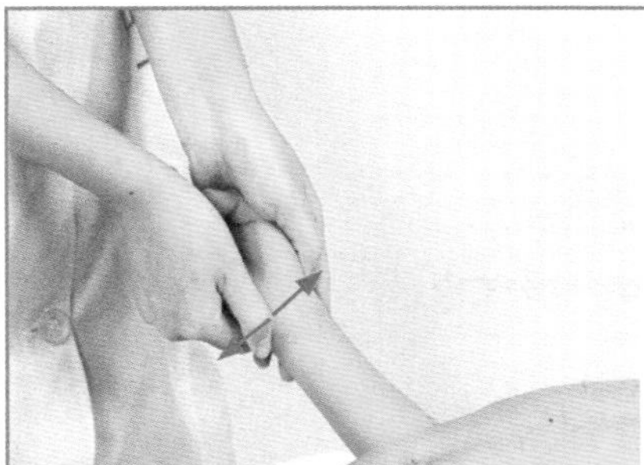

功效主治

具有平衡阴阳、调和气血、行滞消食、化痰散结的作用。主治烦躁不安、腹胀、腹泻、呕吐、痢疾、食积等。

掐小横纹

清热散结治口疮

掐小横纹对一切痰壅咳喘皆有良效，是治疗小儿肺热咳嗽的常用手法。孩子肚子不舒服或上火可能导致夜寐不安、啼哭不止、烦躁不安，家长帮助孩子掐小横纹，能增强消化系统功能，化除肠胃的积滞，安定心神。孩子消化好、不上火，自然睡得香。

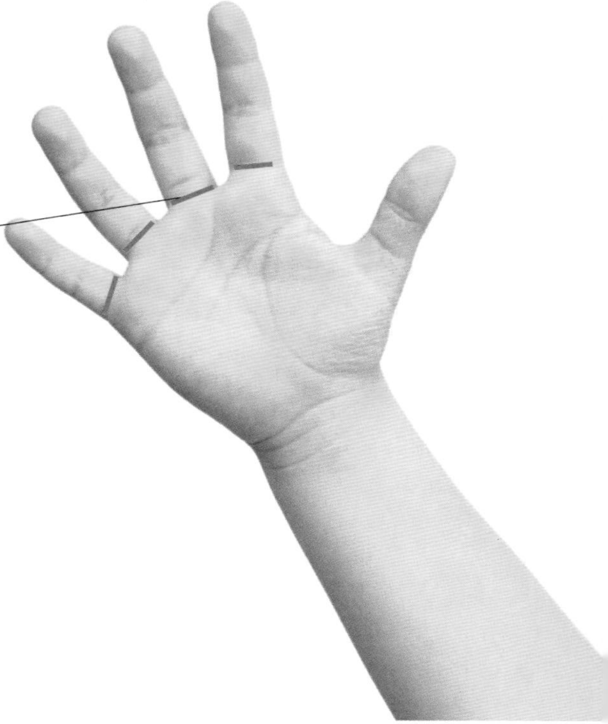

位置

位于掌面上食指、中指、无名指、小指掌关节横纹处。

按摩 用拇指指尖掐按小横纹，称为掐小横纹，掐3～5次。

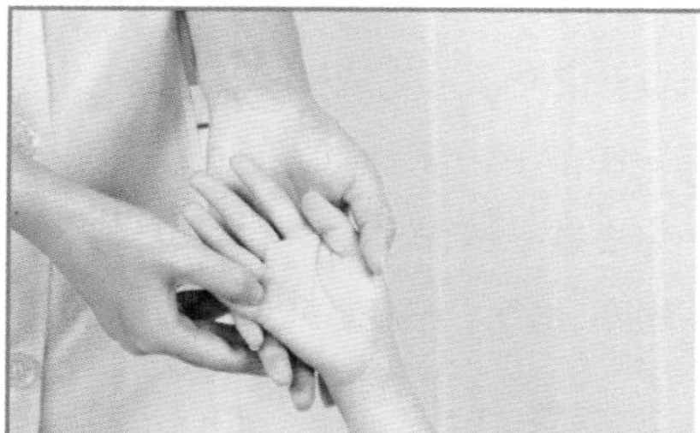

功效主治

具有清热散结、消胀的作用。主治小儿烦躁、口舌生疮、唇裂、腹胀等。

揉小天心

清热镇惊，利尿明目

小天心是主治惊风抽搐、小便不通的特效穴。揉小天心是治疗小儿惊风抽搐的常用手法。小天心是所有经络出入的总大门，位于手掌根部的中心，大小鱼际中间。这个穴位主要用于调节心与小肠，具有安神镇惊、清热、利尿、明目等作用。

位置

位于大小鱼际交界处凹陷中，内劳宫之下，总筋之上。

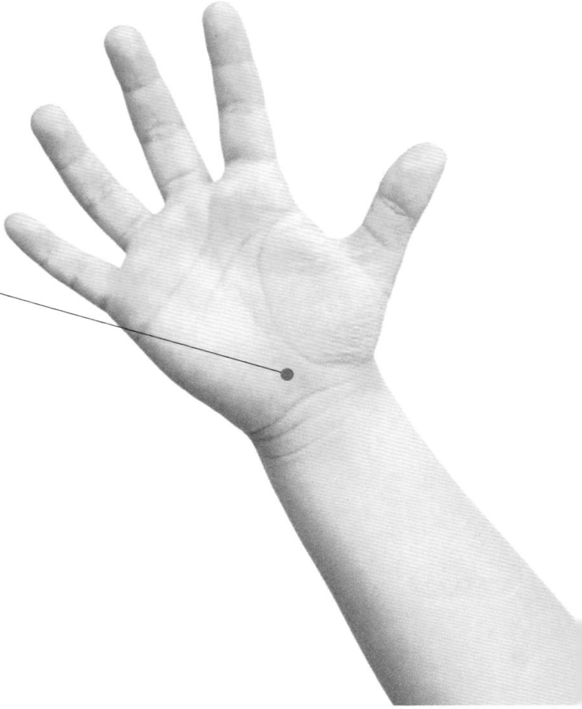

按摩 一手持孩子四指，使掌心向上，另一只手的食指、中指指腹揉按小天心100～300次。用相同手法操作另一侧小天心。

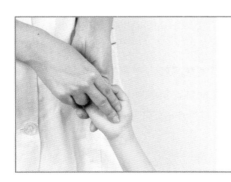

功效主治

具有清热、镇惊、利尿、明目的作用。主治目赤肿痛、口舌生疮、惊惕不安、惊风抽搐等。

掐按少商

清热泻火治肺热

少商是肺经上最后一个穴，在拇指上，是肺经的经气传入大肠经的起始处。少商善清肺泻火，驱邪外出，可治疗外感风热郁遏肺经之咳喘、郁遏鼻、咽喉肿痛、鼻出血。

位置

位于拇指末节桡侧，距指甲角 0.1 寸（指寸）。

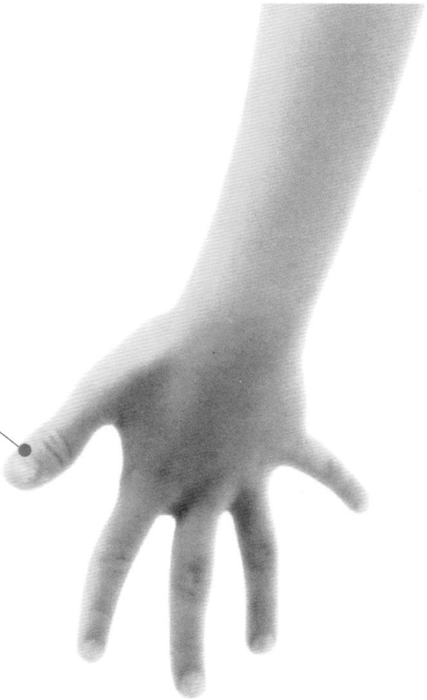

按摩 一手持患儿的手，掌心向上，用另一手拇指指甲掐按少商穴，称为掐少商，掐3～5次。用相同手法操作另一侧少商穴。

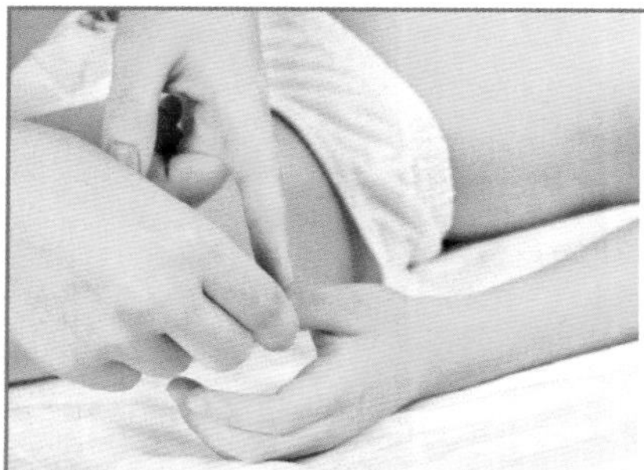

功效主治

具有清热利咽、开窍的作用。主治肺系疾病，如喉肿、喉痛、气喘等，也可治疗心烦不安等。

运板门

健脾和胃治腹胀

板门常用于调理脾胃功能，是帮助小儿消积化食的要穴。用拇指指腹揉按孩子大鱼际，称为揉板门或运板门，是治疗小儿食积腹胀的常用手法。

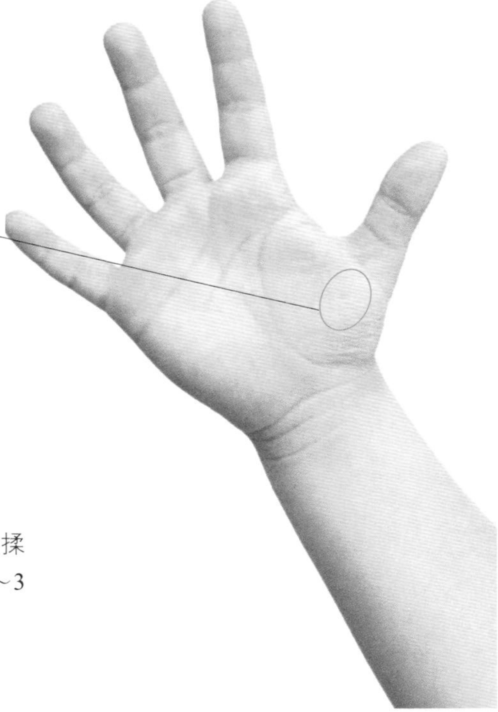

位置

位于手掌大鱼际表面（双手拇指近侧，在手掌肌肉隆起处）。

按摩 用拇指指端揉按小儿大鱼际，称为揉板门或运板门，操作100～300次，每天2～3次。

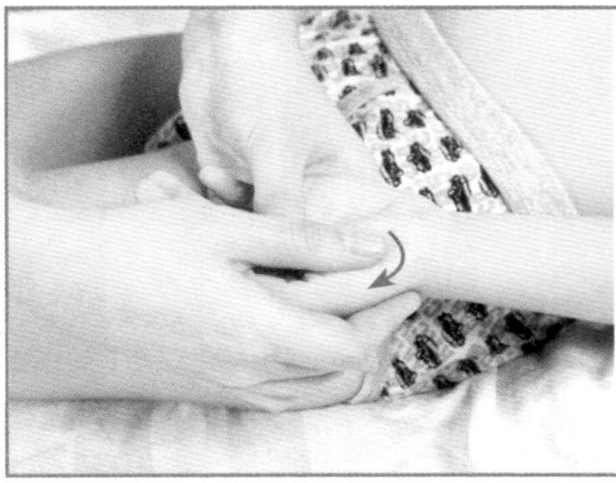

功效主治

具有健脾和胃、消食化积的作用。主治食积、腹胀、呕吐、泄泻、食欲缺乏、嗳气等。

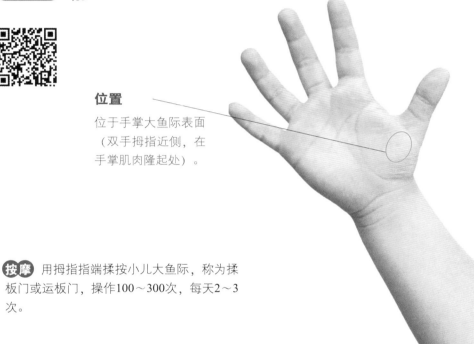

运外八卦

宽胸理气助散结

《针灸大成》所述：“外八卦，通一身之气血，开脏腑之秘结，穴络平和而荡荡也。”外八卦是通利脏腑的特效穴。运外八卦是治疗小儿胸闷气逆的常用手法。顺运外八卦，气是上升的，侧重于宽胸理气、行滞消食，可提升中气，所以对小儿腹泻、脱肛这种中气下陷的病症效果特别好。

位置

位于手背外劳宫周围，与内八卦相对处。

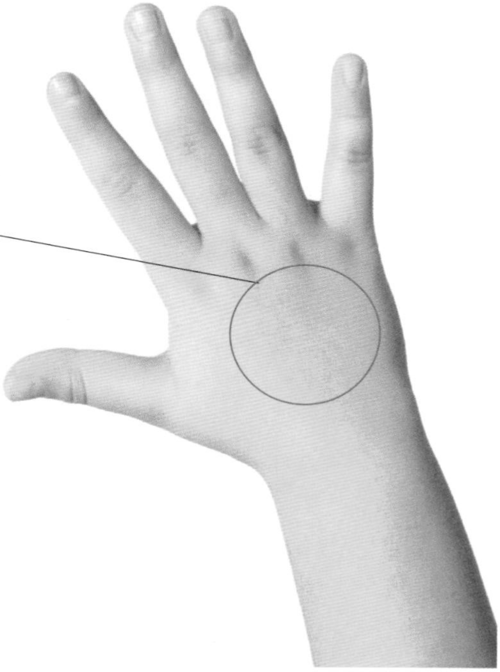

按摩 用拇指指尖做顺时针方向运，称顺运外八卦；用拇指指尖做逆时针方向运，则称逆运外八卦。各操作50～100次。

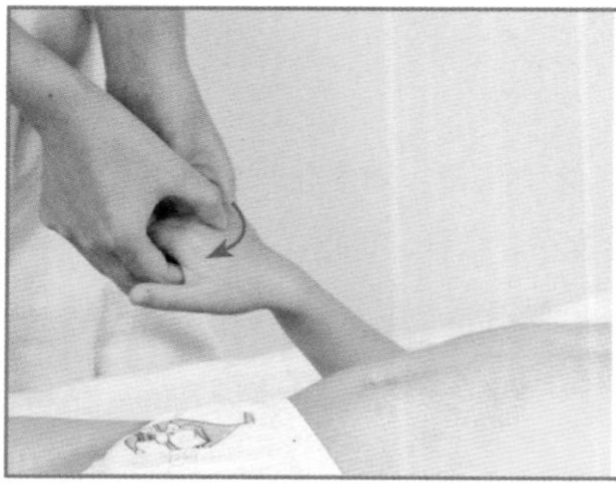

功效主治

具有宽胸理气、通滞散结的作用。主治胸闷、腹胀、便秘、咳喘等。逆运外八卦，气是下降的，侧重于止咳平喘，和胃降逆止呕。

揉按内关

宁心安神，理气镇痛

内关，内在之关要，擅长治疗内脏病。按揉内关是治疗小儿心神不宁的常用手法。内关穴为心包经之络穴，亦为八脉交会穴。内关穴对胸部、心脏部位以及胃部的止痛效果比较明显，可缓解小儿胸痛、呕吐等不适。

位置

位于前臂掌侧，腕横纹上 2 寸，掌长肌腱与桡侧腕屈肌腱之间。

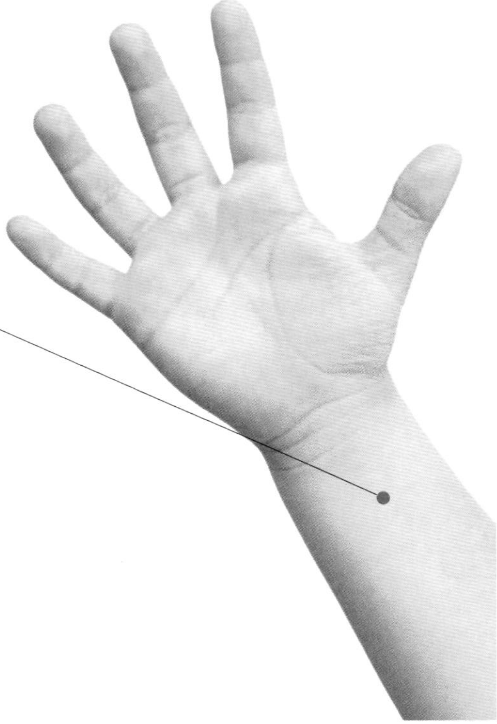

按摩 一手握小儿的手，掌心向上，用另一手拇指指端以顺时针方向揉按内关穴，力度适中，手法连贯，以有酸胀感为宜。推拿100～500次。

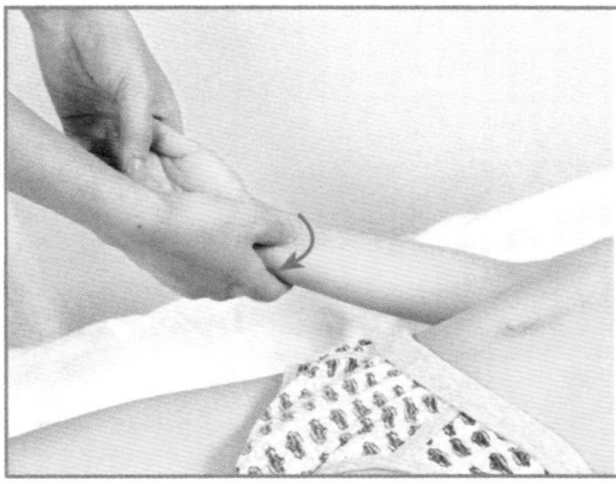

功效主治

具有宁心安神、通络理气，止痛的作用。主治小儿心痛、心悸、胸闷、胃痛、呕吐、上肢痹痛等。

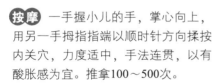

掐膊阳池

通便解表止头痛

膊阳池，是治疗大便秘结的特效穴。掐揉膊阳池是刺激小儿肠胃蠕动的常用手法。刺激膊阳池穴能宣通三焦气机，通调水道，使三焦腑气得通。肠腑自调，则便秘得愈，身轻如燕。本穴还可配伍相应穴位治疗风寒感冒初起的流清涕、鼻塞、头痛。

位置

位于前臂背侧，阳池与肘尖的连线上，腕背横纹上 3 寸，尺骨与桡骨间。

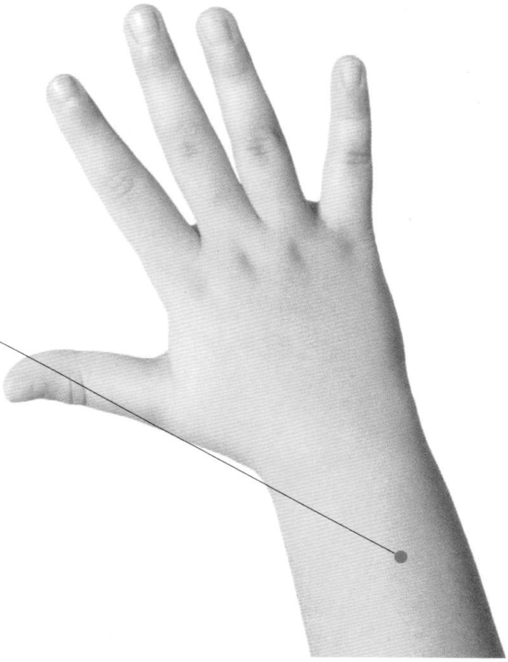

按摩 一手握小儿的手，掌心向下，用另一手拇指指甲重掐膊阳池；再用拇指指端以顺时针方向揉按此穴。常规推拿掐3～5次，揉100～500次。

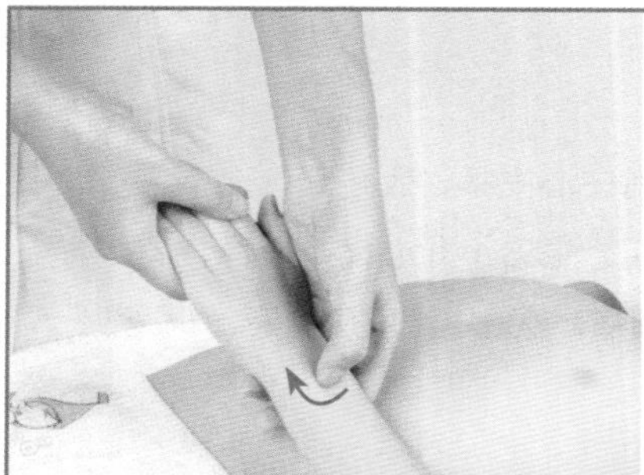

功效主治

具有解表利尿、调理肠道的作用。主治小儿感冒、头痛、大便秘结、小便赤涩等。

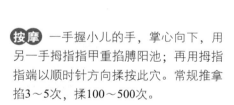

揉肾顶 固表止汗治汗多

肾顶，主治小儿自汗、盗汗症。揉肾顶是治疗小儿多汗的常用手法。多汗多为表虚不能固摄所致。

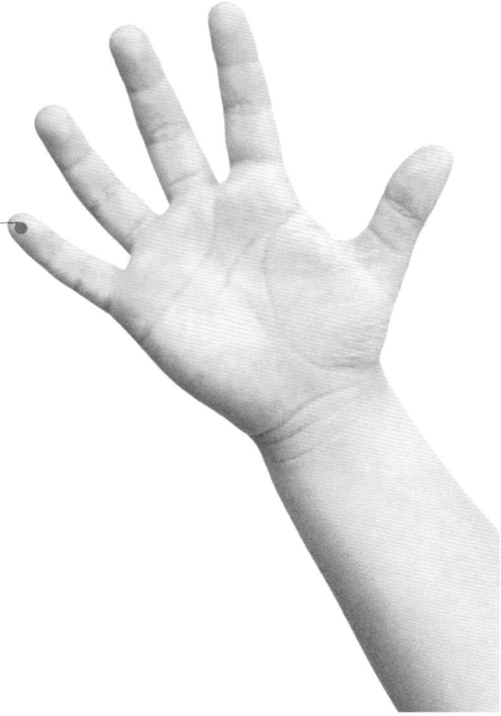

位置

位于小指顶端。

按摩 一手托住小儿手掌，掌心向上，用另一手拇指指端以顺时针方向按揉小儿小指顶端，称为揉肾顶，力度适中。常规推拿100～500次。

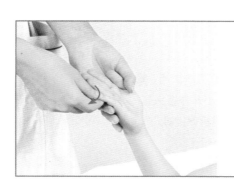

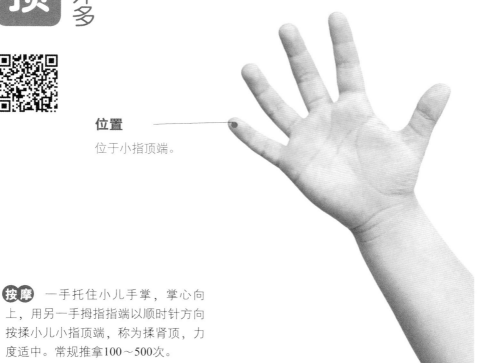

功效主治

具有固表止汗、收敛元气的作用。主治小儿自汗、盗汗或大汗淋漓不止等症。同时也可补肾壮骨，治肾虚骨弱、解烦等。

掐按合谷

清热止痛通经络

“头面合谷收”，合谷，主要用于治疗头面五官病症。合谷是治疗小儿感冒、牙痛的常用穴位。合谷穴长于清泻胃经郁热，疏解面齿风邪，通调头面经络，是治疗热病及头面五官各种疾病之要穴。具有解表祛风、调中止痛、通活经络之功，治疗各种头面五官疾病。

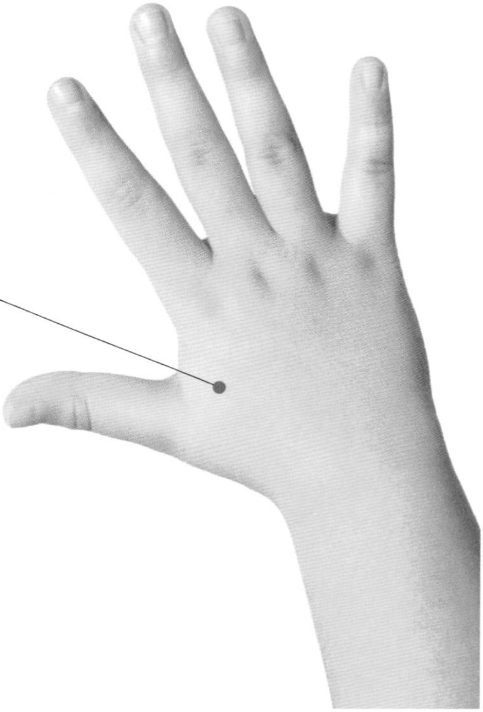

位置

位于手背第一、第二掌骨间，当第二掌骨桡侧的中点处。

按摩 一手握小儿的手，使其手掌侧置，桡侧在上，用另一手拇指指甲重掐合谷穴；再用拇指指端以顺时针方向按此穴。掐揉5～20次。

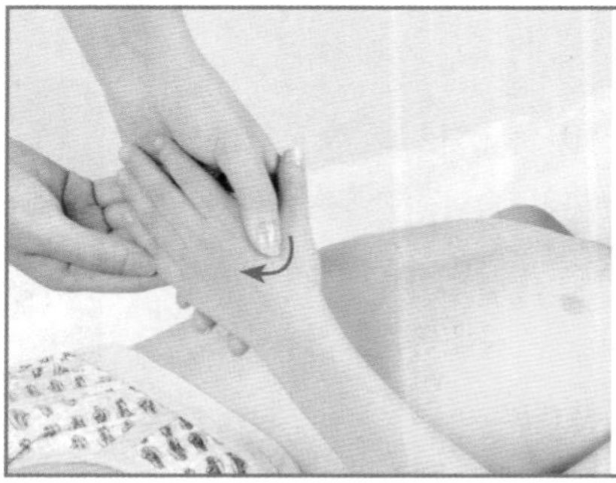

功效主治

具有清热止痛、通经活络的作用。主治小儿外感头痛、头晕、耳鸣、鼻炎、扁桃体炎等。

按压曲池

解表退热治感冒

曲池为气血汇合之处，有调理气血之功。按揉曲池是治疗小儿感冒的常用手法。当孩子体温过高时，会出现头痛、呕吐等症状，严重时甚至会发生惊风、抽搐等症状。刺激孩子曲池穴可解表退热，安定心神。

位置

位于肘横纹外侧端，屈肘时横纹外侧纹头与肱骨外上髁连线中点。

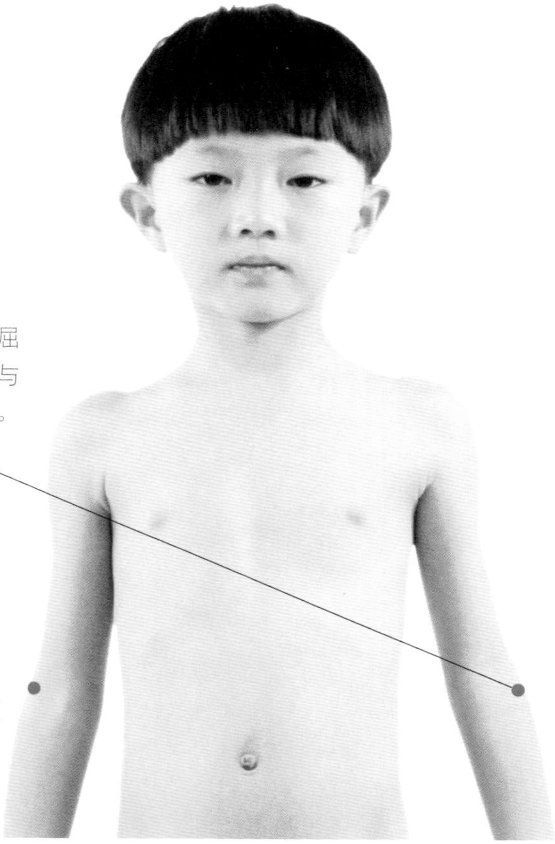

按摩 使小儿的手自然平放于身侧，用拇指指腹按压在小儿曲池穴上，以顺时针方向揉按，力度适中，手法连贯，以有酸胀感为宜。常规推拿100次。

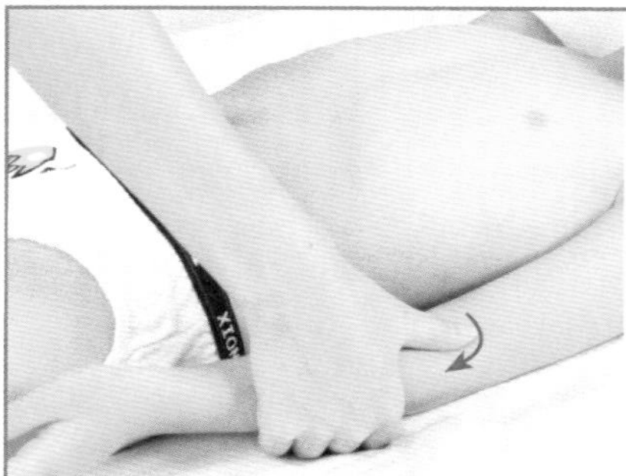

功效主治

具有解表、退热、利咽的作用。主治小儿风热感冒、咽喉肿痛、癫狂、咳喘等。

掐按十宣

急救穴位治昏厥

十宣是清热开窍醒神的特效穴。掐十宣是治疗小儿高热惊风的常用手法。十宣穴是一个十分常用的急救穴位。十宣疼痛明显，多提示有热性病，多为外邪引致或心神失养所致。

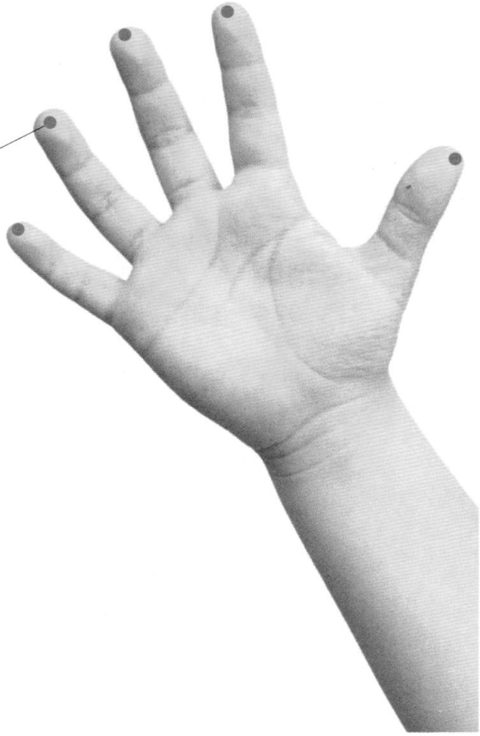

位置

位于手十指尖端，距指甲游离缘0.1寸(指寸)，左右共十穴。

按摩 一手托着小儿的手，使其指尖稍向上，用另一手拇指指甲依次从拇指掐至小指，昏厥醒后即止，称为“掐十宣”，手法连贯。掐3～5次。

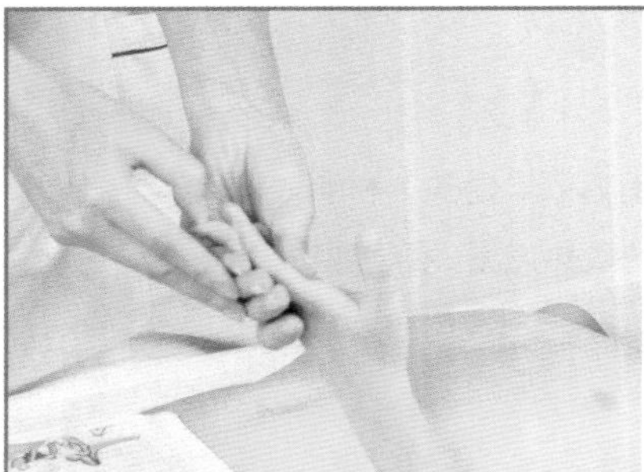

功效主治

具有醒神开窍的作用。主治小儿高热惊风、抽搐、烦躁不安、昏厥、癫痫等。

揉一窝风

温中行气止痹痛

一窝风为止腹痛要穴，常用于受寒、食积等原因引起的腹痛等症。按揉一窝风也是改善小儿关节痹痛的常用手法。孩子消化功能较成人弱，饮食稍不注意就容易出现腹痛。揉一窝风可与拿肚角、摩腹合用。

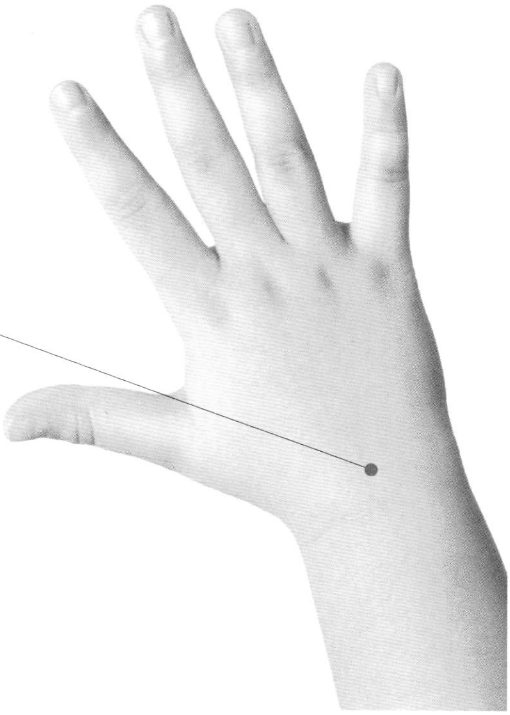

位置

位于手背腕横纹正中凹陷处。

按摩 一手握小儿的手，掌心向下，用另一手拇指指端以顺时针方向揉按一窝风穴。常规推拿100～300次。

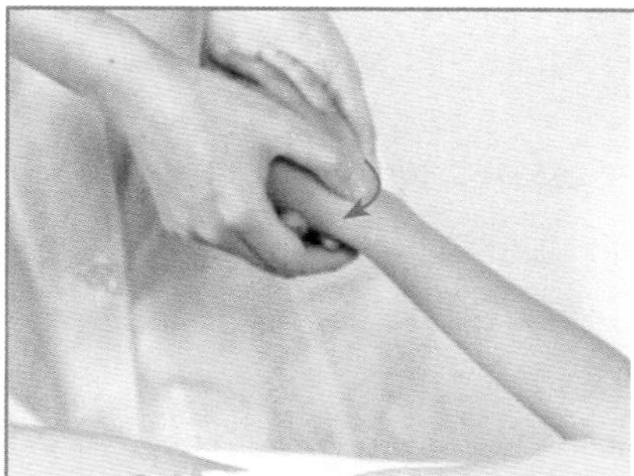

功效主治

具有温中行气、止痹痛、利关节的作用。主治由于受寒、食积等原因引起的腹痛、肠鸣、关节痹痛、感冒、惊风、昏厥等。

按揉足三里

健脾和胃治肠胃病

足三里是主治胃肠病症的常用穴。按揉足三里是治疗小儿各种肠胃病症的常用手法。中医有“合治内腑”之说，凡六腑之病皆可用之，而足三里是胃经合穴。足三里穴是所有穴位中最具养生保健价值的穴位之一，经常按摩该穴，可以增强小儿体质，加强抵御病邪的能力。

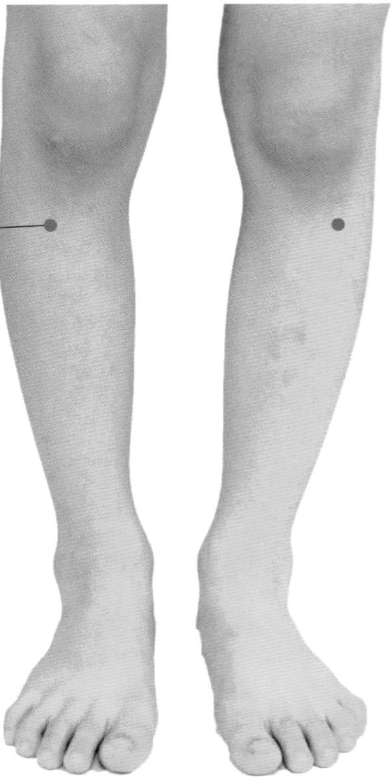

位置

位于小腿前外侧，在犊鼻下 3 寸，距胫骨前缘约一横指（中指）。

按摩 用拇指指腹用力按压足三里一下，然后以顺时针方向揉按三下，称一按三揉。一按三揉为1次，操作50～100次。用相同手法揉按另一侧足三里穴。

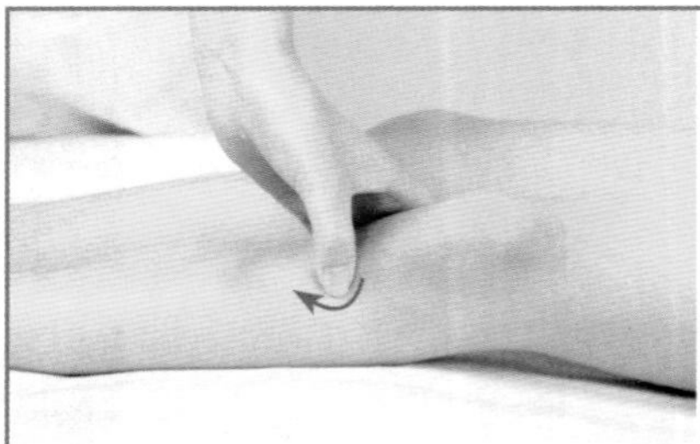

功效主治

具有健脾和胃、调中理气、导滞通络的作用。主治呕吐、腹泻、肠鸣、下肢痿痹、便秘、痢疾、疳积等。

按揉血海

活血化瘀，通经活络

血海，善清血热、活血化瘀、平肝息风。按揉血海是治疗小儿血热性皮肤病的常用手法。若此穴疼痛、瘙痒，或扪及小包块，要警惕皮肤病变，这多为热入血分所致。每天坚持推拿，能够治疗湿疹、荨麻疹、瘾疹、丹毒。

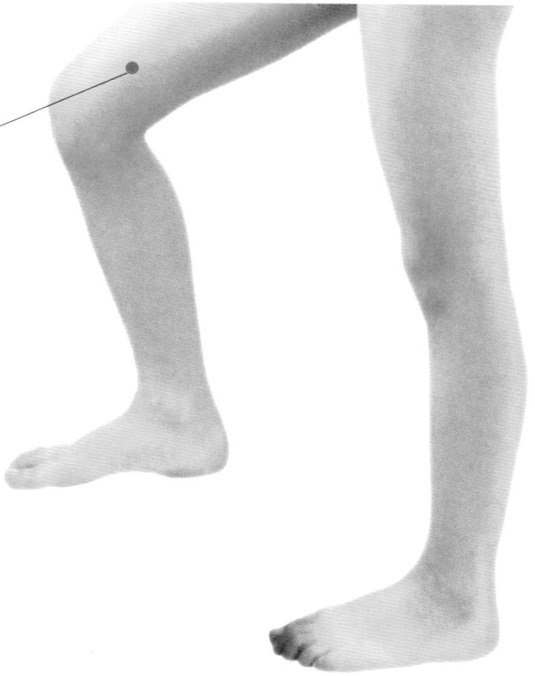

位置

屈膝，位于大腿内侧，髌底内侧端上 2 寸，当股四头肌内侧头的隆起处。

按摩 食指、中指、无名指和小指合并，与拇指一起拿捏血海穴，力度由轻至重，再由重至轻，以皮肤微微发热发红为度，手法连贯。常规操作3～5次。

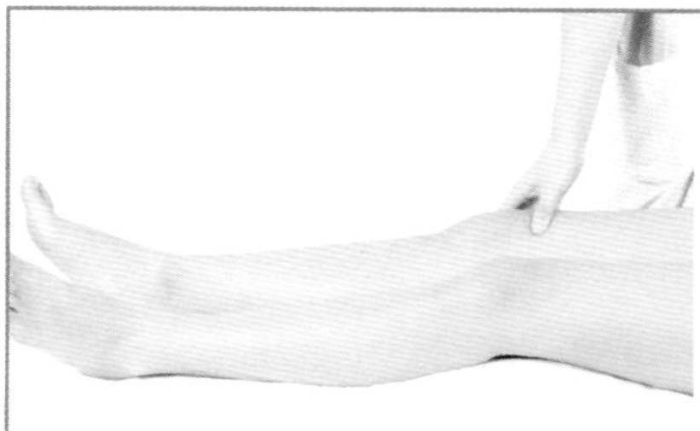

功效主治

具有清血热、祛风湿的作用。主治小儿湿疹、荨麻疹、膝痛等。

按揉委中

疏通经络，息风止痉

中医讲“腰背委中求”，指的就是推拿委中穴能够强化腰背力量，助人们消除腰酸背痛。按揉委中有舒筋通络、散瘀活血、息风止痉的作用。刺激小儿该穴可以治疗惊风抽搐，对一些下肢疾病也有缓解和治疗的作用。

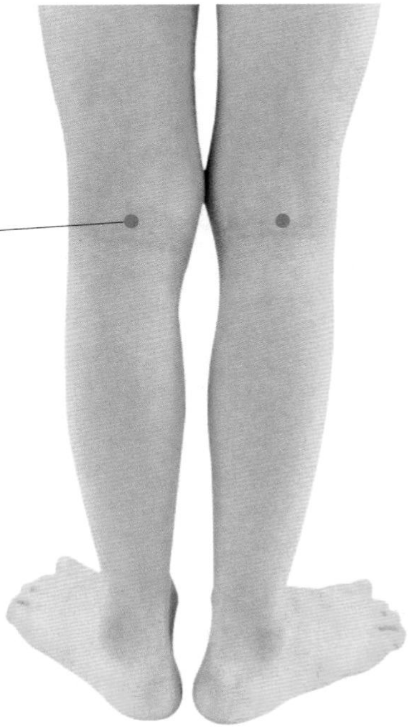

位置

位于腘横纹中点，股二头肌腱与半腱肌肌腱中间。

按摩 用拇指指腹点按在委中穴上，以顺时针方向揉按30～50次，力度由轻至重。

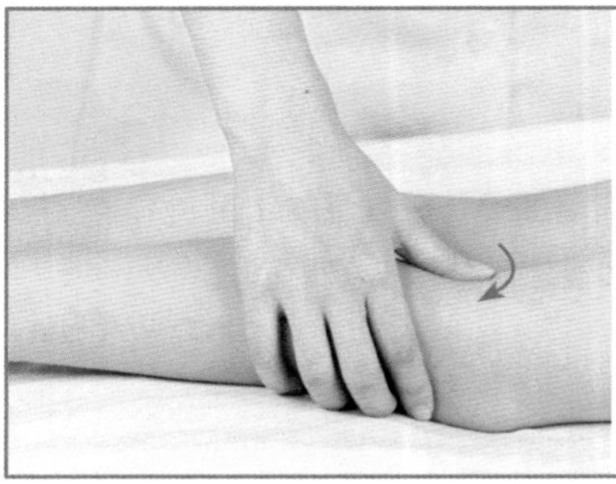

功效主治

具有疏通经络、息风止痉的作用。主治惊风、抽搐、下肢痿软无力、腹痛、急性吐泻、小便不利、遗尿等。

按揉涌泉

退热滋阴第一穴

俗话说：“若要小儿安，涌泉常温暖。”涌泉是足少阴肾经的常用腧穴之一，为肾经之井穴，急救穴之一，是肾经经水所出之处。此穴是人体重要穴位，刺激该穴能退热滋阴，使人精力充沛，对亚健康状态的缓解有很大帮助，常按此穴可让孩子越来越健康。

位置

蜷足时，位于足前部凹陷处，约当足底二三趾趾缝纹头端与足跟连线的前1/3与后2/3交点上。

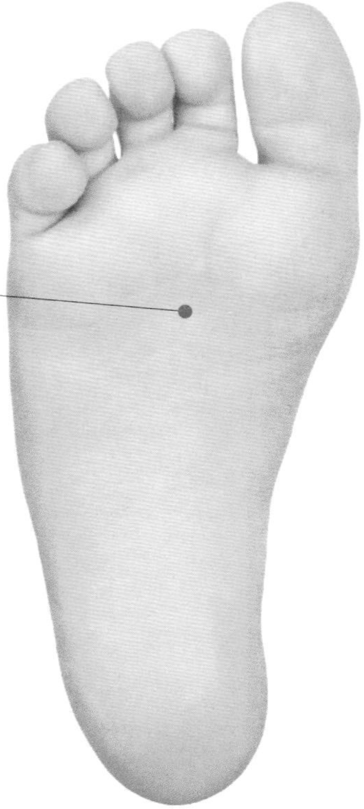

按摩 将拇指指腹按压在此穴上，以顺时针方向揉按30～50次。用相同手法操作另一侧涌泉穴。

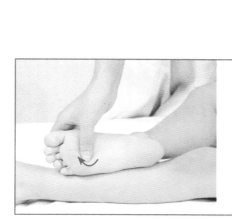

功效主治

具有滋阴、退热、引火归元、回阳救逆的作用。主治发热、呕吐、腹泻、头痛、休克、中暑、癫痫、目赤肿痛等。

按揉丰隆

化痰平喘和胃气

丰隆，为化痰祛湿之要穴。丰隆是足阳明胃经之络穴，别走于足太阴脾经，可同时治疗脾、胃二经上的疾患。小儿消化欠佳、恶心呕吐，刺激该穴能改善脾脏功能，调理身体的津液输布，使湿有所化，痰无所聚，痰湿问题迎刃而解。

位置

位于小腿前外侧，当外踝尖上 8 寸，条口穴外，距胫骨前缘二横指（中指）胫腓骨之间。

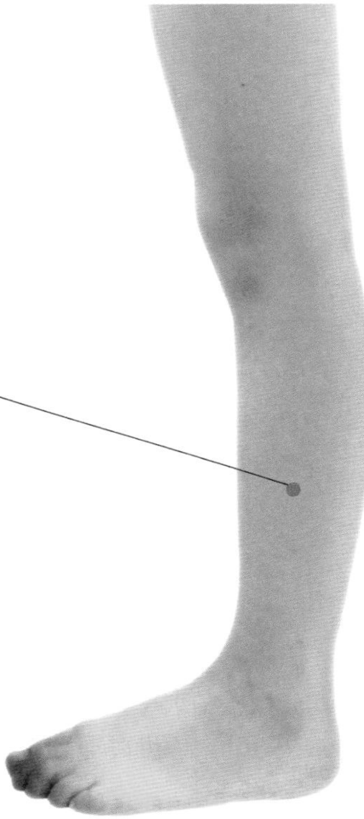

按摩 将拇指指腹按压在丰隆穴上，以顺时针方向揉按50～100次，再以逆时针方向揉按50～100次，以局部有酸胀感为宜。

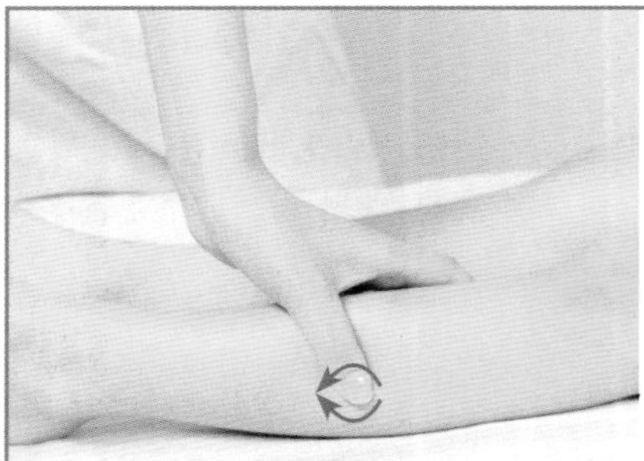

功效主治

具有化痰平喘、调理胃气的作用。主治头痛、眩晕、癫痫、痰多咳嗽、下肢痿痹、腹胀、便秘等。

第五章
家长当医生，宝宝小毛病一捏就好

从孕育宝宝的那一刻起，宝宝的健康就成为家长最关心的问题之一。如何提高宝宝抵抗力，让宝宝少生病成了家长之间交流最多的话题。宝宝生长发育的过程是一个不断探索的过程，本章就带领家长进一步学习各种常见小儿病症的防护及治疗的推拿手法。

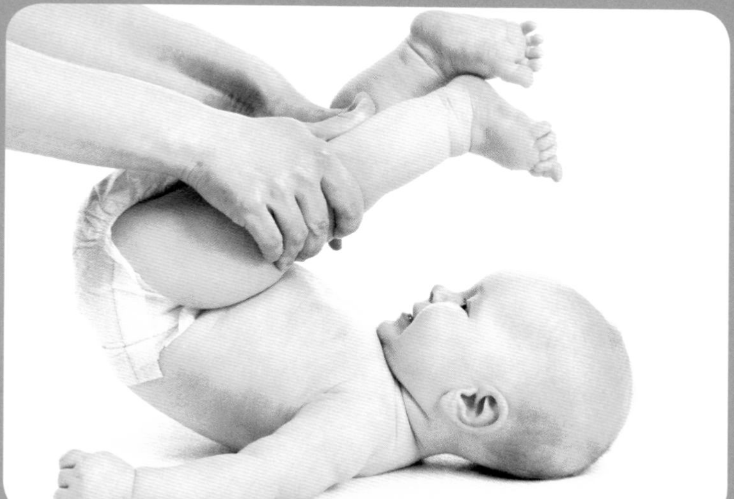

感冒发热

解表清热

妈妈有烦恼

我家孩子抵抗力很差，从几个月开始就爱感冒发热，现在孩子4岁了还那样，动不动就得输液，每次都很担心孩子的健康。请问怎样才能提高孩子的免疫力，让孩子少感冒？

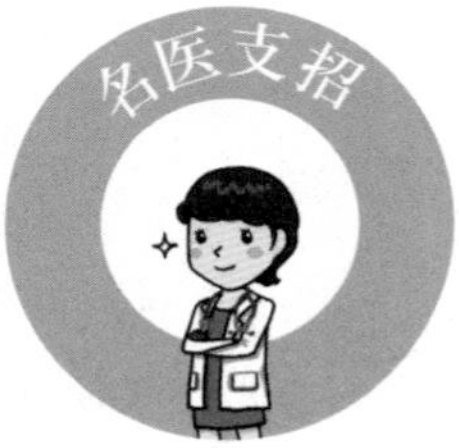

感冒发热是孩子最常见的疾病之一。由于体虚、抵抗力差，气温骤变时，孩子无法适应，邪气乘虚而入，导致感冒，从而引起一系列症状。发热为邪犯肺卫，可以用清热解表来解决。感冒发热起病急，病程短，属实证。

小儿推拿方法

1 清肺经

用拇指指端自小儿无名指尖向指根方向直推无名指末节螺纹面，常规推拿100～500次。

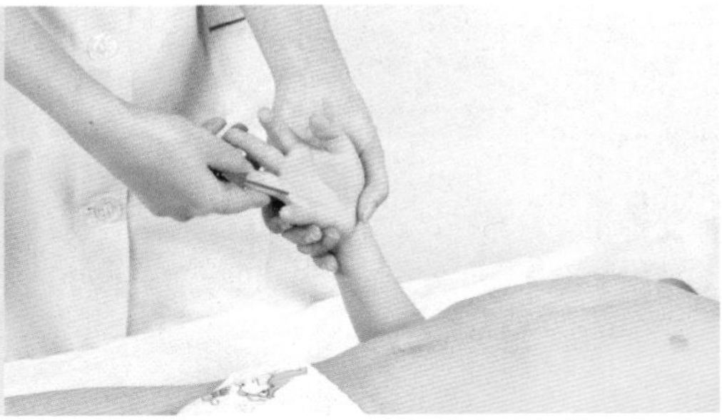

2 清天河水

用食指、中指指腹从孩子的手腕推向手肘，常规推拿100～500次。

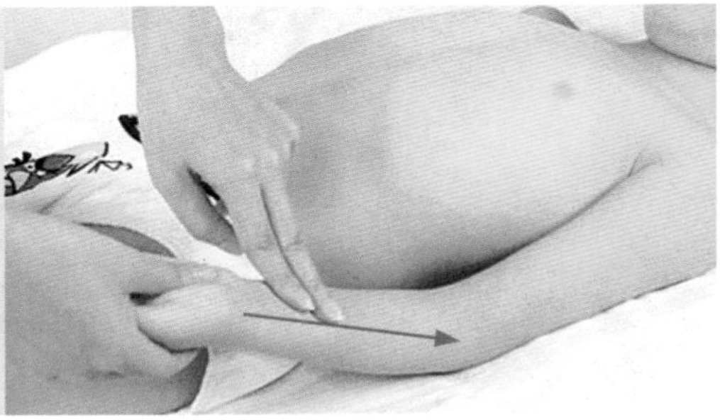

3 推七节骨

合并食指、中指，用两指指腹按压七节骨穴，先自上而下，再自下而上地来回推七节骨，可推100～300次。

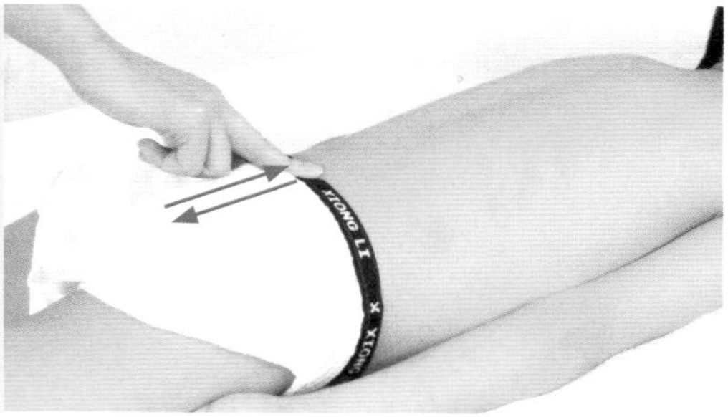

4 拿风池

用拇指、食指用力拿风池穴，有节奏地一收一放20次。

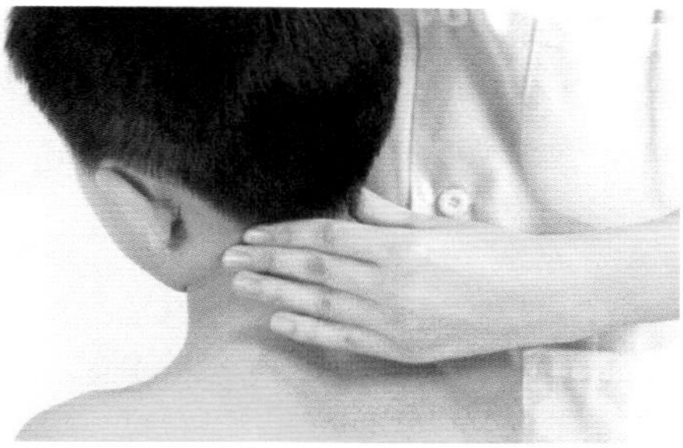

| 随症加减方 |

①外感风寒

揉外劳宫＋拿列缺＋推上三关

外感风寒，表现为感冒时怕冷、头身不适、咳嗽、流涕、打喷嚏、舌苔薄白等。

②外感风热

清肺经＋清天河水＋捏揉大椎

外感风热，表现为发热汗出、咽喉肿痛、口渴、舌质红等。

| 辅助疗法 |

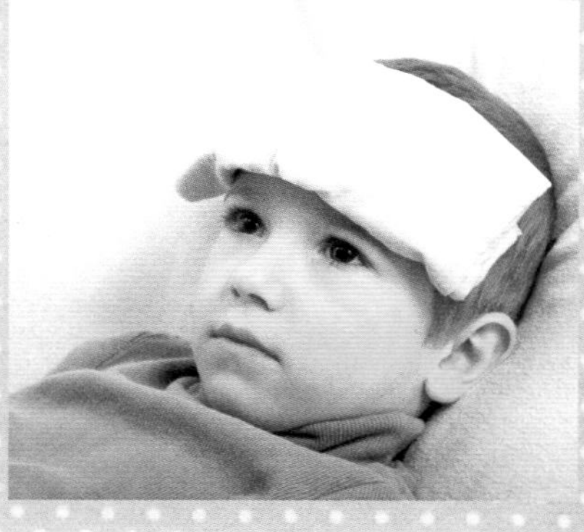

温水擦浴

材料：热水适量，毛巾一条

操作方法：①将毛巾浸入热水中，全部打湿，然后拧干。②用热毛巾擦拭大血管分布的地方，如前额、颈部、腋窝、腹股沟及大腿根部，这样能达到降温的效果。有条件者可用毛巾包裹冰块之类凉的东西敷在额头，也有一定效果。

食积发热

清胃肠热

妈妈有烦恼

宝宝昨晚开始发热，鼻梁发青，吃什么吐什么，今天吃了两顿消食药，拉了4次，大便闻着发酸，整个人瘦了一圈，吃的东西吐了一部分。请问我现在需要给她再吃点什么药吗？还有什么办法可以治疗小儿积食啊？

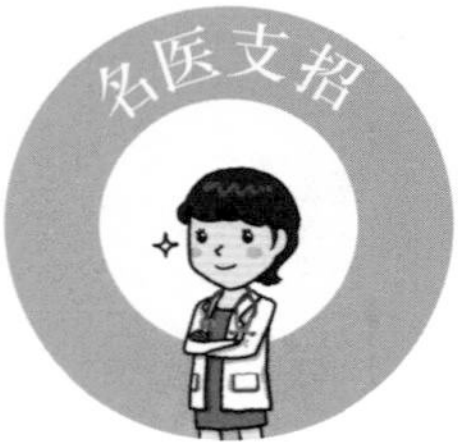

小儿饮食不知自节，而脾胃功能又较娇弱，多吃几口或吃了不易消化的东西，会使消化系统负荷太重，就容易产生积食。3岁以下的宝宝，积食不消，体内过热，表现为舌苔厚、口臭、唇红、小便黄、大便干燥或便秘。出现这种状况可采用推拿疗法消食化积。

小儿推拿方法

1 按揉中脘

将食指、中指并拢，用两指指腹以顺时针方向揉按中脘穴，力度适中，手法连贯，时间为1～2分钟，每分钟揉按150～200次。

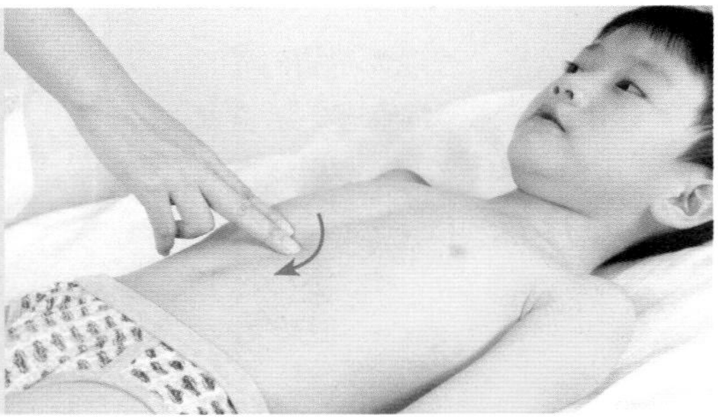

2 按揉气海

用食指、中指两指指腹以顺时针方向揉按气海穴，力度由轻至重，时间为1～2分钟，每分钟揉按150～200次。

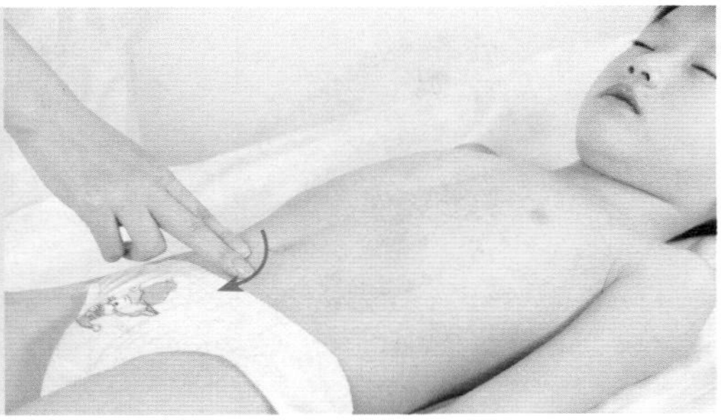

3

揉天枢

用拇指指腹揉天枢穴，力度由轻至重，手法连贯，时间为1～2分钟，每分钟揉按150～200次。

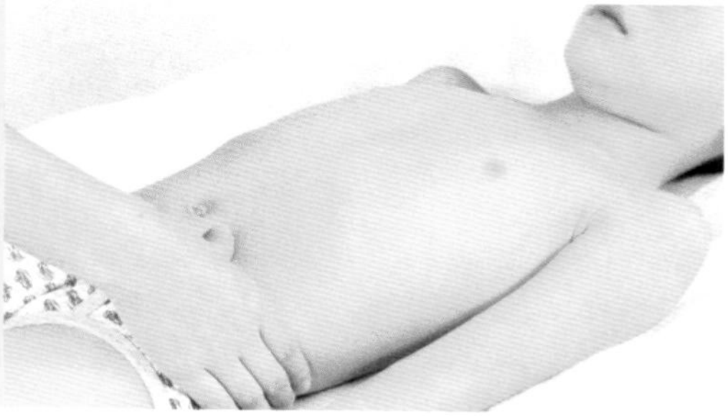

4

清大肠经

用拇指指腹从患儿虎口沿桡侧缘直推至食指尖，反复操作60～100次。

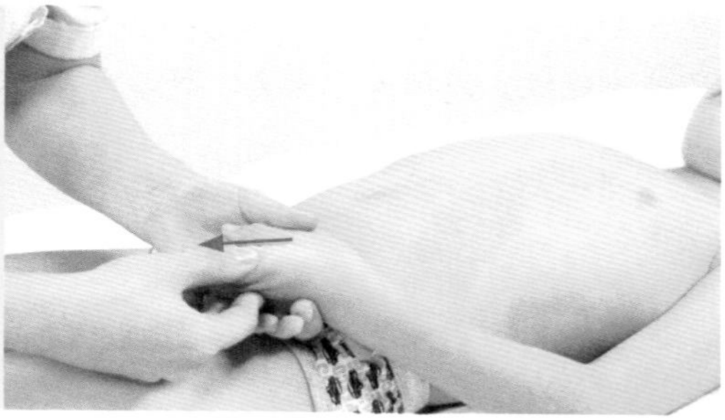

5

运内八卦

一手持小儿的手，另一手的食指、中指两指指腹按压在掌心上，自乾卦起至兑卦止，以顺时针方向运揉，称运内八卦，运100～500次。

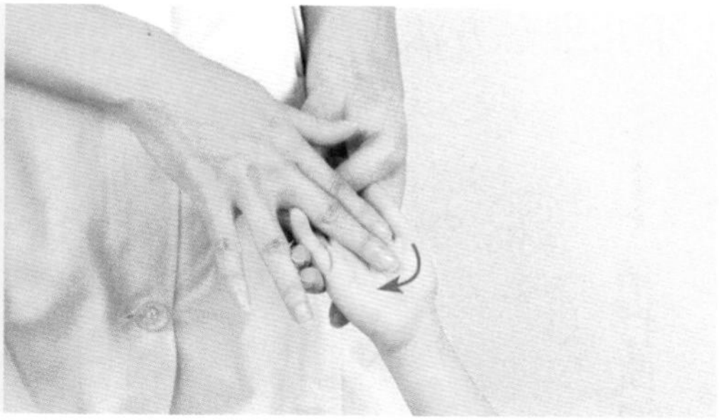

随症加减方

①积滞伤脾

揉中脘＋推四横纹

积滞伤脾，表现为乳食内停、积而不化、阻滞气机、蕴积化热等，进而损伤脾胃。

②气血两亏

推三关＋揉外劳宫

气血两亏，表现为面色淡白或萎黄、便溏、舌淡、苔薄白、脉细弱等。

发 热

止咳降体温

妈妈有烦恼

早上发现孩子发热，体温38.5℃，中午吃了退热药，晚上后半夜咳嗽有些加剧。第二天就医，大夫没让吃退热药，但是从医院回来量体温38.3℃，还伴有咳嗽。请问除了吃药，还有什么办法让孩子不再发热？

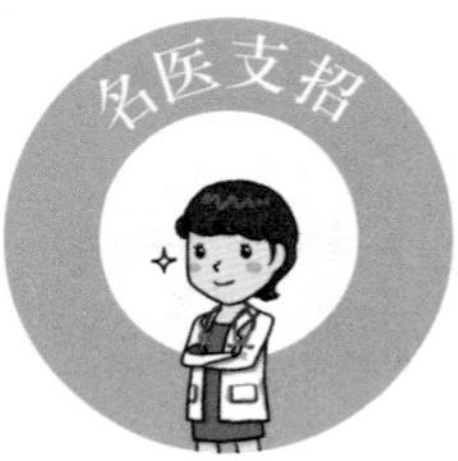

小儿发热是儿童许多疾病的一个共同病症。临床一般伴有面赤唇红、烦躁不安、大便干燥。当孩子发热时，即体温在37.3℃～39℃，可以采用推拿疗法退热。如果孩子出现高热，应及时就医。

小儿推拿方法

1 拍打曲池

搓热掌心，手掌呈中空状，有节奏地拍打曲池穴100～200次，力度适中。

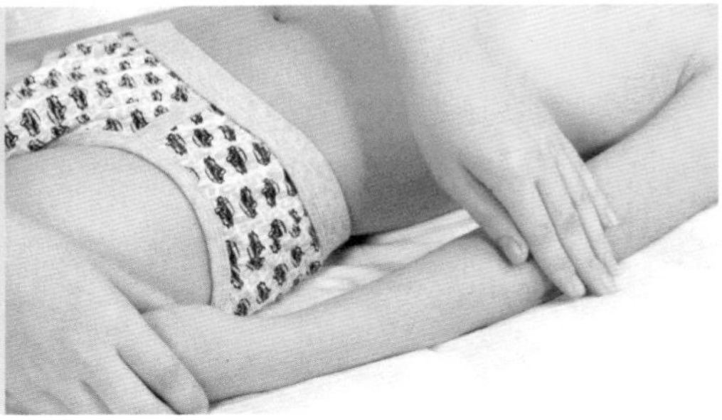

2 点揉合谷

用拇指指腹点揉合谷穴1～2分钟，力度由轻至重，手法连贯，次数为100～200次。

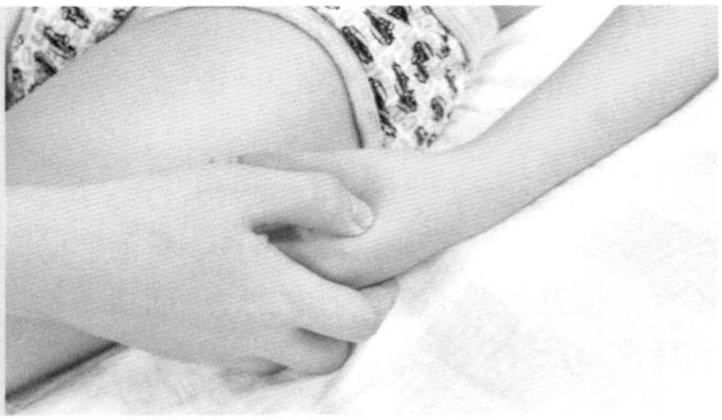

3 清天河水

将食指和中指并拢，用两指指腹自腕推至肘，快速推摩天河水，次数为300～500次。

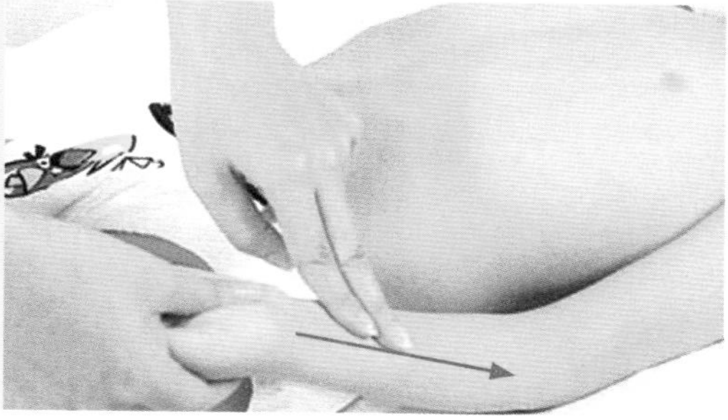

4 点揉风池

用拇指指腹点揉风池穴1～2分钟，力度由轻至重，手法连贯，次数为50～80次。

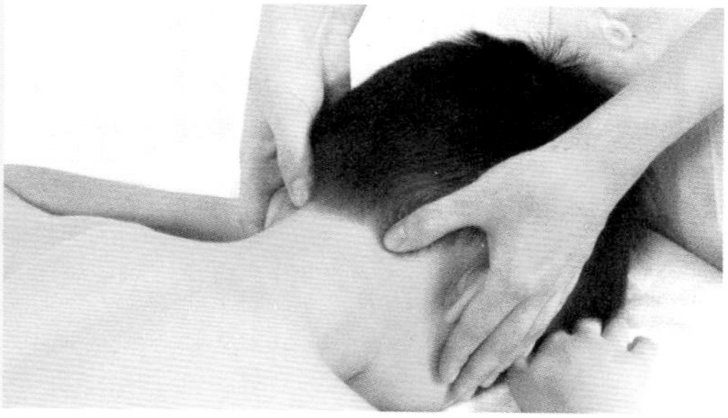

| 随症加减方 |

①外感发热

推三关 + 按揉劳宫

外感发热，表现为发热、恶寒、心烦、面赤、咳嗽等症状。

②阴虚内热

按揉肾顶

阴虚内热，表现为小儿身热、微恶风寒、心烦、舌红少苔、脉细数等。

| 辅助疗法 |

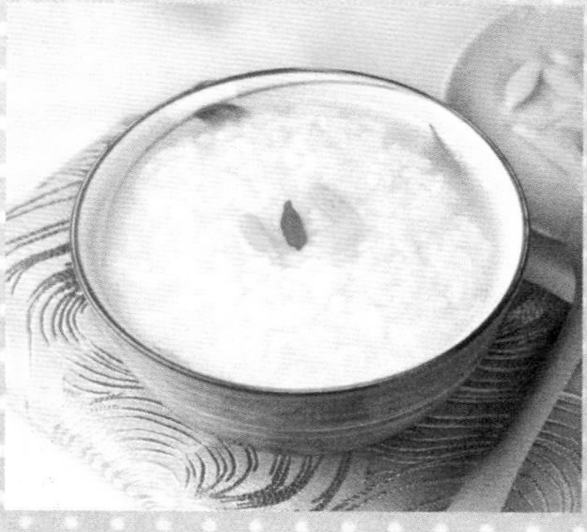

麦冬粥

材料：麦冬30克，粳米100克，姜片、冰糖各适量

做法：①将麦冬煎汤取汁备用。②将粳米、姜片入锅煮半熟，加入麦冬汁及适量冰糖，同煮成药粥，早晚服食。

低 热

益气养阴清热

妈妈有烦恼

孩子两周前突然发热，体温37.8℃，吃了小柴胡颗粒退热，后又服用小柴胡颗粒加香菜水两天，体温稳定在37.5℃左右。现在开始偶尔有清鼻涕，痰饮咳嗽，后面几天有黄脓鼻涕，请问还有什么办法能退热？

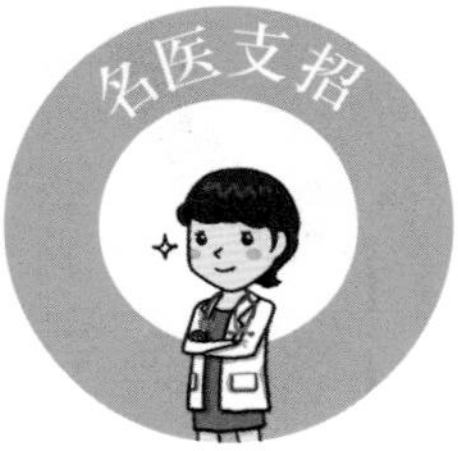

小儿低热是指体温波动于37.3℃～38℃。一般当孩子出现低热的症状后，可进行推拿治疗，若不能有效缓解，应及时就医治疗，以免贻误病情。

小儿推拿方法

1 清肺经

用拇指指腹由无名指指根推到指尖300～500次，反复操作，手法连贯。

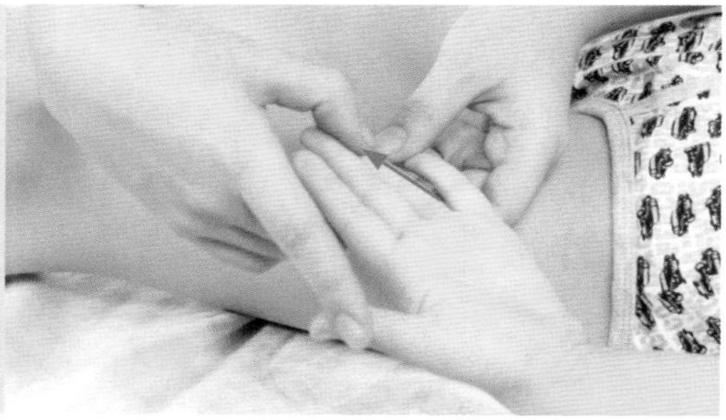

2 推六腑

食指和中指并拢，用指腹自肘向手的方向推摩六腑300～500次，手法连贯。

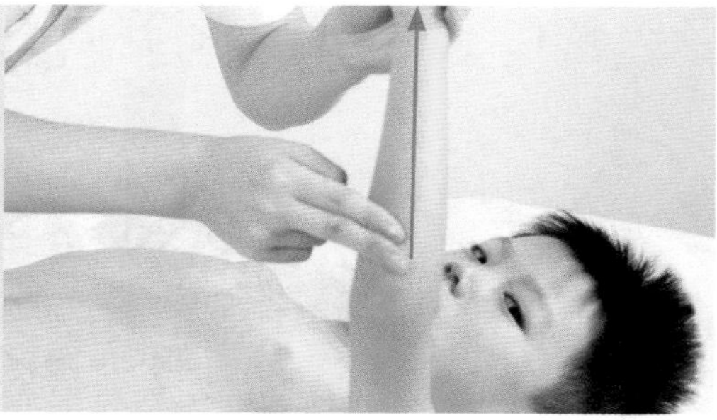

3 清天河水

将食指和中指并拢，用两指指腹自腕推至肘，快速推摩天河水，次数为300～500次。

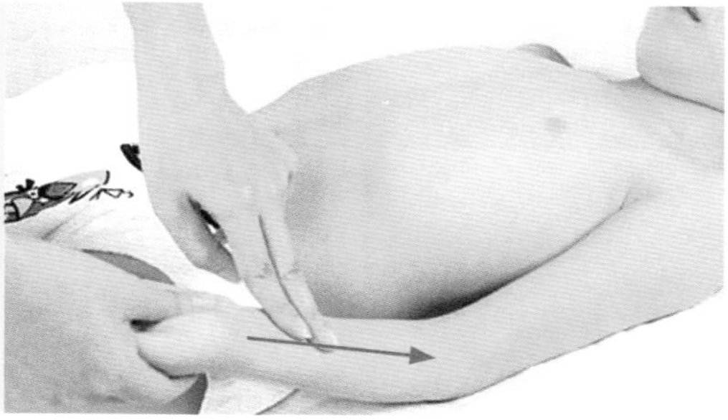

4 点揉合谷

用拇指指腹点揉合谷穴3～4分钟，力度由轻至重，手法连贯，次数为300～500次。

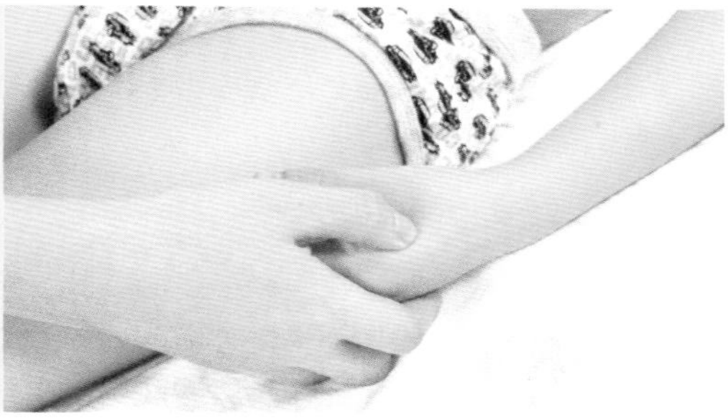

随症加减方

①食积发热

按揉内八卦

食积发热，表现为舌苔厚、口臭、唇红、小便黄、大便干燥或便秘等。

②外感发热

推三关＋按揉劳宫

外感发热，表现为发热、恶寒、心烦、面赤、咳嗽等症状。

辅助疗法

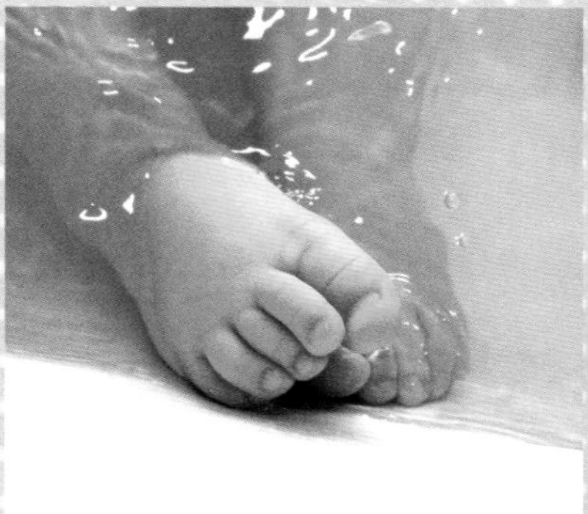

热水泡脚

材料：热水适量，足盆一个，毛巾一条

做法：①盆内倒入3000毫升热水，水温要略高于平时，温度在37℃～40℃。②轻轻抚搓孩子的两只小脚丫，力度以宝宝能适应为宜。

反复感冒
增强肺卫功能

妈妈有烦恼

发现孩子感冒之后，每次只是在门诊拿点儿药，喝几天便见好转，可是过一段时间又会感冒。如此反复已经3次了，请问有没有什么办法能够彻底治愈感冒？

大部分小儿感冒是以病毒感染为主，此外也可能是支原体或细菌感染。反复感冒说明孩子气虚，卫外不固，要注意多锻炼，可以用中药调理脾肺功能，也可以通过推拿疗法增强自身免疫力。

小儿推拿方法

1 开天门

用双手拇指交替推摩小儿天门穴，从两眉中间往上推至前发际处，次数为150～300次。

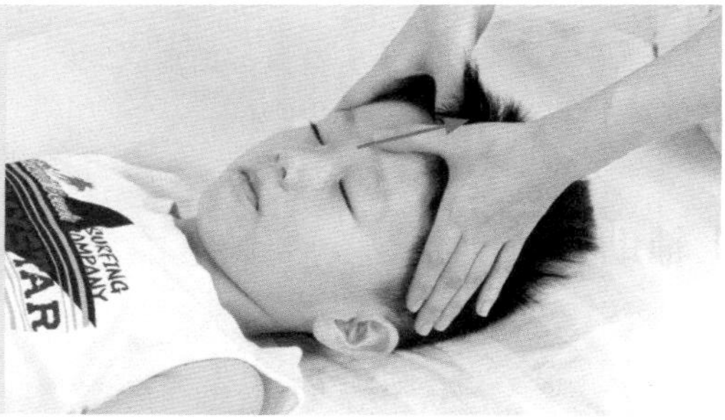

2 分推坎宫

用双手拇指快速从眉心推至眉梢，称为分推坎宫穴，力度适中，手法连贯，次数为150～300次。

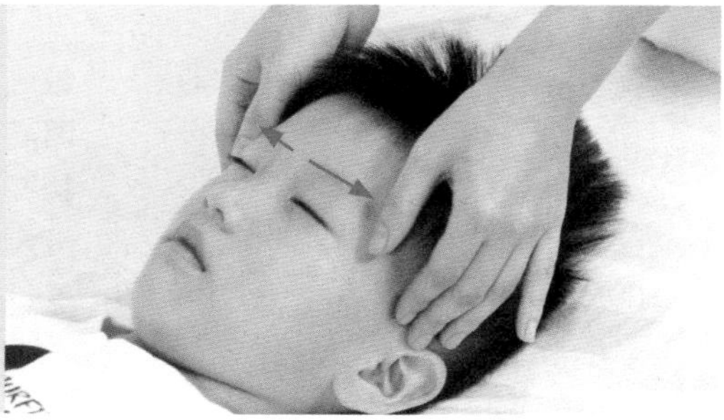

3 推三关

将食指和中指并拢，用两指指腹沿着小儿前臂桡侧，自腕部推向肘部，次数为300～500次。

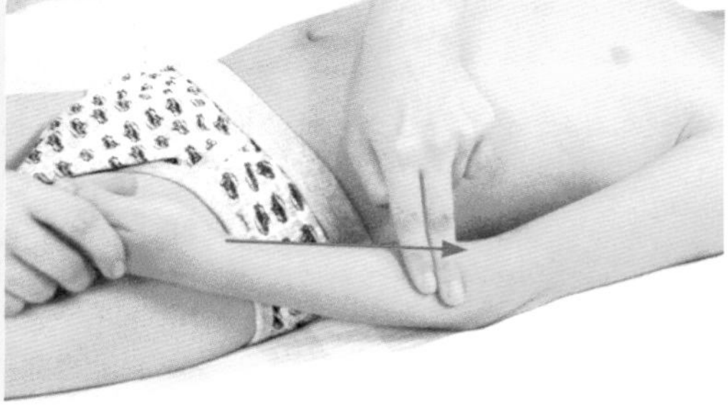

4 补肺经

用食指指腹自无名指指端向指根方向直推，力度适中，次数为300～500次。

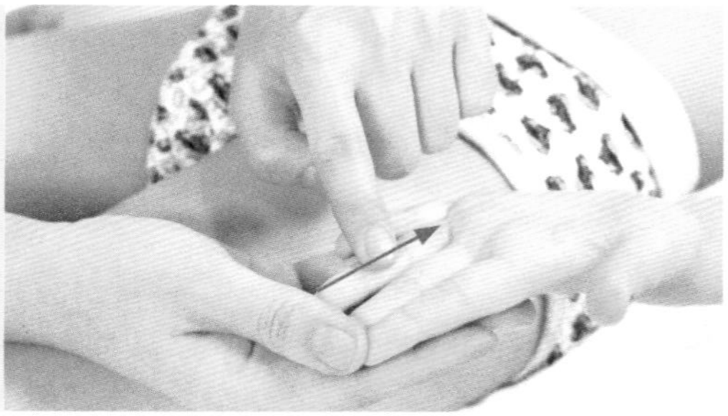

| 随症加减方 |

①头痛

按揉太阳 + 按揉合谷

发热头痛、食欲缺乏、恶寒、无精打采、嗜睡等。

②咳嗽

揉曲池 + 按大椎 + 推六腑

咳嗽痰多、发热，可见扁桃体肿大。

| 辅助疗法 |

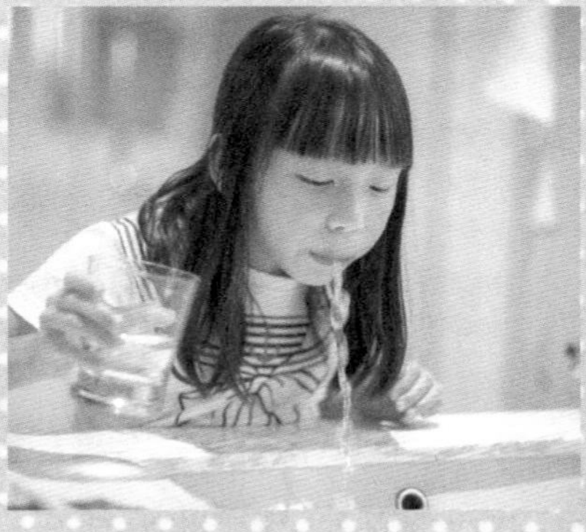

淡盐水漱口

材料：盐 2 克，温开水适量

做法：①将盐溶于温开水中。②用淡盐水漱口，每天 6 ～ 8 次。漱口时，要让淡盐水在嘴里停留 1 ～ 3 分钟才能吐出。

感冒声音嘶哑

开声门

妈妈有烦恼

孩子的感冒是从上个星期开始的，开始是流鼻涕，过了几天就开始咳嗽。后来去医院检查，吃了一些感冒药。再过了几天，孩子说不出话来，声音嘶哑，请问用什么方法可以改善呢？

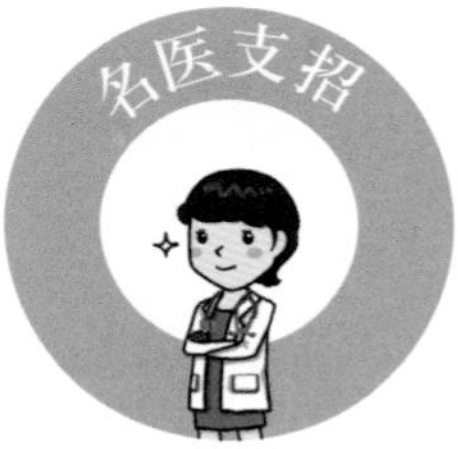

声音嘶哑是慢性喉炎的一个主要症状，有的小儿因鼻塞、扁桃体肥大、腺样体肥大或经常张口呼吸使咽喉黏膜干燥；反复咳嗽增加喉肌疲劳，声音嘶哑；大多数小儿是因为用嗓过多，大声喊叫、爱哭、唱歌等导致声音嘶哑。这些情况都可以尝试用推拿治疗感冒声音嘶哑的症状。

| 小儿推拿方法 |

1 揉按中府

用拇指指腹匀速回旋按揉中府穴2～3分钟，力度由轻渐重。常规操作300～500次。

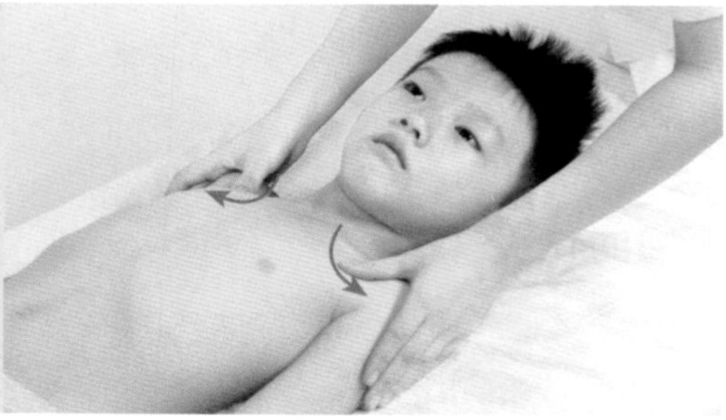

2 清肺经

用拇指指腹由宝宝无名指指根到指尖直线推摩。常规操作300～500次。

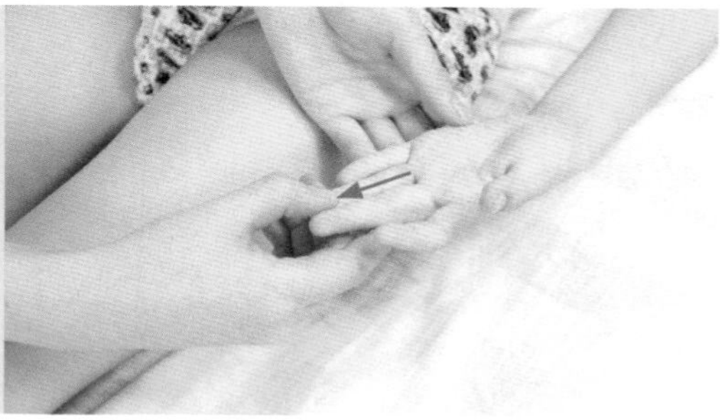

3

揉风池

用拇指指腹稍用力旋转按揉风池穴2～3分钟，力度适中。常规操作300～500次。

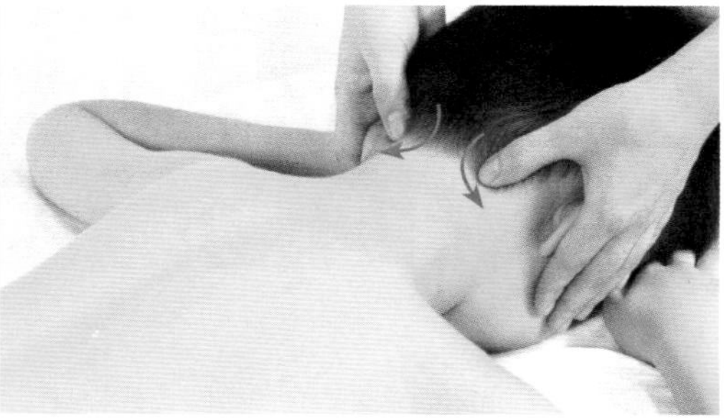

4

揉膻中

用拇指指腹稍用力旋转按揉膻中穴2～3分钟，以胸部憋闷感减轻为宜。常规操作300～500次。

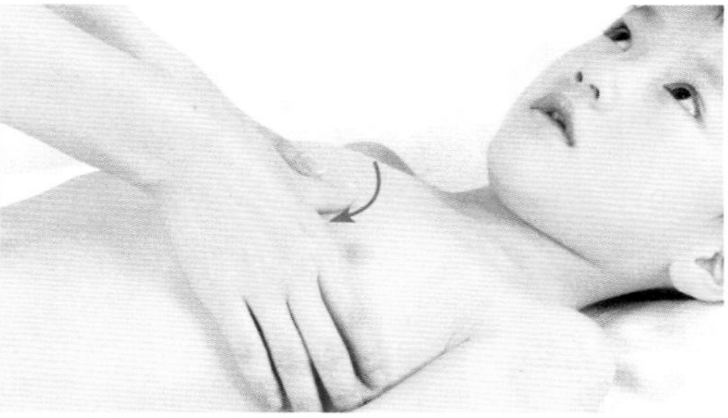

随症加减方

①风寒感冒

按揉内劳宫＋按揉合谷

风寒感冒，表现为发热轻、恶寒重、头痛、鼻塞等。

②风热感冒

揉曲池＋按大椎＋推六腑

风热感冒，表现为发热重、恶寒轻，检查可见扁桃体肿大、充血。

辅助疗法

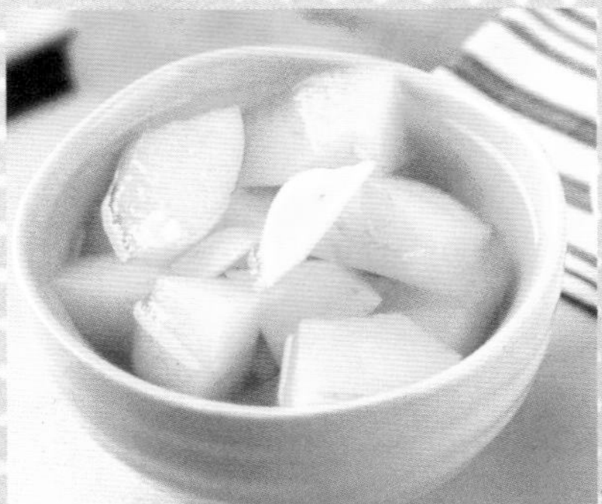

冰糖炖梨

材料：梨1个，冰糖10克

做法：①将新鲜的梨去皮，剖开去核。②加入适量冰糖，放入锅中隔水蒸软即可。

睡觉鼻塞
通畅鼻窍是关键

妈妈有烦恼

入冬以来，孩子一直鼻涕不断，睡觉经常鼻塞，用嘴呼吸，往往会因为无法用鼻子呼吸而晚上惊醒。孩子又太小不适合吃药，请问有无须吃药就能治愈的办法吗？

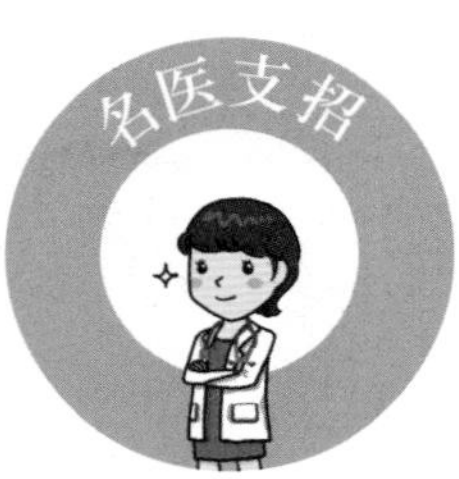

伤风鼻塞是由外感风邪引起，主要症状为鼻窍不通、流涕、喷嚏，甚至不闻香臭。孩子的鼻黏膜比较薄嫩，当生病或受到外物刺激时，容易造成鼻黏膜充血、水肿，产生分泌物。本病四时均可发生，尤以冬、春两季为多，病程较短，一般数日可愈。

小儿推拿方法

1 揉天心

用拇指指腹按住天心穴，以顺时针方向揉按2分钟，再以逆时针方向揉按2分钟，每日2次。

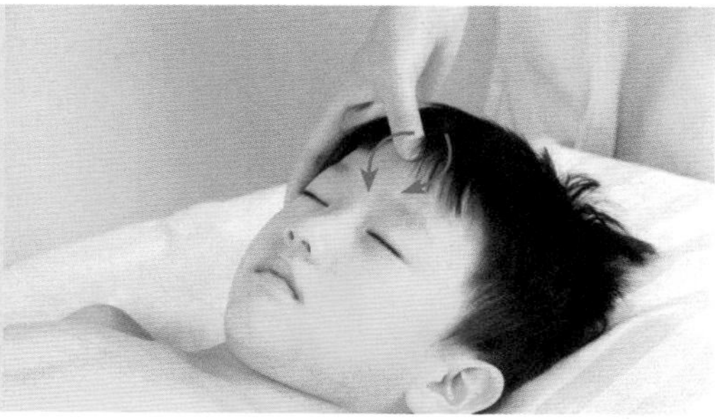

2 掐按印堂

用食指、中指的指腹点揉印堂穴12次，再用拇指指甲掐按印堂穴5次，以有酸胀感为宜。

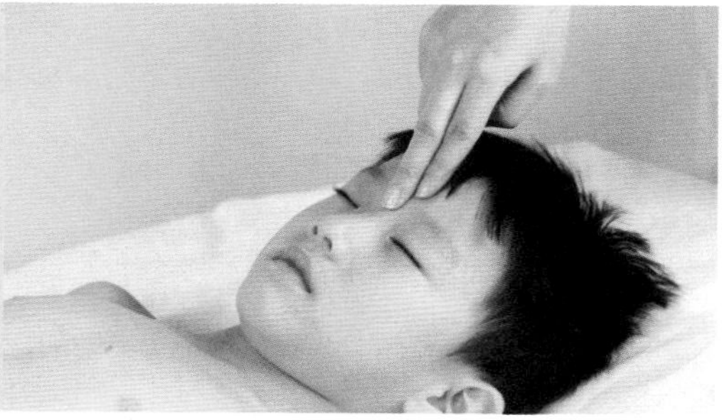

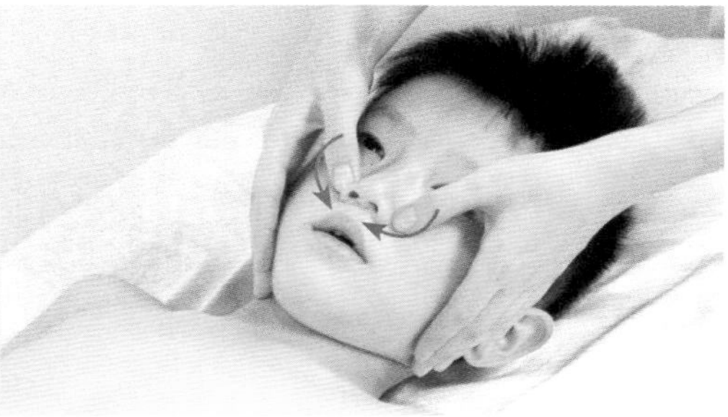

3 揉按迎香

将拇指指腹直接垂直按压在迎香穴上，以顺时针方向揉按1～3分钟，再以逆时针方向揉按1～3分钟，力度由轻至重，每天2次。

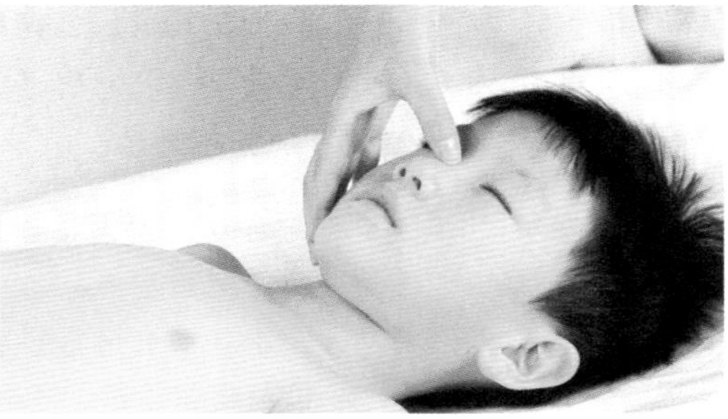

4 掐按延年

用一手拇指指尖掐按延年穴，掐按3～5次；再以两手拇指指腹自延年穴向两鼻翼分推30～50次。

随症加减方

①咳嗽痰多

按揉天突＋按揉丰隆

咳嗽痰多，表现为反复咳嗽、咳黄痰，伴有口干、便秘、苔薄黄或黄腻少津等。

②食欲缺乏

揉板门＋摩中脘＋按揉足三里

食欲缺乏，表现为食欲减退，以食量减少为主要症状，1～6岁小儿多见。

辅助疗法

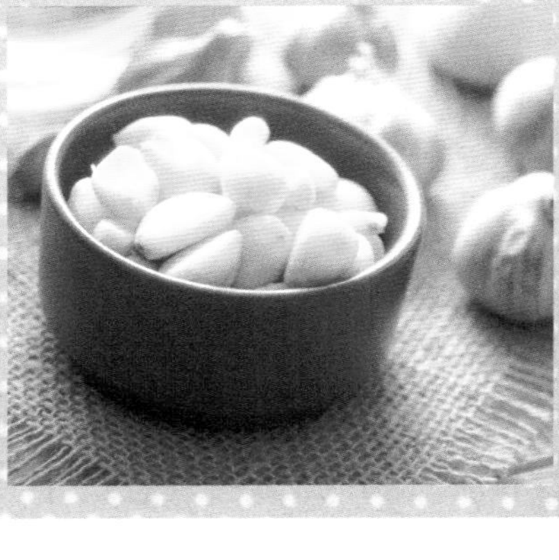

大蒜疗法

材料：大蒜1瓣，豆包布一条

做法：①将大蒜捣烂，用干净的豆包布包好。②挤压出蒜汁，每个鼻孔滴入两滴，再用手压几下鼻翼，使鼻孔内都能敷到蒜汁。

冻疮

温经散寒

妈妈有烦恼

最近孩子一睡觉耳朵就通红，稍微有点儿痒，观察发现耳朵变厚有小疙瘩，看了医生说是冻疮，用了膏药护理。担心冻疮还会复发，请问有什么有效的护理方式吗？

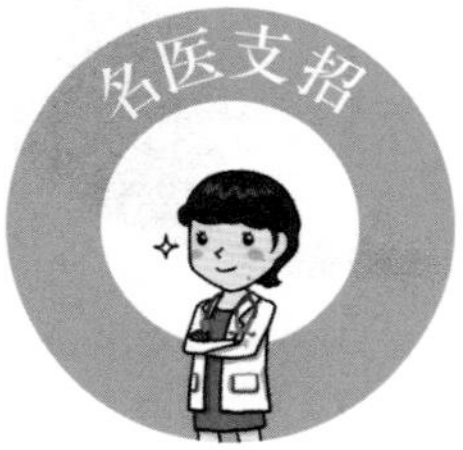

小儿冻疮是由于寒冷的天气刺激体表血管，使局部血液循环不良，造成瘀血而使局部组织损伤。小孩在冬季或立春季节最容易患冻疮，常见于手背、脚跟、耳郭等部位。皮肤暴露于寒冷、潮湿环境是产生冻疮的主要原因。

小儿推拿方法

1 揉按关元

搓热掌心，用手掌之力揉按关元穴3～4分钟，以发热为度。常规操作300～500次。

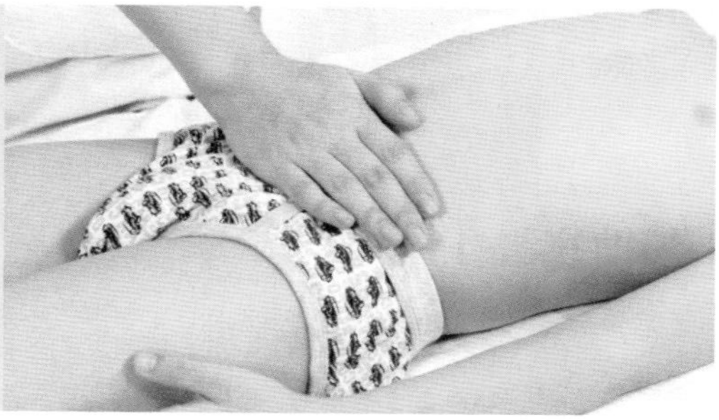

2 揉按外关

用拇指指腹揉按外关穴3～4分钟，以穴位处皮肤发红为度。常规操作300～500次。

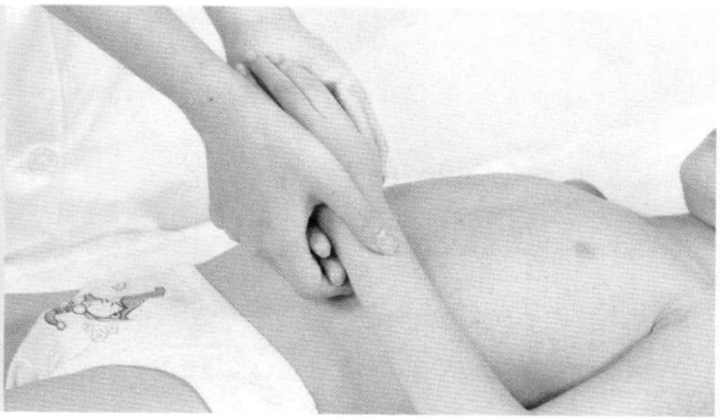

3 揉按合谷

用拇指指腹揉按合谷穴3～4分钟，以局部皮肤发红为度。常规操作300～500次。

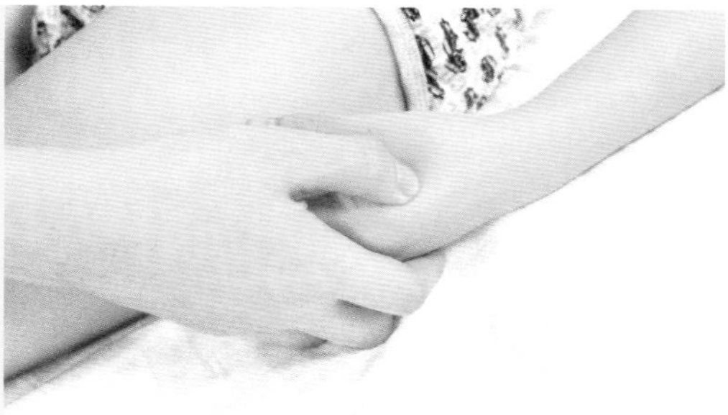

4 按压足三里

食指指腹按压足三里穴3～4分钟，以局部有酸胀感为宜。常规操作300～500次。

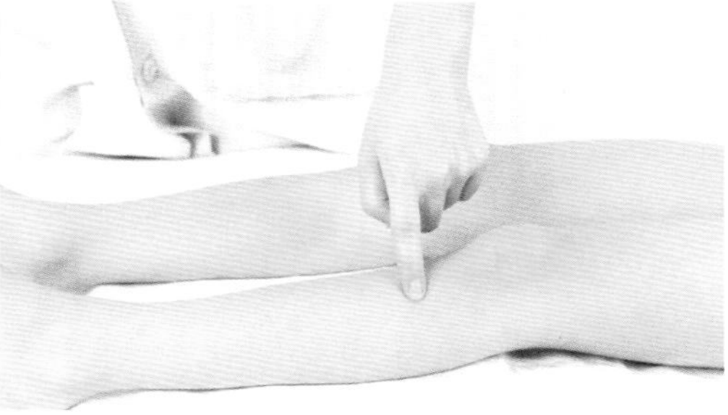

随症加减方

①面部冻疮

按揉颊车＋运太阳

面部冻疮，表现为两脸颊局部有小紫红色肿块或硬结，局部有肿胀、瘙痒之感。

②耳部冻疮

按揉翳风＋搓擦耳部

耳部冻疮，表现为耳部有小紫红色肿块或硬结，局部有肿胀、瘙痒等感觉。

辅助疗法

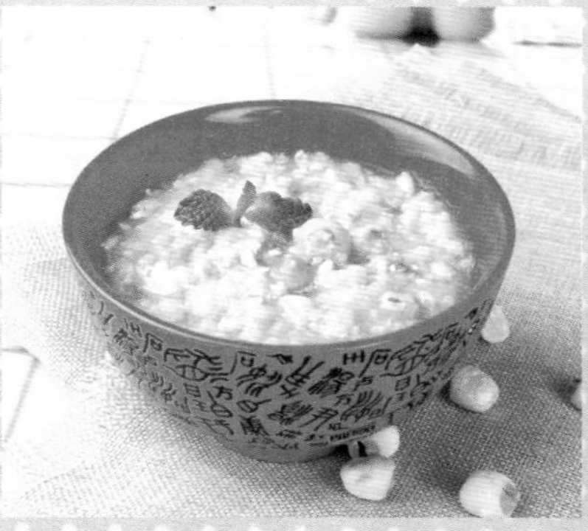

桂姜粥

材料：桂枝10克，干姜3克，莲子15克，糯米50克

做法：①先将糯米、莲子泡发，把桂枝、干姜洗净加水煎煮。②用熬好的汁液与糯米、莲子煮粥，早晚分次食用。

有痰咳不出
顺肺气是关键

妈妈有烦恼

我的孩子今年7岁，最近感冒经过治疗后已经好转，但仍然似有咽喉不适，时不时清嗓子，咽喉中似有痰，该如何治疗呢？

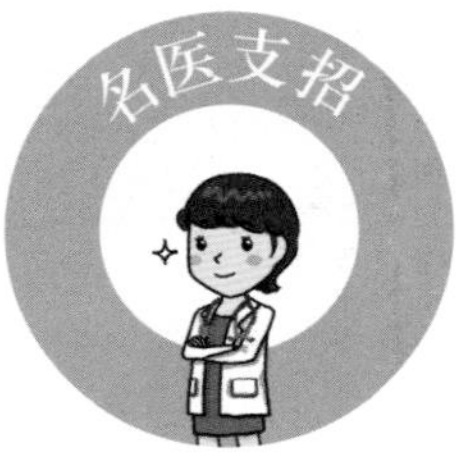

痰壅气阻之喉间痰鸣多因脾虚失运，水蓄成痰，脾为生痰之源，肺为贮痰之器，喉为肺气出入之门户。喉中痰鸣，由于痰涎壅盛，聚于喉间，气为痰阻所致，主要表现为呼吸时喉中鸣响，有痰咳不出。治疗此类症状可采取推拿疗法，简单推拿即可见效。

小儿推拿方法

1 点按涌泉

用拇指指腹点按涌泉穴3～4分钟，以局部有酸胀感为宜。常规操作300～500次。

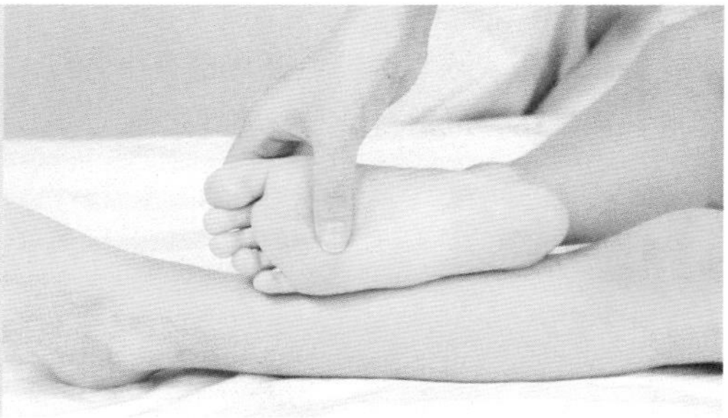

2 按揉天突

用拇指指腹按揉天突穴3～4分钟，以有酸胀感为宜。常规操作10～30次。

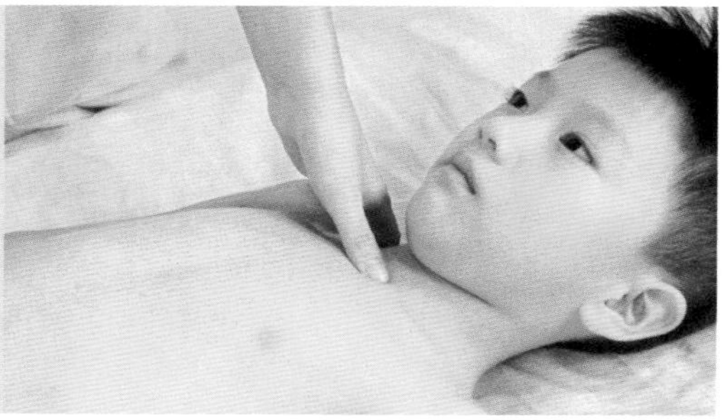

3 按揉中府

用拇指指腹分别按揉中府穴3～4分钟，以有酸胀感为宜。常规操作300～500次。

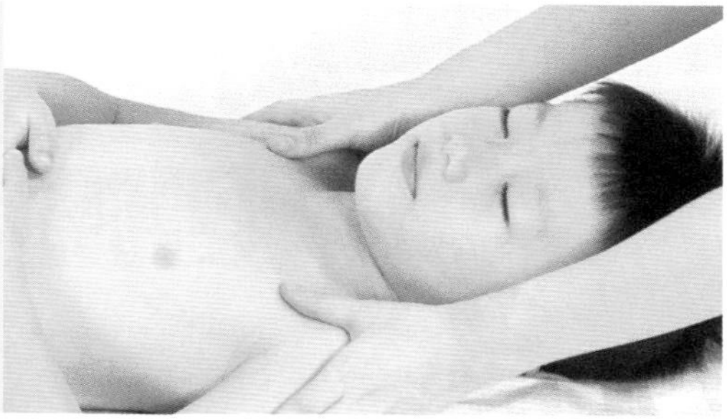

4 按揉肺俞

用拇指指腹分别按揉肺俞穴3～4分钟，力度适中。常规操作300～500次。

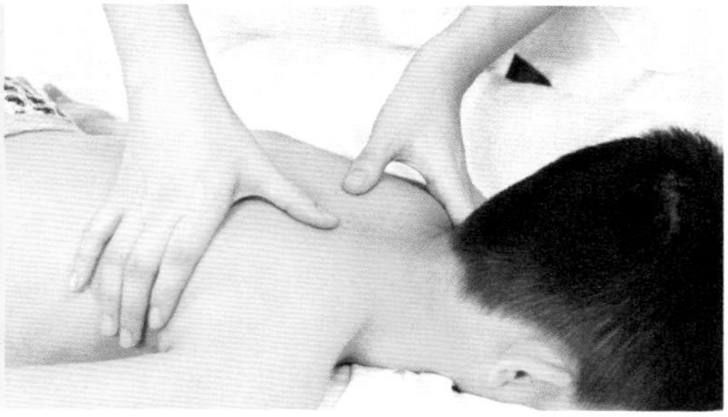

随症加减方

①热痰顿咳

推三关＋点按天突＋横擦胸部

热痰顿咳，表现为小儿阵发痉咳，停顿再咳，伴有回声，痰中带血等。

②脾肺气虚

补脾经＋补肺经＋按揉中脘

脾肺气虚，表现为患儿咳嗽渐轻，咳声无力，患儿多食欲缺乏、腹胀、腹泻等。

辅助疗法

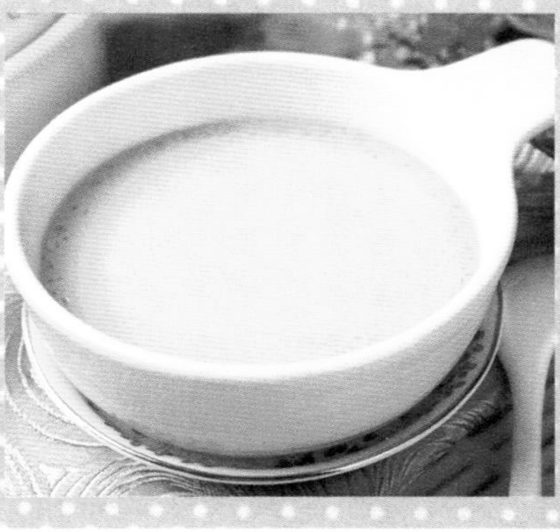

冰糖鸭蛋

材料：鸭蛋2个，冰糖50克

做法：①将冰糖溶化。②倒入鸭蛋液搅拌均匀，蒸熟即可。

小儿流涎

健脾益气

妈妈有烦恼

我女儿今年2岁半，身体没什么大毛病，就是每天不停流涎，而且不爱说话。在1岁左右的时候做过一次治疗，流涎停止了，但之后因为感冒，流涎又复发了，请问还有什么方法能让孩子停止流涎呢？

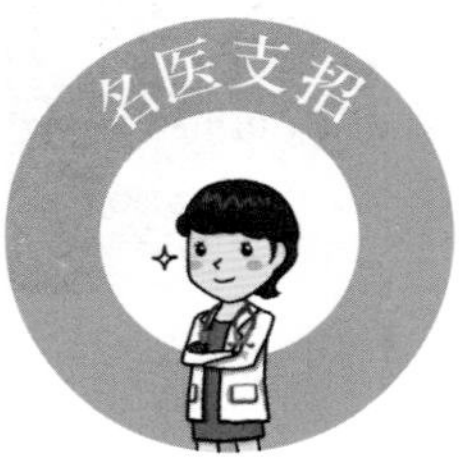

小儿流涎症，俗称“流口水”，表现为唾液增多。多见于1岁左右的婴儿，常发生在断奶前后，其原因有生理和病理两种。病理因素常见于口腔和咽部黏膜炎症、面神经麻痹、脑炎后遗症等所致的唾液分泌过多、吞咽不利等。治疗本症还可以采取推拿治疗，不仅无副作用，且科学安全，对改善孩子流涎很有帮助。

小儿推拿方法

1 分推中脘

用拇指指腹自中脘穴向脐两旁分推30～50次，以有酸胀感为宜。

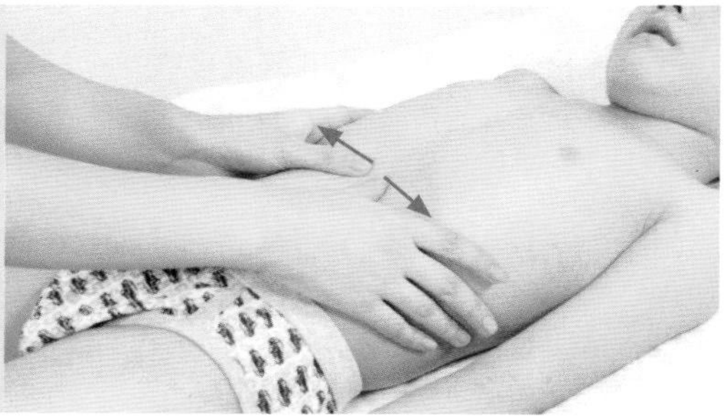

2 推脾经

用拇指指腹从患儿拇指指尖桡侧面向指根方向直推200次。

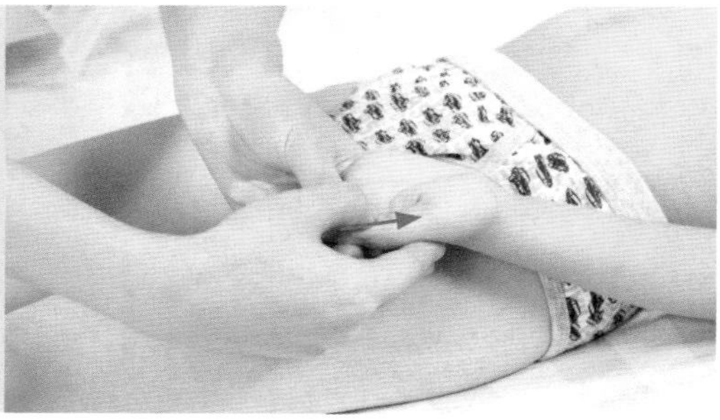

3 推三关

将食指、中指紧并，自腕推向肘，称为推三关。常规操作100次。

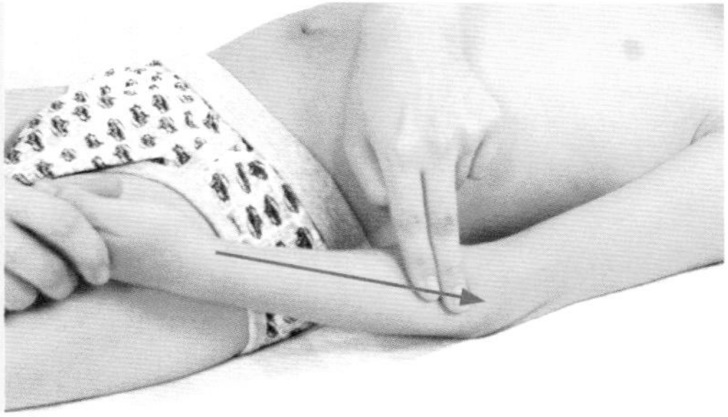

4 按揉承浆

用食指指腹以顺时针方向按揉承浆穴3～4分钟。常规操作300～500次。

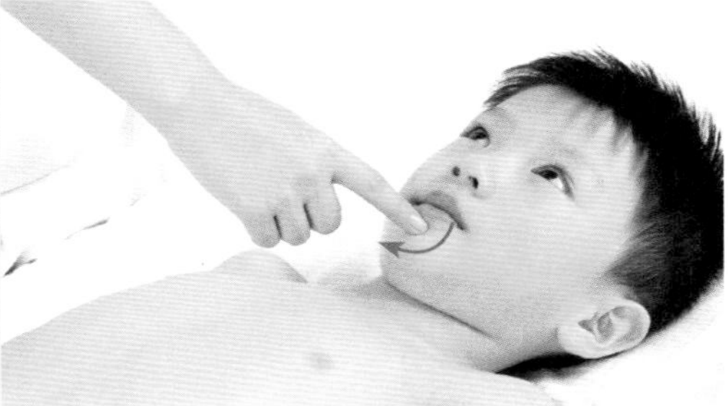

随症加减方

①脾气虚寒

揉外劳宫＋揉小天心

脾气虚寒，表现为大便溏薄、肢体倦怠、少气懒言、面色淡白、形体消瘦等。

②脾经蕴热

推六腑＋清天河水

脾经蕴热，表现为面色黄、头身发热、汗出热不解、小便不利、大便不爽等。

辅助疗法

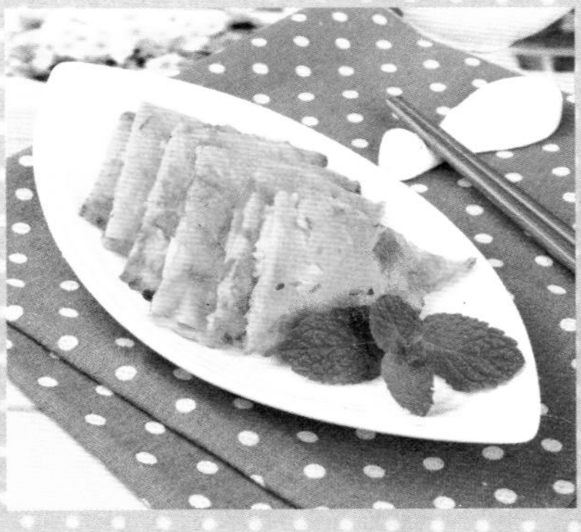

摄涎饼

材料：炒白术20克，益智仁20克，鲜生姜50克，白糖50克，面粉适量

做法：①将炒白术和益智仁研成细末。②把生姜洗净后捣烂绞汁，再将药末同面粉、白糖和匀，加入姜汁、水和匀，做成小饼，入锅内，如常法烙熟。

小儿肺炎

清肺顺气排痰

妈妈有烦恼

最近我发现孩子喝奶到最后喘气较重，而且头经常使劲往后仰，还特别容易醒，后来到医院做了检查，说是肺炎，需要住院治疗。目前孩子吃奶没有减少，请问可以用推拿按摩缓解吗？

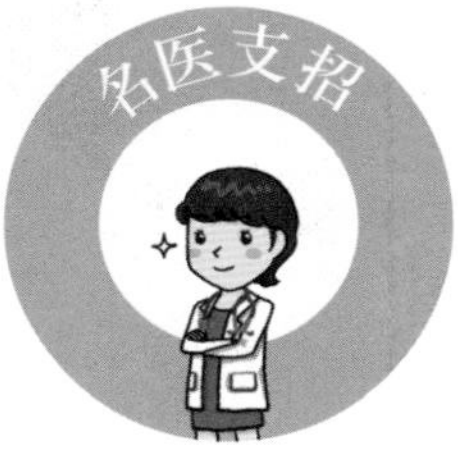

小儿肺炎是婴幼儿时期的常见病之一，可由多种病原体和其他一些因素引起。其临床上以发热、咳嗽、呼吸困难和肺部固定性中、细湿啰音为主要表现。本症以1岁内发病率高，一年四季均可发病，北方以冬春季较多，华南地区以夏季多见。

小儿推拿方法

1 清肺经

用食指指腹自小儿无名指指根向指尖方向直推，操作100～300次。

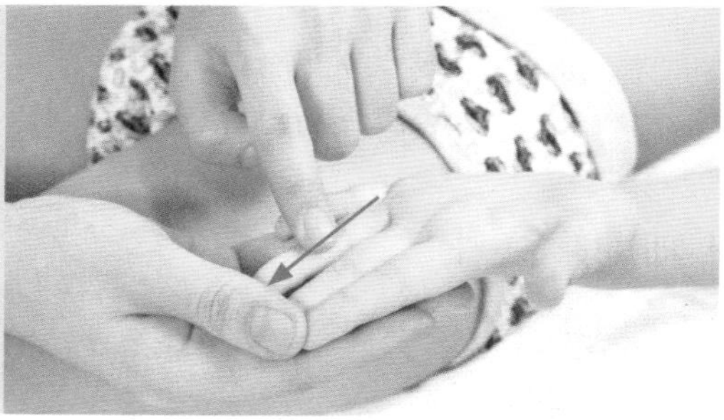

2 推三关

将食指和中指并拢，用两指指腹自前臂桡侧腕横纹推向肘横纹，操作200～300次。

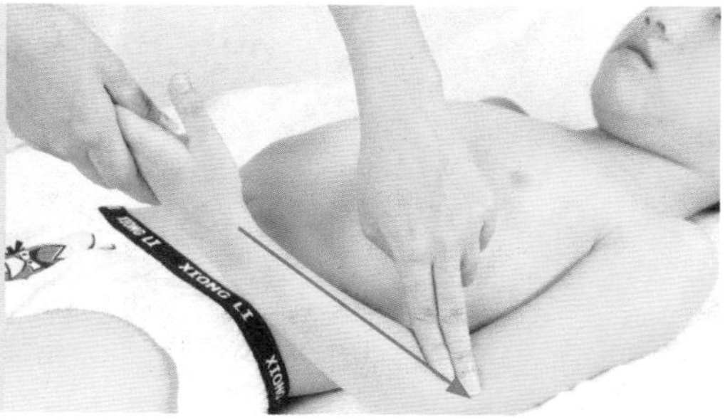

3 按揉肺俞

用拇指指腹按揉肺俞穴3～4分钟，力度适中，以局部皮肤微红为度。常规操作300～500次。

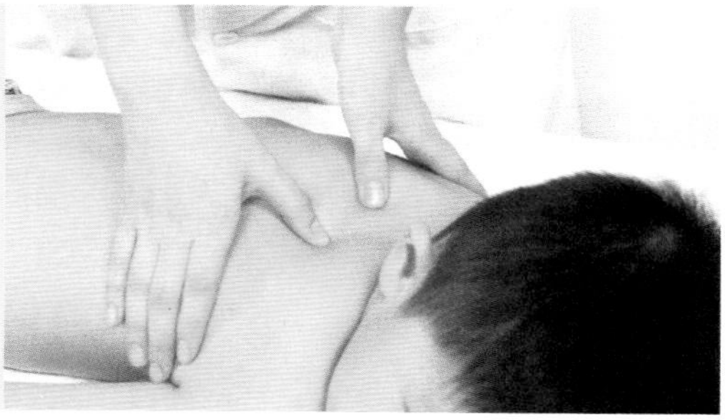

4 按揉膻中

食指合并中指，两指指腹按在膻中穴上，以顺时针方向揉按50～100次。

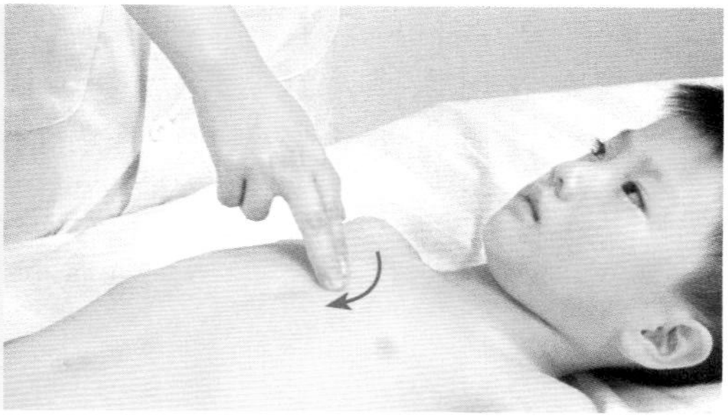

随症加减方

①风热犯肺

推太阳＋推三关

风热犯肺，表现为发热恶风、少汗、头痛、胸胁隐痛、舌边尖红、苔薄黄等。

②痰热壅肺

推六腑＋推心经＋揉丰隆

痰热壅肺，表现为发热面赤、口渴欲饮、咳嗽痰黄而黏、胸痛、舌质红、苔黄腻等。

辅助疗法

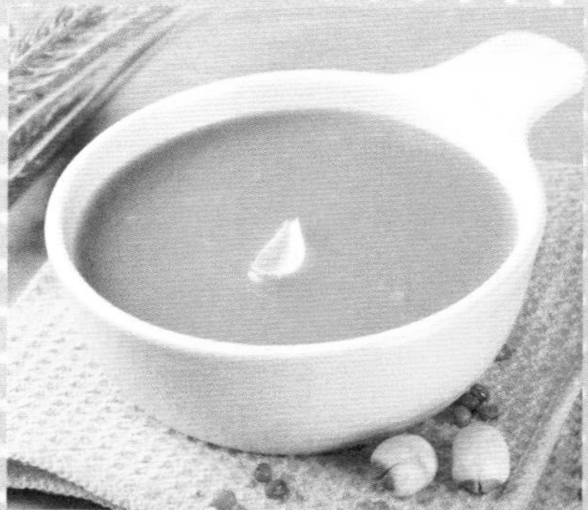

百合莲子绿豆浆

材料：绿豆60克，莲子、百合各10克，冰糖10克

做法：①将洗好的绿豆、莲子、百合倒入豆浆机中，注入清水至水位线。②盖上豆浆机机头，选择“豆浆”程序，再按“开始”键打浆。③待豆浆机运转约15分钟，即成豆浆。

哮喘

首要强肺

妈妈有烦恼

我儿子今年6岁了，患有哮喘，之前按照医生指导停药一个月后，孩子突然夜间大咳，送医治疗后咳嗽缓解，但最近孩子睡着后突然坐起大哭，请问这是哮喘复发吗，如何治疗呢？

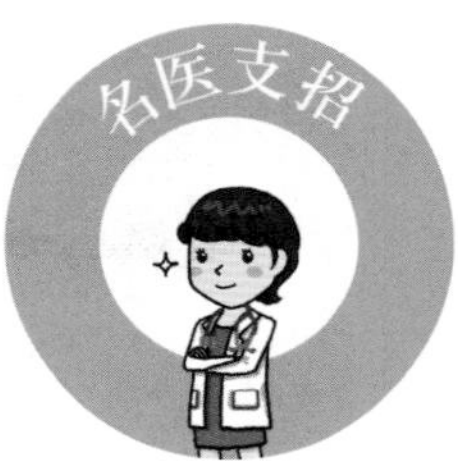

小儿哮喘是常见的慢性呼吸系统疾病，主要以呼吸困难为特征。本病常反复发作，迁延难愈，病因较为复杂，危险系数很高，通常发病与环境因素有关，临床表现为咳嗽和喘息呈阵发性发作，发作时呼吸困难，呼气相延长伴有喘鸣声。本病也为基因遗传性疾病，约20%病人有家族史。

小儿推拿方法

1 揉按天突

用拇指指腹揉按天突穴3～4分钟，揉按至局部皮肤潮红发热为度。常规操作10～30次。

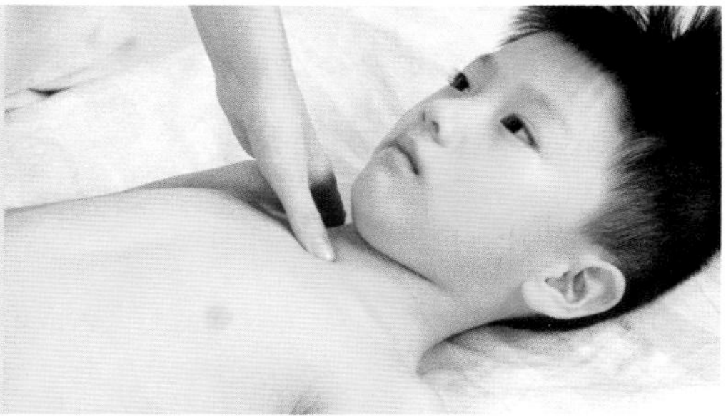

2 揉按太渊

用拇指指腹揉按太渊穴，并可向两侧拨动，时间为2～3分钟。常规操作200～300次。

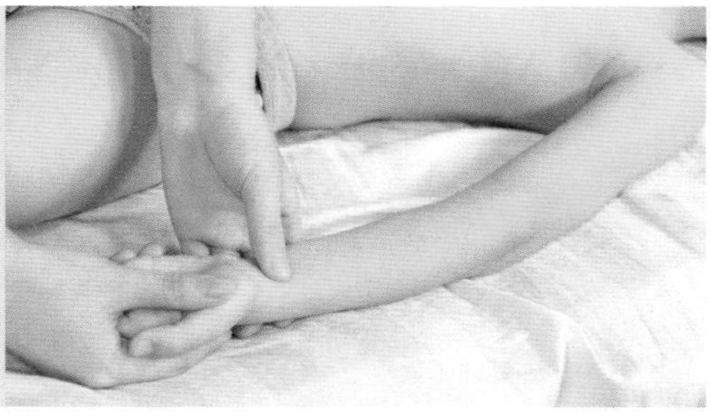

3 按揉膻中

用拇指指腹稍用力旋转按揉膻中穴2～3分钟，力度由轻至重，手法连贯，以有酸胀感为宜。常规操作150～200次。

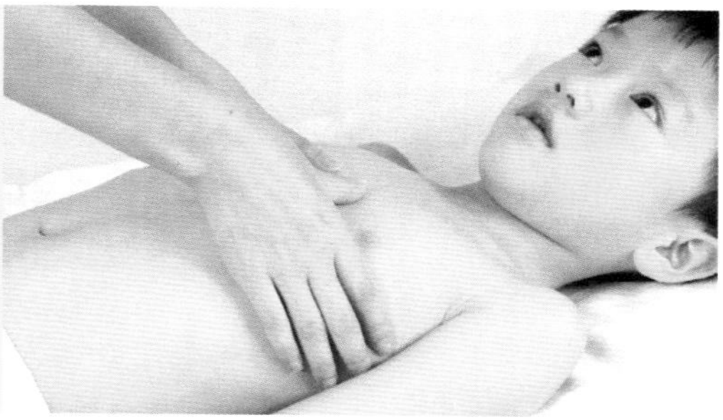

4 揉按中府

用食指、中指指腹揉按中府穴1～2分钟，以局部皮肤潮红发热为度。常规操作100～200次。

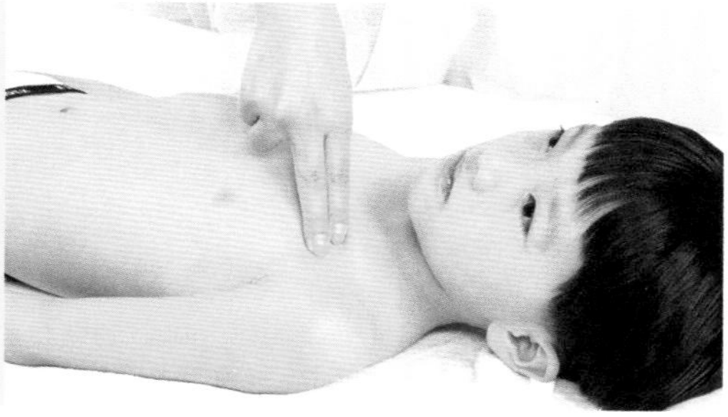

| 随症加减方 |

①热喘型哮喘

清大肠经 + 清天河水

热喘型哮喘，表现为喉间哮吼痰鸣，且有痰黄稠难咳、舌红苔黄等症状。

②寒喘型哮喘

推三关 + 按揉丰隆 + 清肺经

寒喘型哮喘，表现为喉间哮鸣，且有咳痰稀白、面色淡白、形寒肢冷等症状。

| 辅助疗法 |

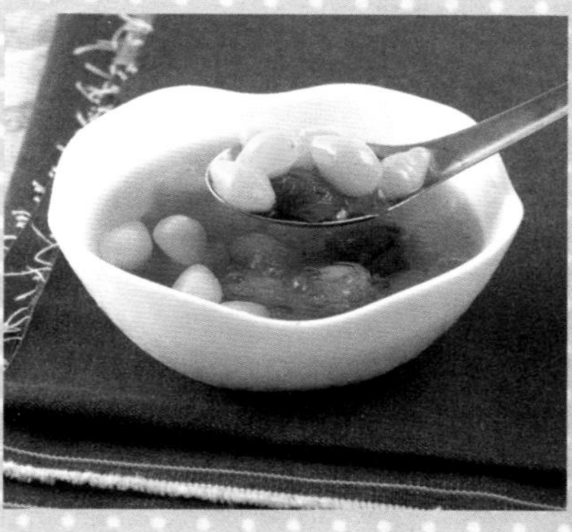

白果话梅汤

材料：白果（银杏）20 克，话梅 15 克

做法：①白果炒熟后去壳，取仁；话梅洗净，备用。②锅中注水，白果与话梅同煮 5 分钟即可。

慢性支气管炎

首要排痰

妈妈有烦恼

孩子咳嗽好几个月了，还流鼻涕，吃了药却没有好转。去医院检查得了慢性支气管炎，也吃药了，还是没有多大效果，请问还有什么办法能让孩子慢慢好转？

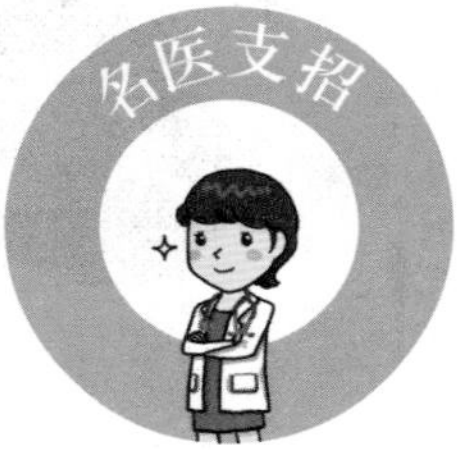

小儿慢性支气管炎指反复多次的支气管感染，病程超过2年，每年发作时间超过2个月，有咳、喘、炎、痰四大症状。单纯性慢性支气管炎在小儿中很少见，一般与慢性鼻窦炎、腺样体炎、原发性或继发性纤毛不动综合征等有关联。小儿慢性支气管炎可以采取推拿疗法治疗。

小儿推拿方法

1 清肺经

用拇指指腹自无名指指根向指尖方向直推，次数为50～100次。

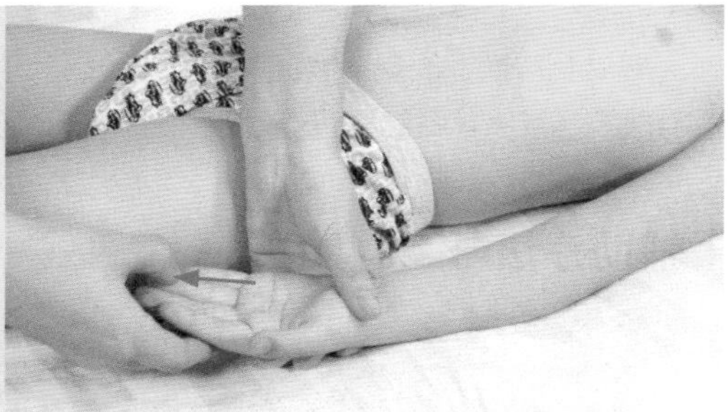

2 清天河水

用食指、中指两指螺纹面自腕推至肘，反复操作，次数为100～200次。

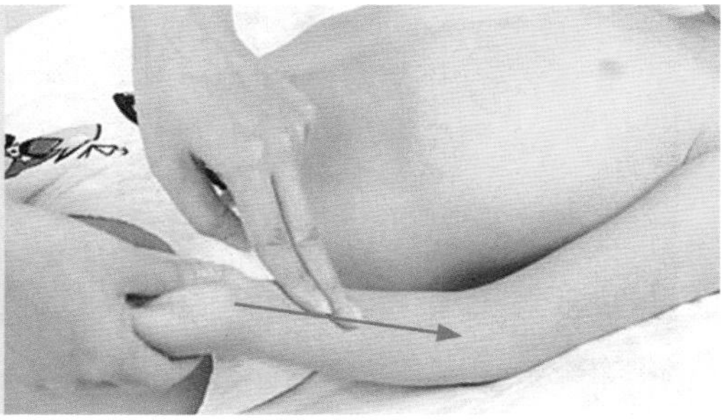

3 推六腑

食指与中指并拢，用指腹自肘推摩至腕，次数为30～50次。

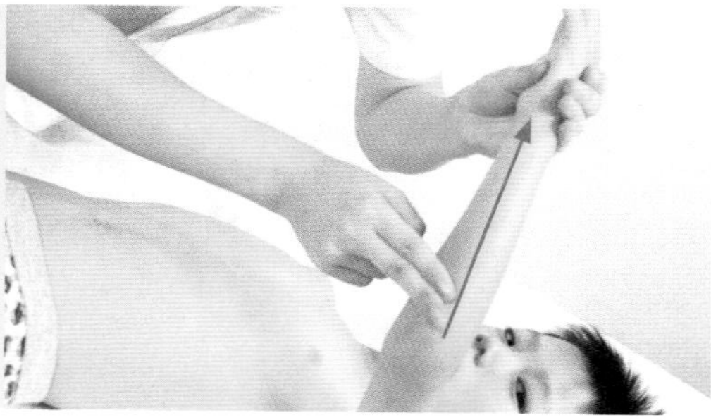

4 运内八卦

用食指、中指两指指腹按压在掌心上，以顺时针方向运揉30～50次。

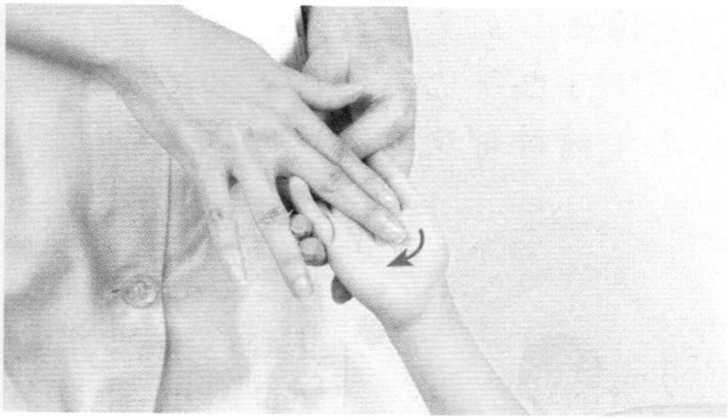

随症加减方

①热入营血

推六腑＋推三关＋按心俞

热入营血，表现为发热不退、烦躁不安、喉中痰鸣、痰中带血、舌苔焦黄等。

②痰热壅肺

推六腑＋推心经

痰热壅肺，表现为发热面赤、口渴欲饮、咳嗽痰黄而黏或夹血丝、苔黄腻等。

辅助疗法

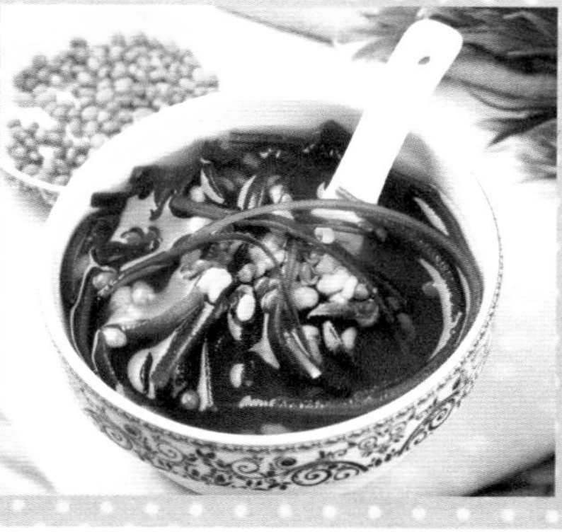

海带绿豆汤

材料：海带70克，水发绿豆80克，冰糖适量

做法：①将绿豆加水煮熟。②放入洗净的海带续煮至熟，加冰糖调味即可。

宝宝不爱吃饭
调理气血身体棒

妈妈有烦恼

我女儿6岁，总是不爱吃饭，小时候看过医生，说是消化不良，配药吃了也不见好。孩子很爱吃零食，最近几天不想吃饭，面色苍白，一点儿精神都没有。请问这是不是厌食症，该怎么调理？

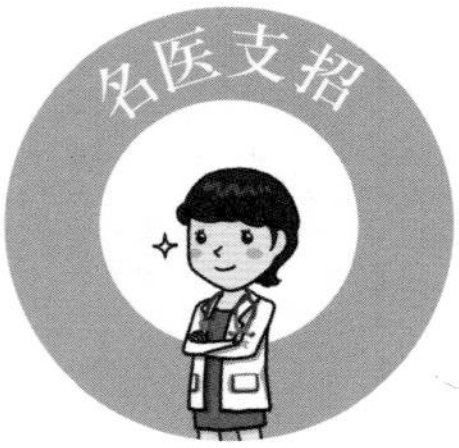

小儿厌食症指小儿长时间食欲减退或消失，以进食量减少为主要特征的一种小儿常见病证。本病常见于1～6岁的小儿。病程长者很容易导致小儿营养不良、贫血、佝偻病及免疫力低下等。

小儿推拿方法

1 揉按中脘

用拇指指腹揉按中脘穴30次，一推一揉为1次，以皮肤发红为度。

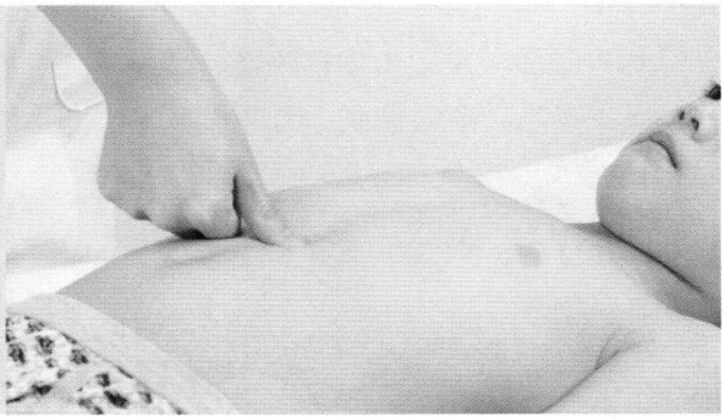

2 点按足三里

用大拇指指腹点按足三里穴3～4分钟，至潮红发热为度。常规操作300～500次。

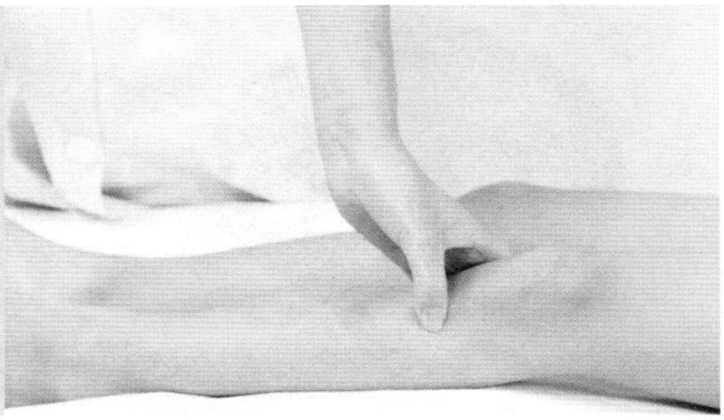

3 揉按天枢

用拇指揉按两侧天枢穴，以皮肤发红为度。常规操作300～500次。

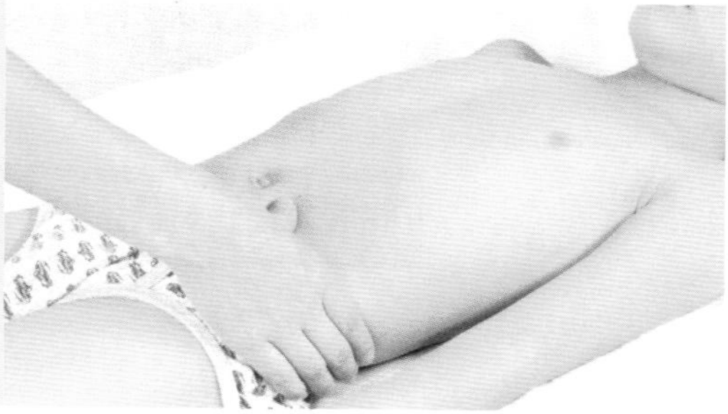

4 揉按神阙

搓热双掌，以神阙穴为中心，用手掌顺时针揉按，时间为2～3分钟。常规操作200～300次。

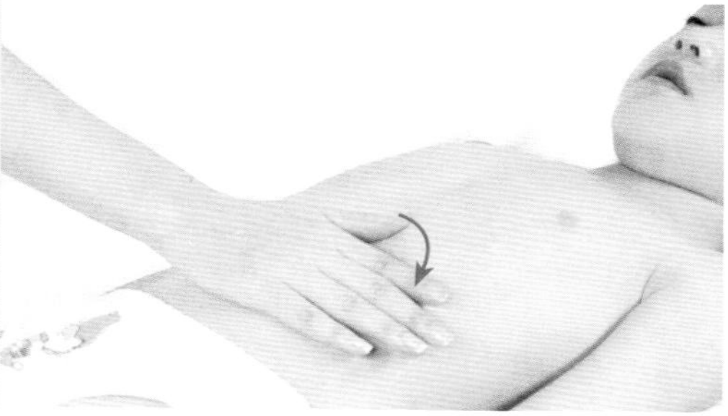

随症加减方

①胃阴不足

补胃经＋按揉胃俞

胃阴不足，表现为患儿不思进食、食少饮多、口舌干燥、舌红少津、苔少或花剥等。

②脾胃气虚

运内八卦＋揉板门＋按揉脾俞

脾胃气虚，表现为患儿不思饮食、食不知味、形体偏瘦、舌质淡、苔薄白等。

辅助疗法

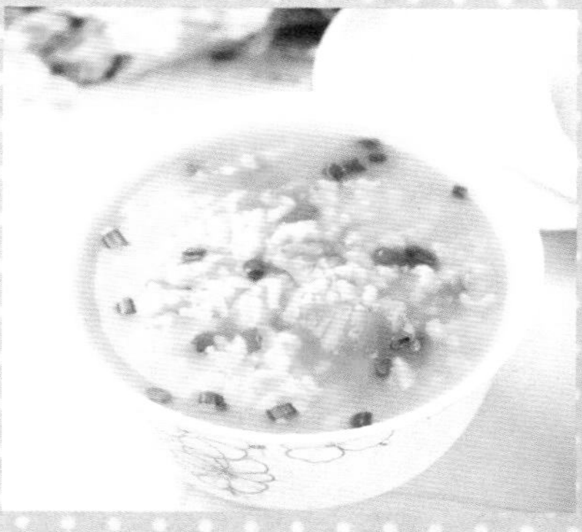

鸡内金红豆粥

材料：鸡内金3～5克，粳米100克，红豆30克，白糖适量

做法：①将鸡内金用文火炒至黄褐色，研为细末。②将粳米和红豆加入适量的水煮至黏稠时，加入鸡内金，再加入白糖。分次温服，连服5日。

不长个子

调理脾胃是重点

妈妈有烦恼

我的孩子今年10岁，体重45千克，但身高还不到1.2米，不长个子，比较胖实，胃口较好，请问有什么好办法有助于孩子长个子呢？

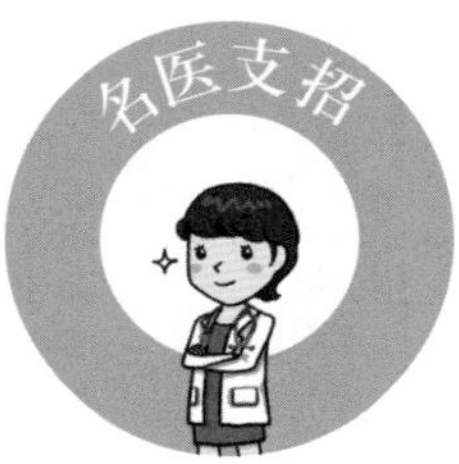

孩子不长个，有可能是因为孩子脾胃虚弱，孩子生长发育所需营养物质均需脾胃化生。但孩子生长发育迅速，脾胃负荷大，脾常不足，为了保证孩子正常的健康成长，必须首先调理好脾胃的状态。小儿推拿可以增强儿童的食欲、调理气血、促进消化吸收，从而提高小儿身体素质，增加抵抗力。

小儿推拿方法

1 补脾经

将拇指微屈，沿拇指螺纹面旋推，或以拇指端循小儿拇指桡侧缘由指尖向指根方向直推100～500次。

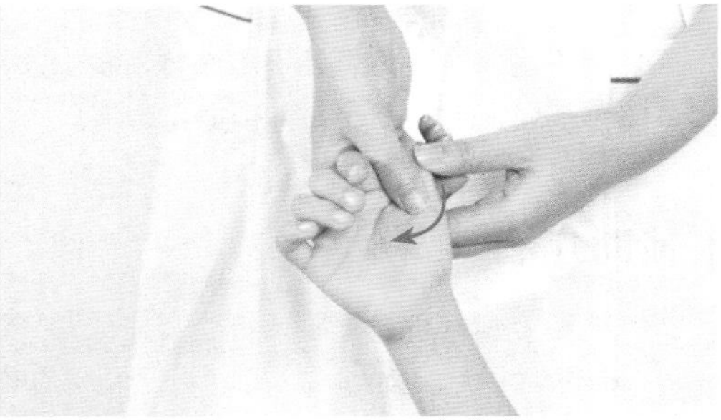

2 揉四横纹

用拇指从宝宝食指横纹掐揉至小指横纹，再用拇指从食指横纹推向小指横纹，操作30～50次。

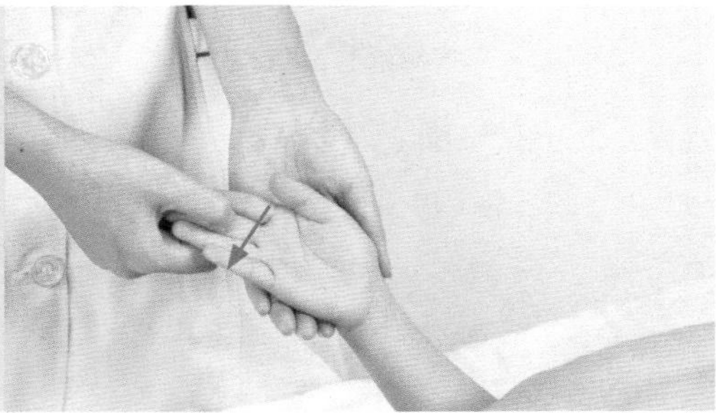

3 揉腹

以手掌顺时针打圈按摩腹部，反复2～3分钟，以腹部温热舒适为度。

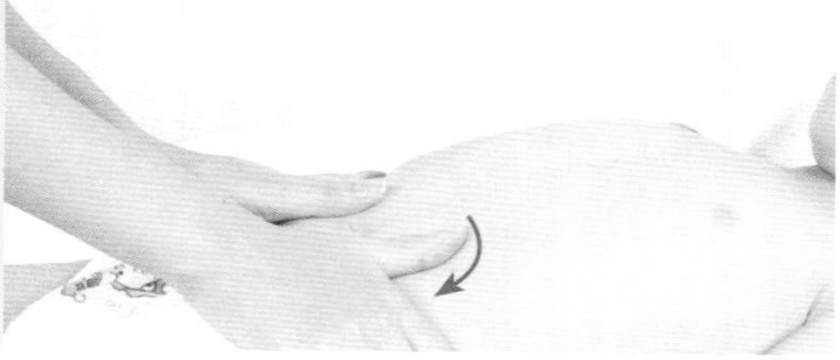

4 运内八卦

将拇指指腹按压在掌心上，以顺时针或逆时针方向运揉100～500次。

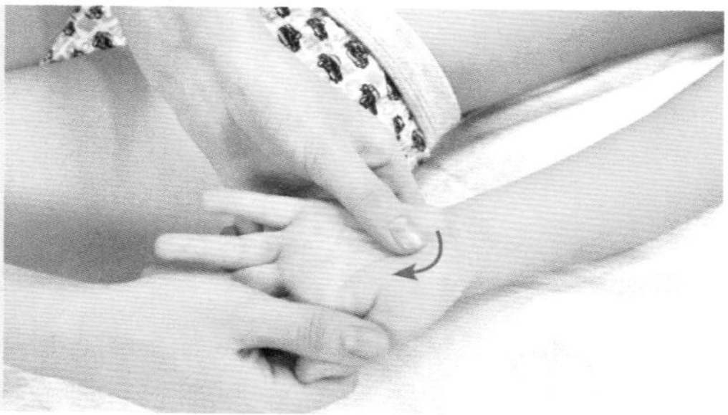

随症加减方

①脾失健运

补脾经＋揉板门＋按揉胃俞

脾失健运，表现为面色少华、不思饮食或食而无味、拒进饮食、舌苔薄白或腻等。

②胃阴不足

推胃经＋按胃俞

胃阴不足，表现为口干多饮、不喜进食、皮肤干燥、大便多干结、舌红少苔、少津。

辅助疗法

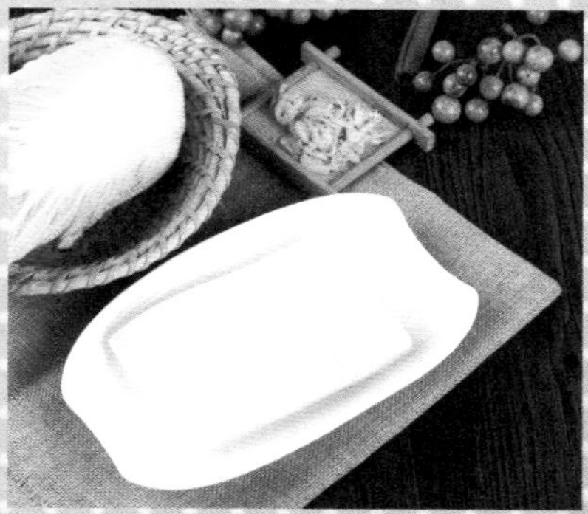

虾皮豆腐

材料：虾皮 20 克，豆腐 50 克

做法：①将虾皮洗净，豆腐沸水烫过，捞出切小块。②虾皮放入锅中，加半碗水煮沸，再将豆腐倒入锅中，一起煮 10 分钟，调味服用。

消化不良
健脾益气

妈妈有烦恼

我女儿现在6个月，从4个月开始到5个多月，每天每吃一餐都会有大便，而且大便中有很多未消化的奶瓣，以及泡泡，如此断断续续到现在6个月10天也没好。请医生帮忙分析一下，我该怎么办？

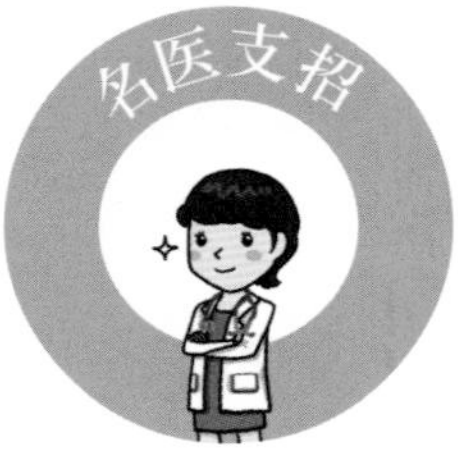

小儿消化不良是由饮食不当或非感染因素引起的小儿肠胃疾患。在临床上有以下症状：餐后饱胀、进食量少，嗳气酸腐或偶有呕吐、哭闹不安等。这些症状都会影响患儿进食，导致身体营养摄入不足，发生营养不良概率较高。

小儿推拿方法

1 揉按中脘

用拇指指腹轻柔地匀速回旋按揉中脘穴5分钟，以皮肤潮红发热为度。常规操作300～500次。

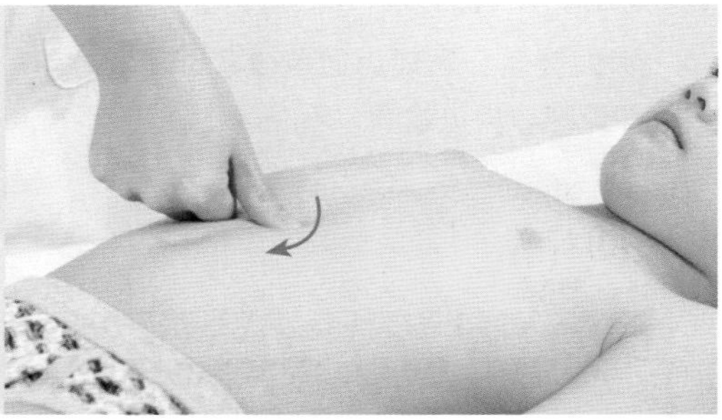

2 揉按天枢

用拇指指腹回旋按揉天枢穴2～3分钟，以皮肤潮红发热为度。常规操作200～300次。

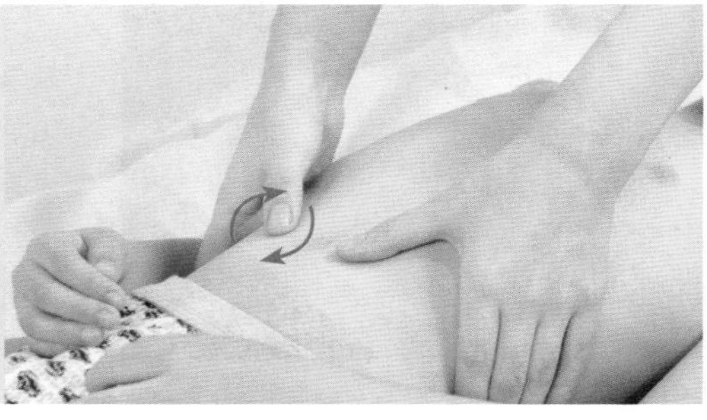

3 揉按足三里

用拇指指腹揉按足三里穴3～5分钟，以皮肤潮红发热为度。常规操作300～500次。

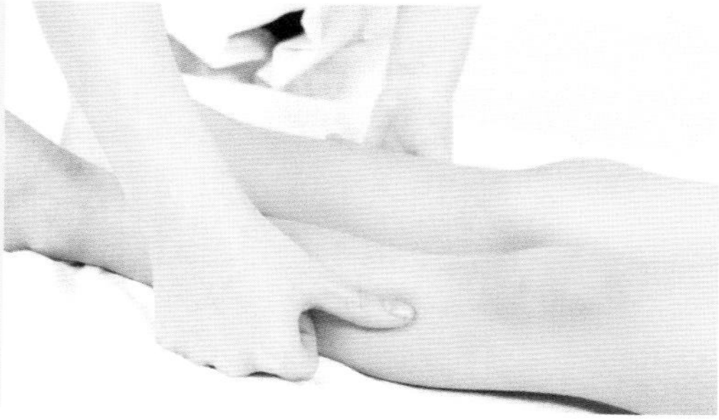

4 揉按上巨虚

用拇指指腹揉按上巨虚穴2～3分钟，以皮肤潮红发热为度。常规操作200～300次。

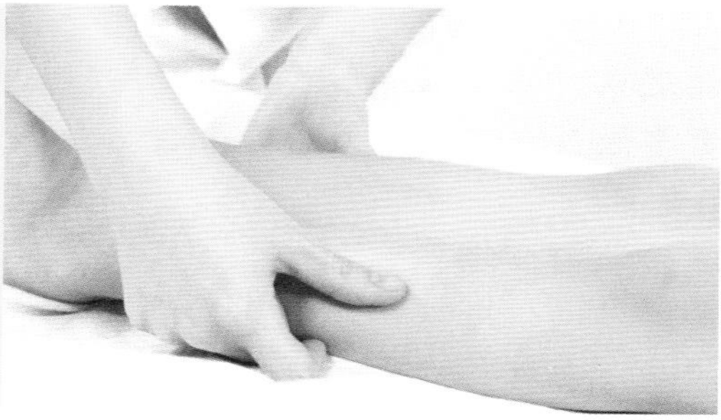

随症加减方

①脾胃虚弱

揉按脾俞＋揉按胃经

脾胃虚弱，表现为胃脘痞满、闷胀不舒、纳差食少、舌质淡、苔白腻、脉细弱等。

②脾虚肝郁

揉按肝俞＋揉按肝经

脾虚肝郁，表现为食少纳呆、脘腹胀闷、四肢倦怠、肠鸣矢气及胁肋胀痛等。

辅助疗法

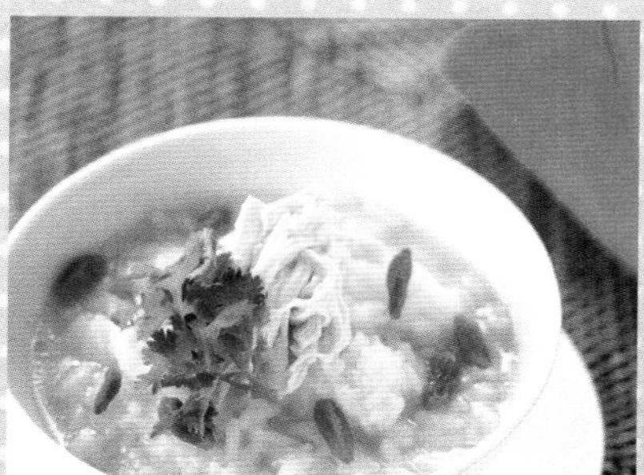

枸杞瘦肉粥

材料：大米50克，猪瘦肉100克，盐少许，枸杞30克，桂圆数粒

做法：①大米洗净，猪瘦肉剁碎。②大米加水煮开，转小火煮到浓稠成粥，再转中火，加入瘦肉末和枸杞、桂圆煮8分钟，加盐调味即可。

睡觉磨牙

健脑安神

妈妈有烦恼

孩子今年12岁，晚上睡觉磨牙，睡着后会有出汗情况，薄睡衣都能湿透。孩子目前体重不足35千克，偏瘦。想问医生，这怎么办？需要做什么检查，又该如何调理呢？

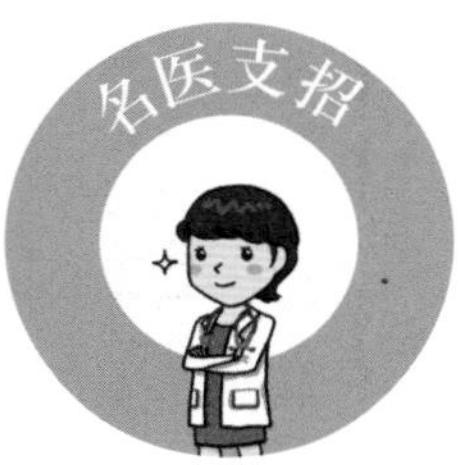

孩子睡觉磨牙并不少见，很多时候，家长多认为是孩子肚子里有寄生虫。其实，孩子睡觉磨牙或许是因为神经系统过于兴奋或睡觉姿势不正确等原因造成的，家长可以采取推拿疗法治疗，让孩子早日摆脱磨牙，保护自己的牙齿健康。

小儿推拿方法

1 点按颊车

用一手拇指指腹平伏按于颊车穴后，以均衡的压力抹向耳后约20次，然后点按在颊车穴上，以顺时针方向揉按20次。

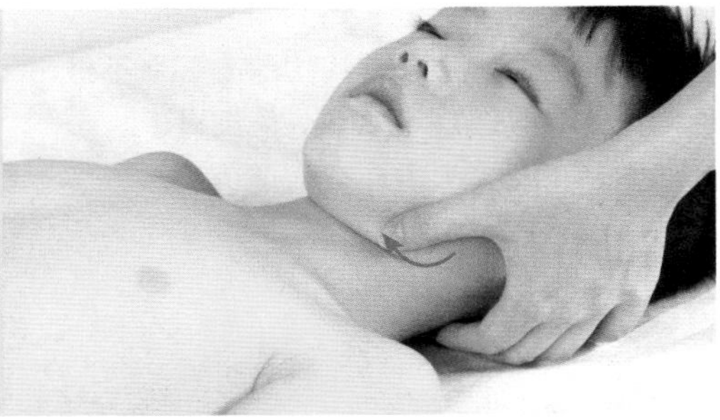

2 掐合谷

一手握小儿的手，使其手掌侧置，桡侧在上，用另一手拇指指甲重掐合谷穴，常规操作20～30次。

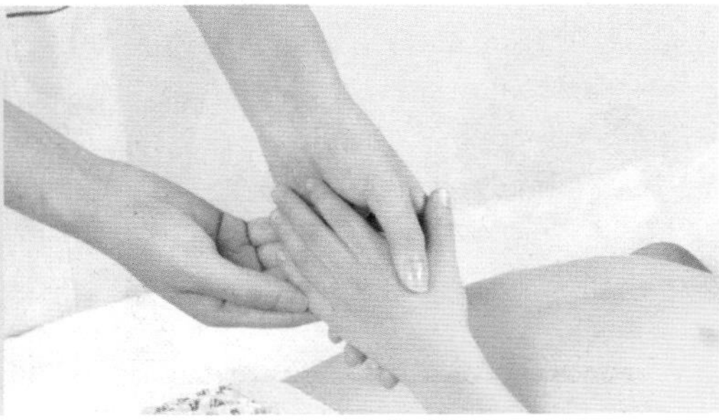

3 点按内庭

用大拇指尖点按内庭穴2～3分钟，以皮肤潮红发热为度。常规操作300～500次。

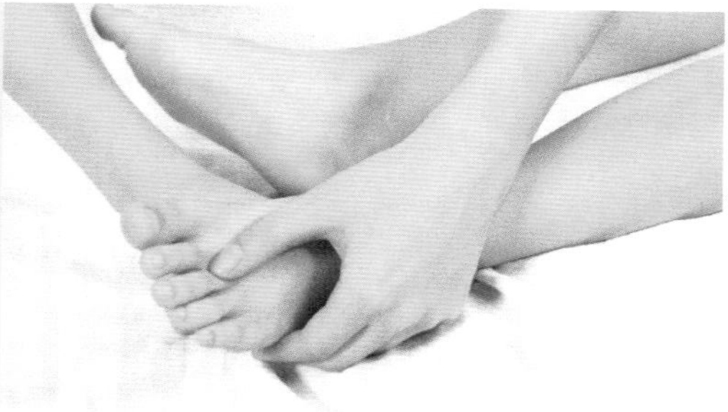

4 掐商阳

用拇指指甲重掐商阳穴，称为掐商阳。常规操作10～30次。

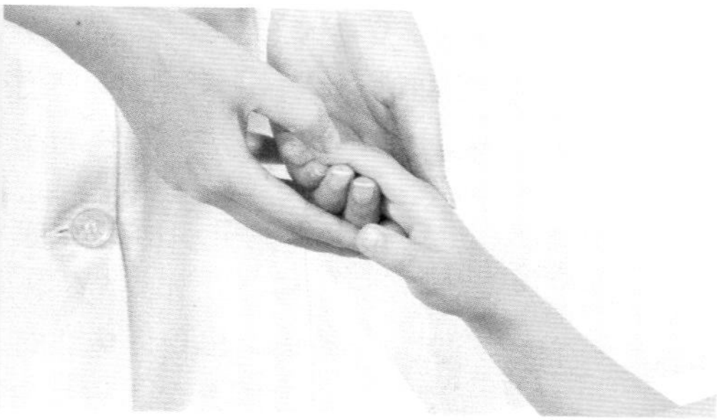

随症加减方

①胃肠积热

清胃经＋清大肠经＋推六腑

胃肠积热，表现为磨牙声音洪亮、睡卧不安、烦躁、大便秘结、舌红苔黄等。

②脾虚肝旺

点揉三阴交＋搓摩胁肋

脾虚肝旺，表现为磨牙声音时高时低、烦躁、面红筋胀、大便溏薄、舌淡苔白腻等。

辅助疗法

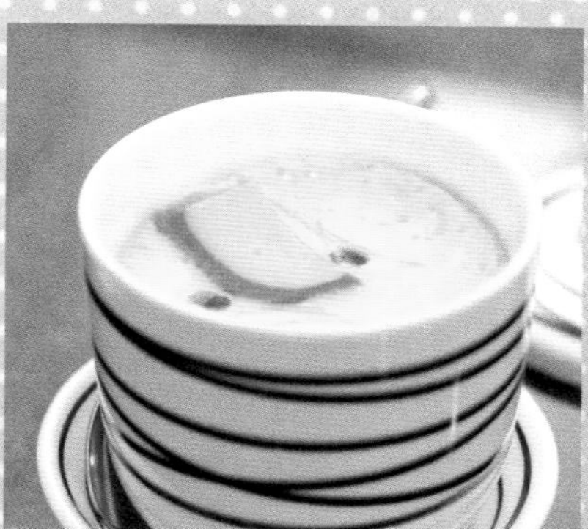

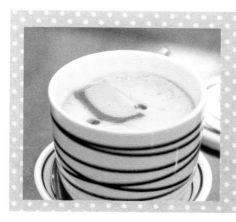

鸡蛋羹

材料：鸡蛋1个，葱花、盐各少许

做法：①准备一个碗，打入鸡蛋，加入盐和适量水，搅拌均匀。②将碗放入蒸锅大火蒸熟，出锅后撒上葱花即可。

尿 床

醒脑开窍

妈妈有烦恼

孩子现在5岁，还是总尿床，从小就尿，每夜一次，很少2次。白天有时尿湿裤子，并且都是很急才说尿尿。小孩年前冬天吃过一段时间中药，现在偶尔会尿床，还有其他的中医调理方法吗？

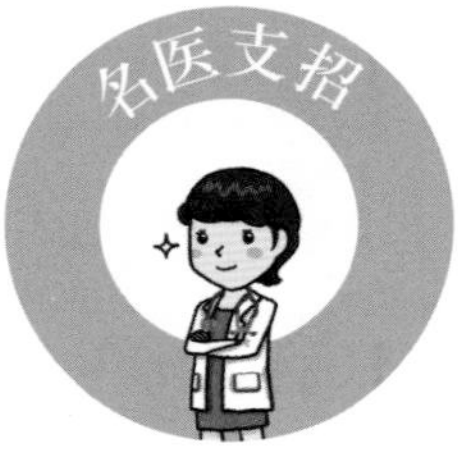

小儿遗尿是指小儿睡梦中小便自遗，醒后方觉的一种病证。如果5岁以上儿童持续尿床，或已能控制夜间排尿后又出现尿床，每周≥2次，持续3个月以上，就属于不正常，医学上称为遗尿症，一般男孩多于女孩。预防小儿遗尿应养成良好的卫生习惯。

小儿推拿方法

1 补肾经

一手托住小儿的手掌，用另一手拇指螺纹面顺时针旋转推动小儿小指螺纹面为补肾经，推动2分钟。

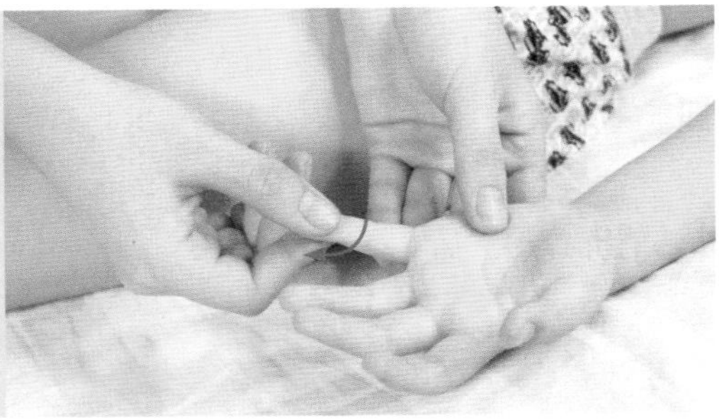

2 清肝经

由食指掌面末节横纹推向指尖称为清肝经，常规推动5分钟，以皮肤潮红发热为度。

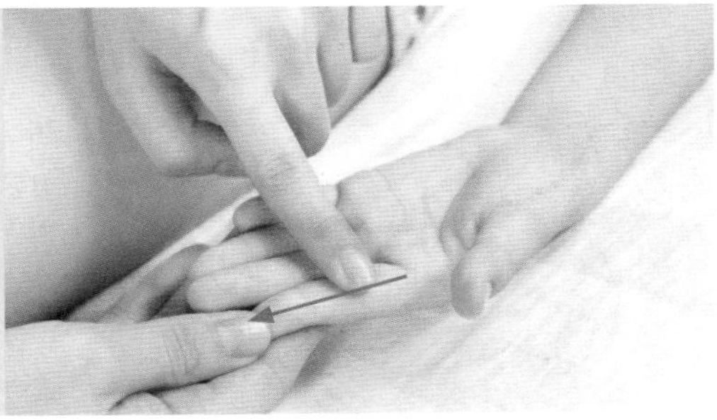

3

按压外劳宫

一手握小儿的手，另一手拇指指腹按压在外劳宫穴上，以顺时针方向揉按100～300次。

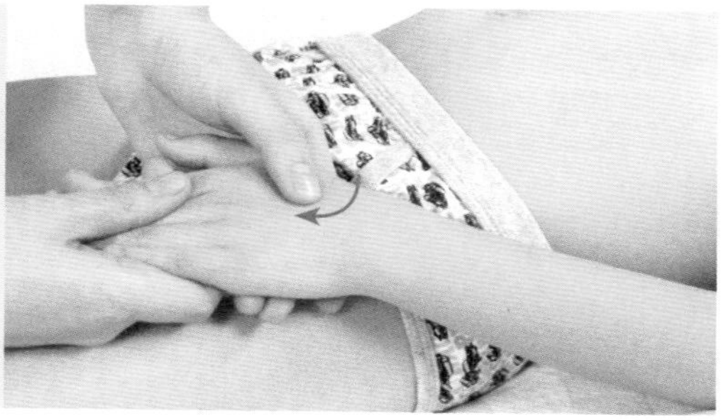

4

摩腹

用双手掌按压在小儿腹部，向腰侧分推，力度适中，然后手掌放在腹部，在皮肤表面做顺时针回旋性摩动。分推50～100次，摩动100～200次。

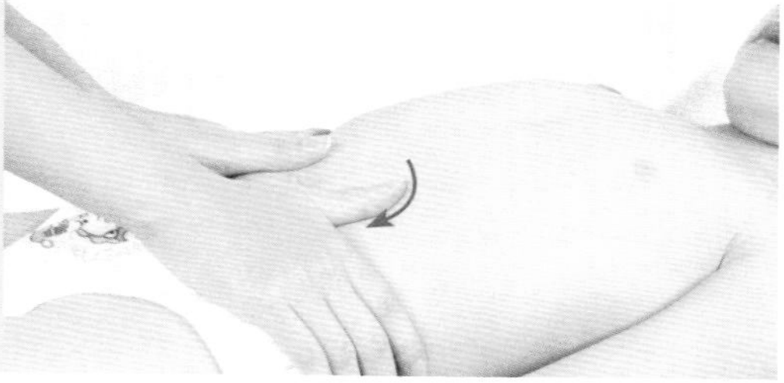

随症加减方

①肾气不足

推肾经

肾气不足，表现为睡中遗尿，一夜可发生1～2次或更多次，醒后方觉。

②脾肺不足

推肺经＋推三关

脾肺不足，表现为睡中遗尿，但尿频而量少，兼面白神疲、大便溏薄、舌淡。

辅助疗法

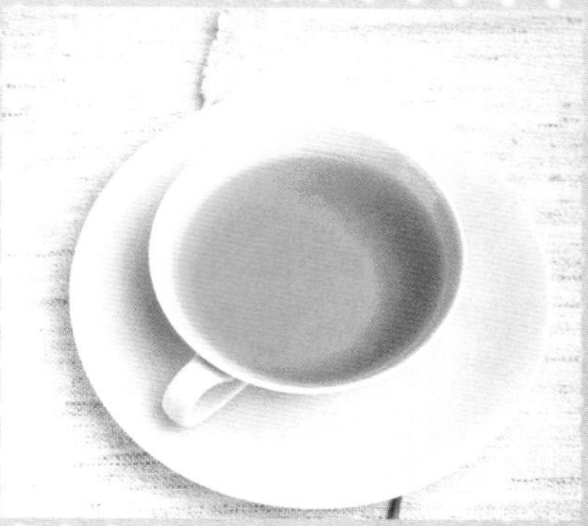

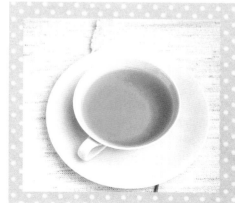

槐花茶

材料：生大黄4克，槐花30克，蜂蜜15克，绿茶2克

做法：①将生大黄拣杂，洗净，晾干或晒干，切成片，放入砂锅，加水适量，煎煮5分钟，去渣，留汁，待用。②锅中加槐花、绿茶，加清水适量，煮沸，倒入生大黄汁，拌匀，趁温热时调入蜂蜜即成。

尿频

去湿热补肾气

妈妈有烦恼

孩子有时一晚上会尿3～4次，即使睡觉前没有喝水，也会有很多尿。小孩用尿不湿到3岁才停用，是否与这有关系呢？想通过小儿推拿来改善，但由于不知道具体操作方法，只能作罢。我现在该怎么办呢？

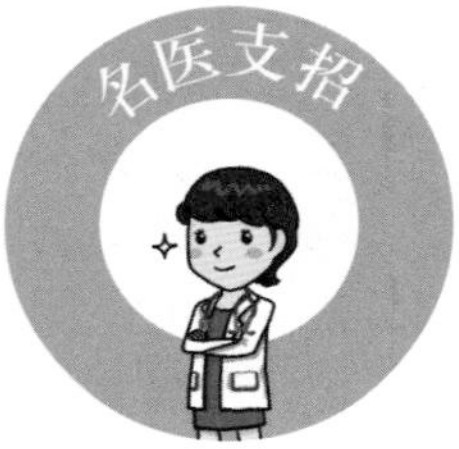

小儿尿频是排尿功能不良最常见的症状，小儿泌尿外科门诊每天都会有数个，甚至十几个来看尿频的孩子。这种病症一般不会影响孩子的精神状态，经过恰当治疗，本病多预后良好，家长不必过于担心，用推拿疗法可以缓解，具体操作如下。

小儿推拿方法

1 补肾经

一手托住小儿的手掌，用另一手拇指螺纹面顺时针旋转推动小儿小指螺纹面为补肾经，推动2分钟。

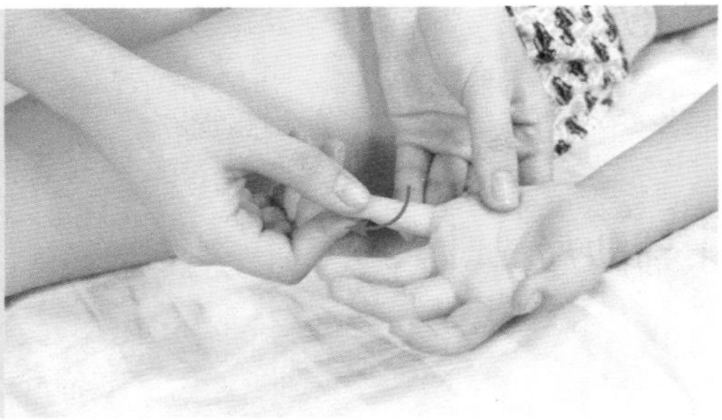

2 清肝经

由食指掌面末节横纹推向指尖称为清肝经，常规推动100～500次，以皮肤潮红发热为度。

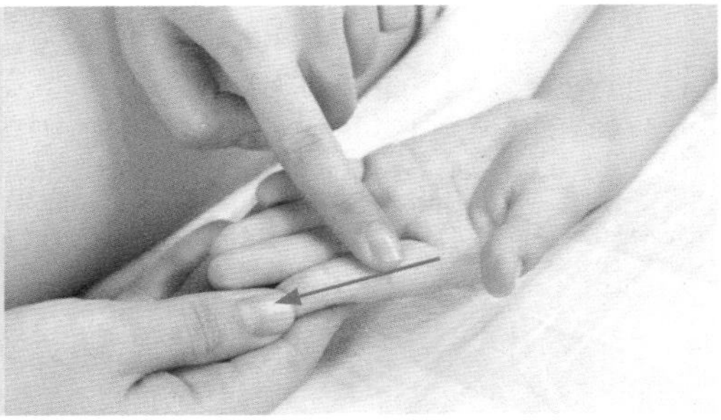

3 清天河水

一手握小儿的手，掌心向上，用另一手食指、中指指腹从小儿的手腕推向手肘，称清天河水，推2分钟。

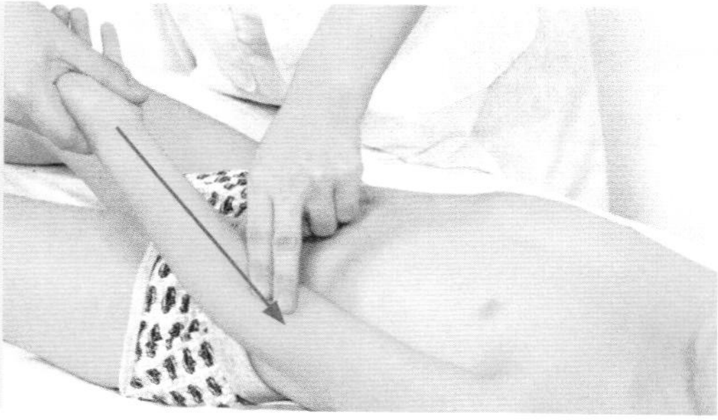

4 揉按三阴交

用拇指指腹按压在三阴交穴上，先顺时针揉按20～30次，再逆时针揉按20～30次。

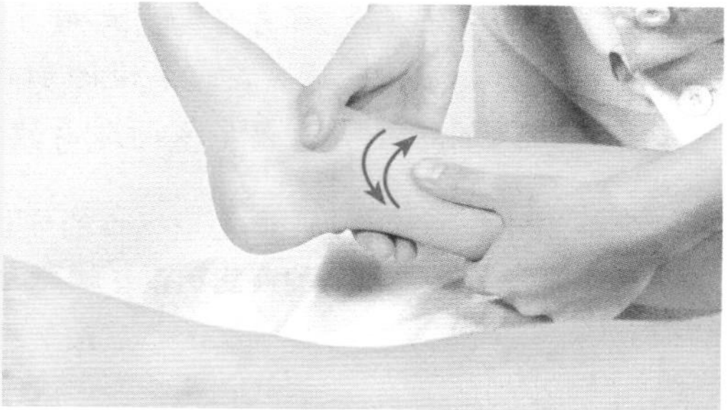

| 随症加减方 |

①湿热型尿频

点揉涌泉＋推下七节骨

湿热型尿频，表现为小便频数短赤，尿道灼热疼痛，常伴有发热、烦躁口渴，恶心呕吐。

②肾气不足

揉肾经＋摩关元

肾气不足，常见的症状有尿频、遗尿、尿不尽、虚弱等。

| 辅助疗法 |

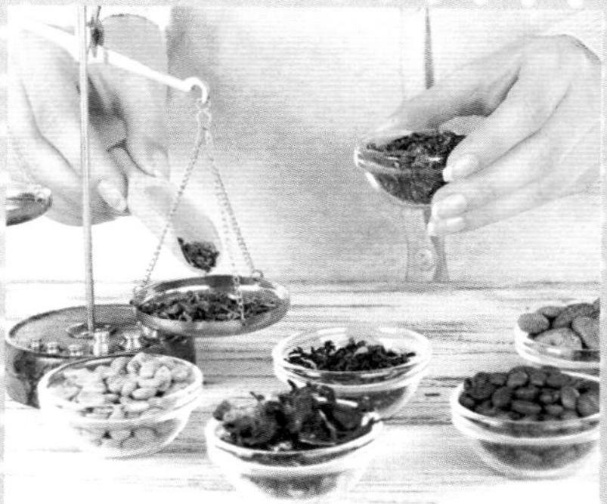

中药贴敷

材料：菟丝子30克，桂枝12克，五味子12克，车前子12克，石菖蒲20克，樟脑3克

做法：将以上药材研为细末，调拌凡士林或姜汁，贴敷穴位，然后温灸。

积　滞

消积导滞

妈妈有烦恼

我家通通今年4岁，8月中旬开始睡不好觉，入睡困难。平时爱吃肉，面黄，舌苔白腻，舌尖红，盗汗。最近发现他肚子老是胀得鼓鼓的，屁放得咚咚响，还有口臭。请问这些症状是什么问题导致的，又该怎么治疗呢？

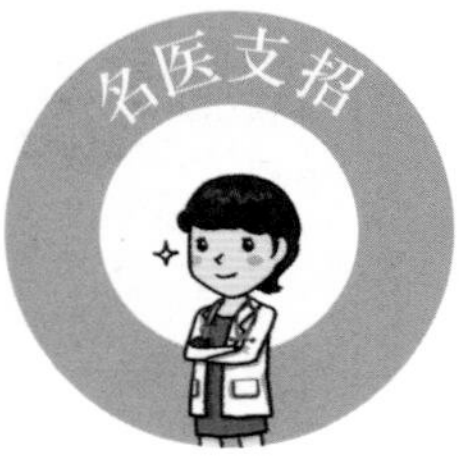

这是积食的症状。小儿积食是由于进食不规律或由多种疾病因素影响所导致的（功能性消化不良）疾病，常见于1～5岁的儿童。主要是由于母乳不足或喂养不当所致，或早产儿，或长期生病，如腹泻、慢性痢疾、结核病等也易造成积食。此症状可以采取推拿疗法缓解。

小儿推拿方法

1 补脾经

将拇指微屈，沿拇指螺纹面旋推称为补脾经。常规推拿100～500次。

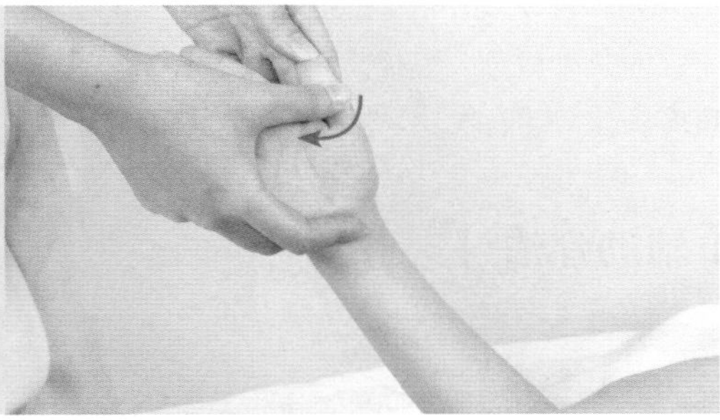

2 推七节骨

合并食指、中指，用两指指腹按压七节骨穴，自上而下，再自下而上来回推七节骨穴，力度轻柔。常规推动100～300次。

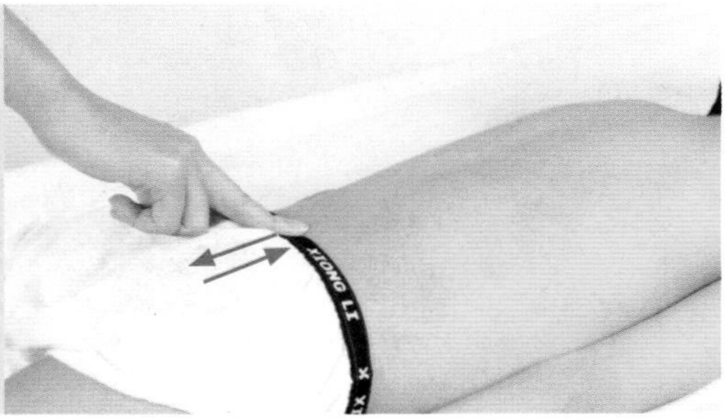

3 清胃经

用拇指指腹自孩子掌根推至拇指根部，推100～500次。

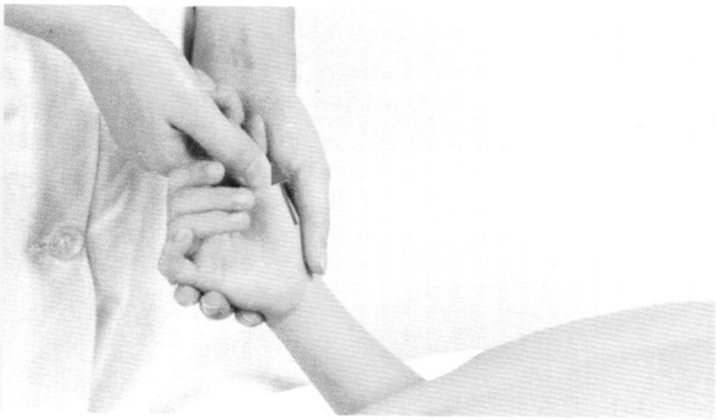

4 运板门

用拇指指腹揉按宝宝板门，以顺时针方向揉100～300次。

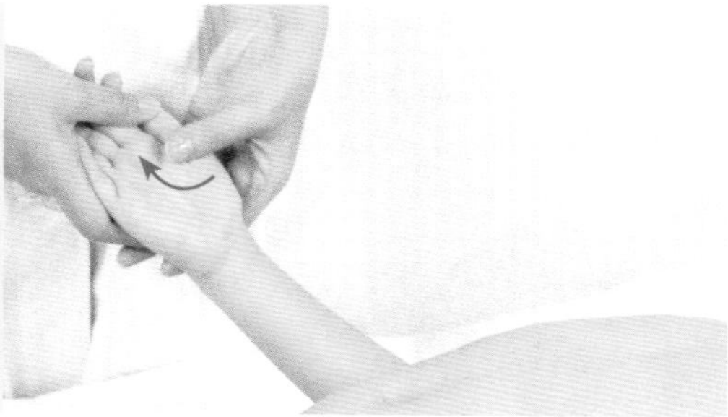

随症加减方

①倦怠乏力

揉足三里＋摩中脘

倦怠乏力，表现为身体发育差、身体消瘦、少食、长期腹泻等。

②腹痛、口臭

捏脊＋推六腑

腹痛、口臭，还伴有腹胀、睡眠不佳等。

辅助疗法

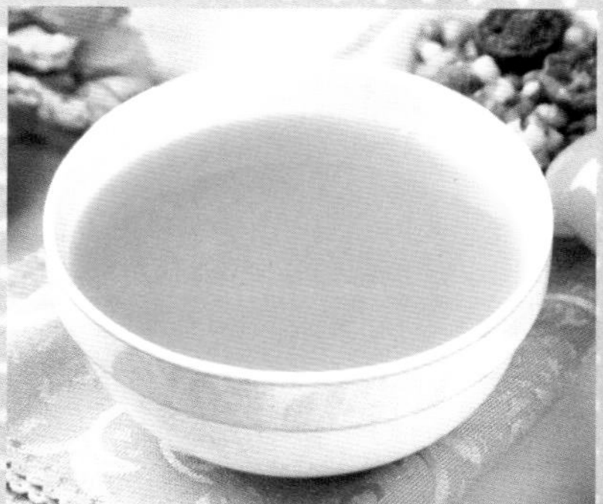

绿豆薏米汤

材料：绿豆、薏米各30克，白糖适量

做法：①将绿豆、薏米洗净备用。②锅中注入适量水，放入绿豆和薏米。大火烧开后改小火，食材煮烂后加入白糖调味即可。

肚子咕咕叫
分利泄浊

妈妈有烦恼

宝宝两个多月，一直喂奶粉。这几天宝宝一喝奶粉肚子就咕咕叫，总放屁，大便也臭臭的，虽然是黄色便，但里面有点儿颗粒，也有点儿稀。请问这是什么病症，能不能用推拿方法治疗呢？

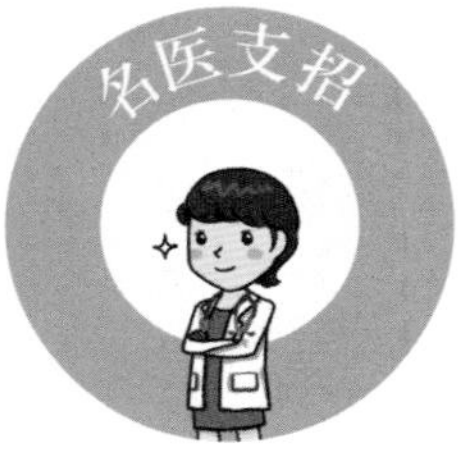

医学上有种现象叫作肠鸣音，是指肠道蠕动时发出的声音。当孩子饥饿或者刚喝完奶的时候，声音听起来都是正常的。但是当孩子体内痰饮增多，代谢产生的气体也增多时，肚子里的响声听起来就像急流的水，叫唤得厉害，这就需要调理治疗了。推拿疗法可以有针对性地化积滞、顺气机，自然能够治疗此病症。

小儿推拿方法

1 顺运内八卦

将拇指指腹按压在掌心上，自乾卦起至兑卦止，以顺时针方向运揉内八卦穴100～500次。

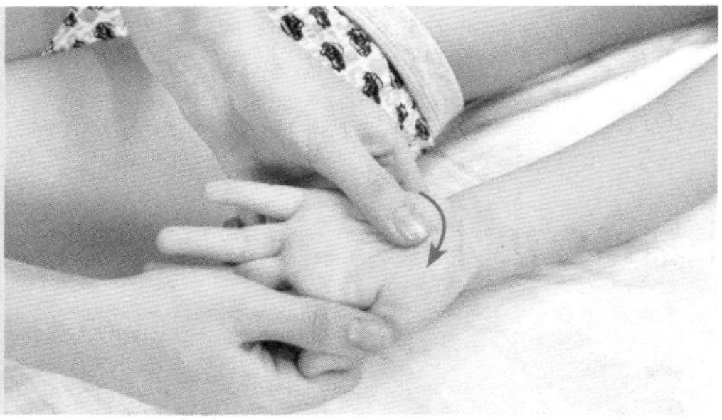

2 点揉三阴交

用拇指指腹以点两下揉三下的频率，点揉三阴交穴2分钟。常规操作100～200次。

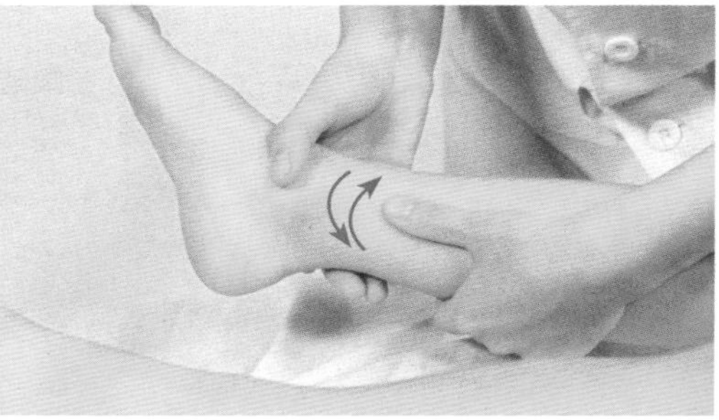

3 摩擦关元

用手掌以环形摩擦患儿腹部关元穴及周围皮肤6分钟，以腹部温热舒适为宜。

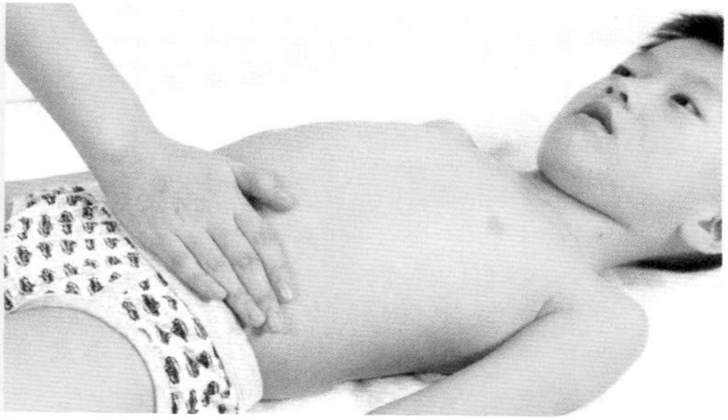

4 推揉中脘

用拇指指腹推揉中脘穴20～30次，以腹部温热舒适为宜。

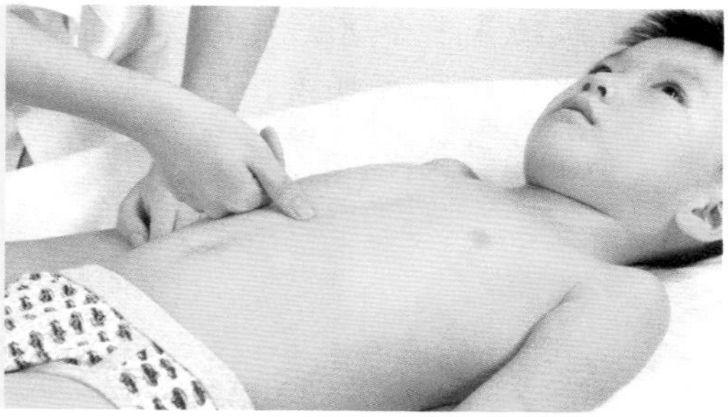

| 随症加减方 |

①腹胀腹痛

按揉一窝风＋揉胆囊穴

腹胀腹痛，表现为无故啼哭不止，或夜间啼哭。

②呕吐

掐揉四横纹＋按揉中脘

呕吐，表现为面色苍白、上腹部不适（幼儿常说腹痛）、厌食、进食进水均吐等。

| 辅助疗法 |

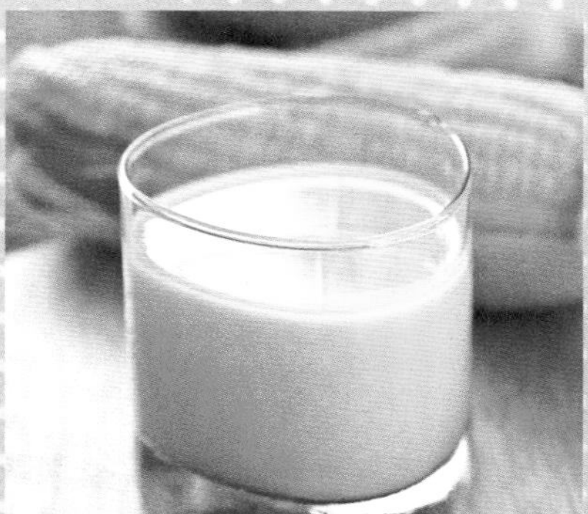

山药玉米汁

材料：山药、玉米粒各25克，白糖适量

做法：①将山药去皮切成小块。豆浆机加入适量清水，加入玉米粒和切好的山药。②盖上豆浆机盖子，通电，选择“养生糊”键，打好即可装碗，加入适量白糖饮用。

夜　啼

宁心安神

妈妈有烦恼

我家孩子5个月，是早产儿。十几天前开始哭闹，晚上9点醒后哭闹，安慰好之后睡着，1小时后醒了再度哭闹，每晚如此反复3～4次，而且孩子经常由于内热出汗。请问该怎么办呢？

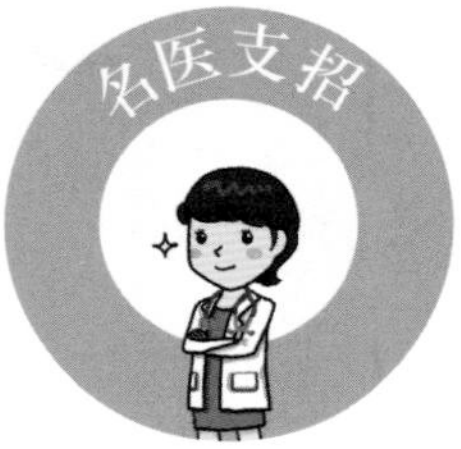

小儿夜啼症，常见于新生儿及6个月内的婴儿，多因受惊或身体不适所引起。主要表现为婴儿长期夜间烦躁不安，啼哭不停，或时哭时止，辗转难眠，天明始见转静，日间则一切如常。中医认为本病多因小儿脾寒气滞、神气未充、心火上乘等所致。

小儿推拿方法

1 掐印堂

用拇指指尖以每秒1次的频率有节奏地掐压印堂穴3～5次。

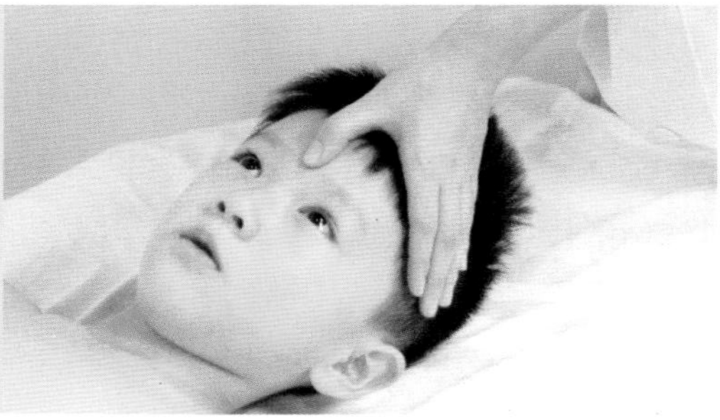

2 推揉膻中

用食指指腹推揉膻中穴，一推一揉为1次，常规操作300次，以潮红为度。

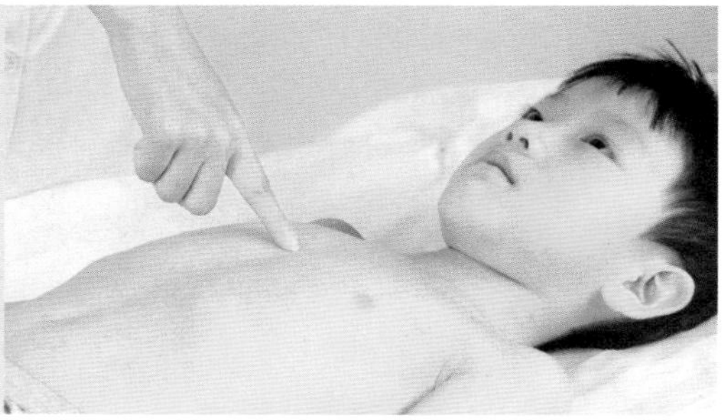

3 点揉神门

用拇指指腹以点两下揉三下的频率，点揉神门穴2分钟。常规操作100～200次。

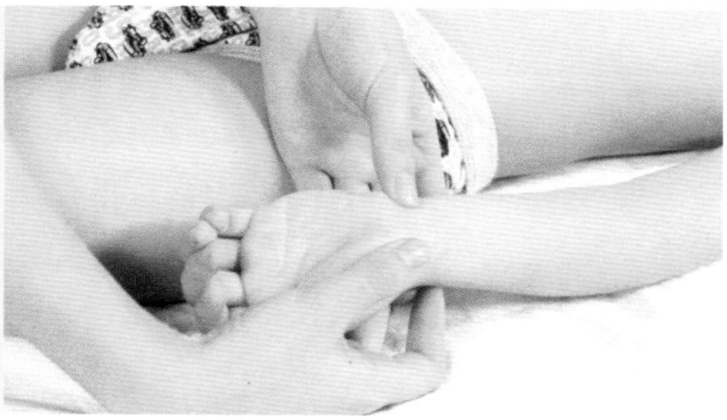

4 点揉三阴交

用拇指指腹以点两下揉三下的频率，点揉三阴交穴2分钟。常规操作100～200次。

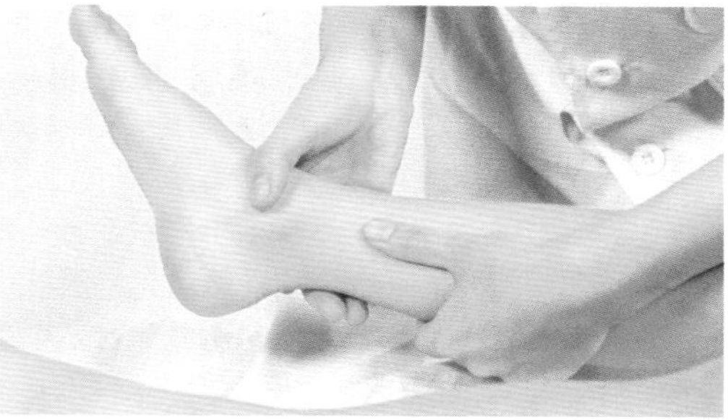

| 随症加减方 |

①脾寒气滞

补心经＋清肝经

脾寒气滞，表现为啼哭时哭声低弱、时哭时止、小便较清、面色无华、唇色淡等。

②心经积热

清天河水＋按心俞

心经积热，表现为啼哭时哭声较响，见灯尤甚，哭时烦躁不宁、小便短赤等。

| 辅助疗法 |

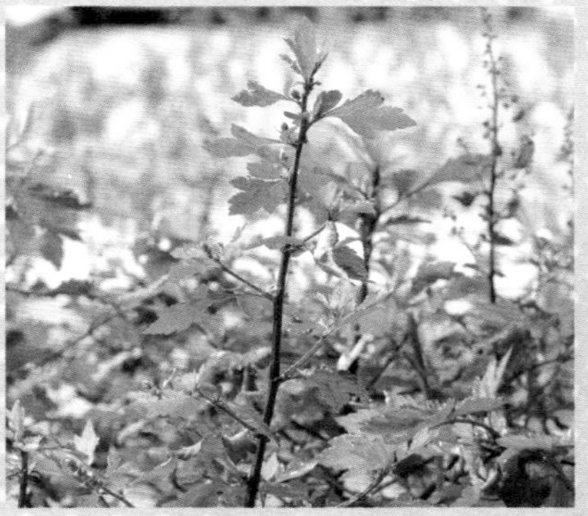

热敷法

材料：艾叶、干姜粉各适量

做法：①将艾叶、干姜粉炒热，用纱布包裹。②熨宝宝小腹部，从上至下，反复操作多次。注意熨烫温度，不可灼伤宝宝皮肤。

小儿贫血

改善脾胃治贫血

妈妈有烦恼

我儿子今年7岁，体检时被查出轻中度贫血。他个子不小，发育正常，但睡眠不好，好踢被子，脾气躁。前段时间开始反复咳嗽，伴有痰音，且痰吐不出。请问有没有办法能给孩子补气血？

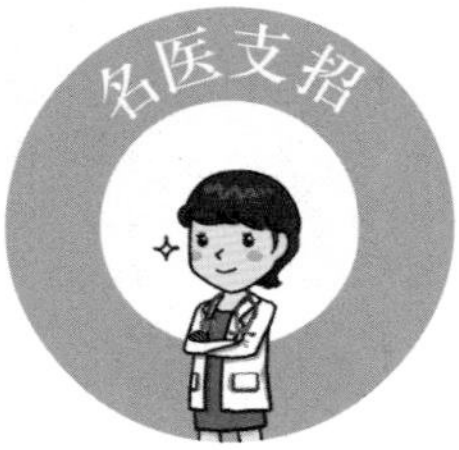

小儿贫血是儿童时期较为常见的一种病症，一般是由于缺铁所致。中医认为，小儿脾胃运化功能尚未发育完全，多食则伤胃，过饥则伤脾，水谷精华无法运化成气血，从而导致宝宝贫血。小儿贫血时，易感疲乏无力，易烦躁哭闹或精神不振，不爱活动，食欲减退。日常增强孩子的正气，除了给孩子进行食补之外，还可以给孩子进行推拿。

小儿推拿方法

1 揉按中脘

用食指、中指、无名指的指腹稍用力揉按中脘穴1分钟，以有酸胀感为宜。

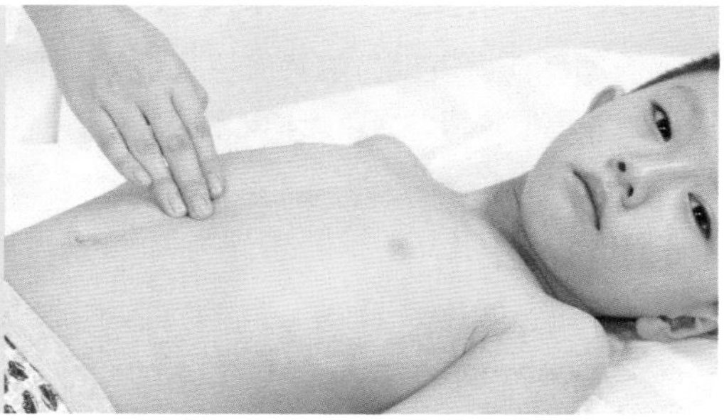

2 补脾经

用拇指指腹从患儿拇指指尖桡侧面向指根方向直推100～200次，以有酸胀感为宜。

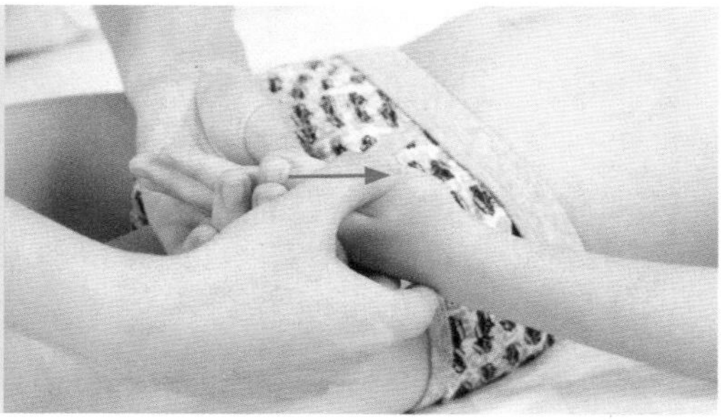

3 按揉足三里

用拇指指腹点按两侧足三里穴50～100次，以有酸胀感为宜。

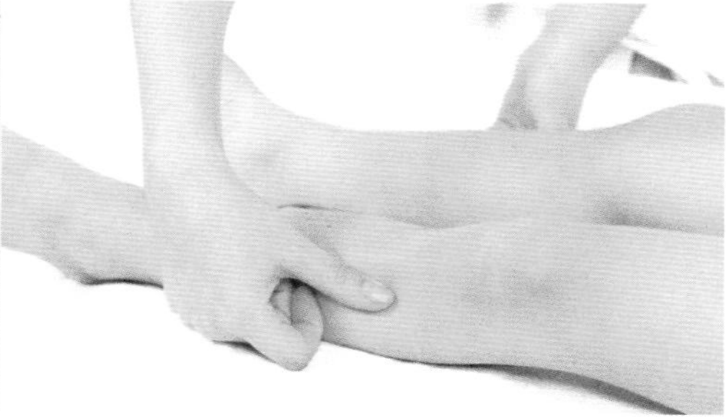

4 揉按三阴交

用拇指指腹用力点按三阴交穴50～100次，以有酸胀感为宜。

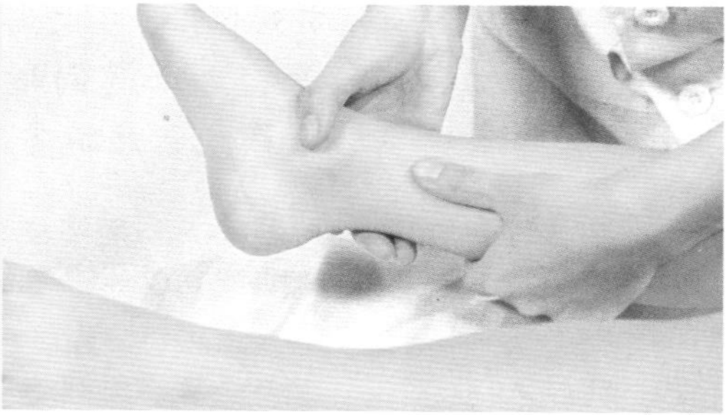

随症加减方

①脾胃虚弱

按揉胃俞 + 按揉脾俞

脾胃虚弱，表现为平素食欲缺乏、面色萎黄、神疲倦怠、舌质淡、苔薄白等。

②脾肾阳虚

揉按关元 + 补肾经

脾肾阳虚，表现为形寒肢冷、面色㿠白、纳呆便溏、久泻久痢、畏寒肢冷等。

辅助疗法

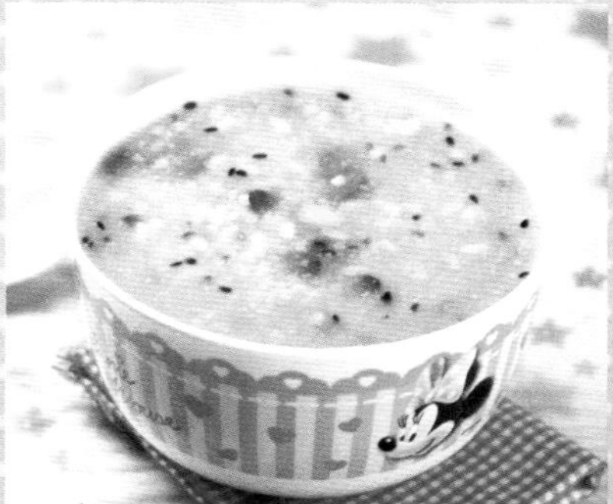

鸡肝芝麻粥

材料：鸡肝15克，大米50克，花生10克，熟芝麻少许，鸡汤500毫升

做法：①将鸡肝洗净，放入水中煮熟研碎。②将鸡汤放入锅内，加入研碎的鸡肝，煮成糊状。再将大米、花生洗净煮成粥后加入鸡肝糊，再放少许熟芝麻，搅匀即成。

口腔溃疡

清热泻火解毒

妈妈有烦恼

我家孩子今年1岁9个月，多次患口腔溃疡，每晚疼痛，夜夜啼哭，不仅影响了孩子的健康，也让我们非常担心。孩子平时的饮食清淡，为什么还常出现口腔溃疡呢？用推拿方法能彻底治好口腔溃疡吗？

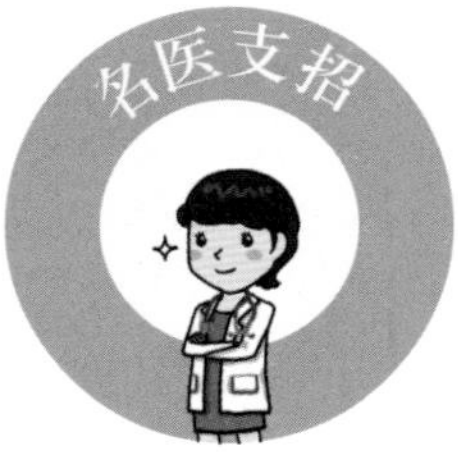

小儿口腔溃疡是一种常见的口腔疾患。它以口腔内唇颊、上颚黏膜、牙龈及舌边等处出现数量及大小不等的浅黄色或灰白色溃烂面，并以周围红赤疼痛为特征。本病常由脾胃积热、心火上炎、虚火上浮几种情况所引起。要想口腔不再有溃疡，需化积滞，保持口腔的清洁，这样才能清除火热，从根源上改善此病症。

小儿推拿方法

1 推心经

用拇指指腹从患儿中指指根往指尖处直推100次，以有酸胀感为宜。

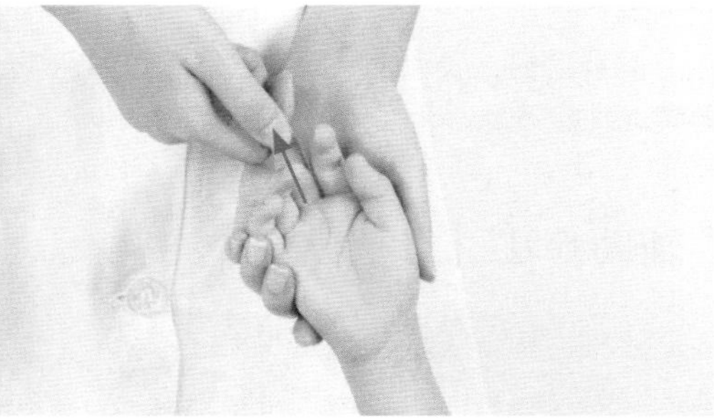

2 清胃经

用拇指指腹自孩子掌根推至拇指根部，推100～500次。

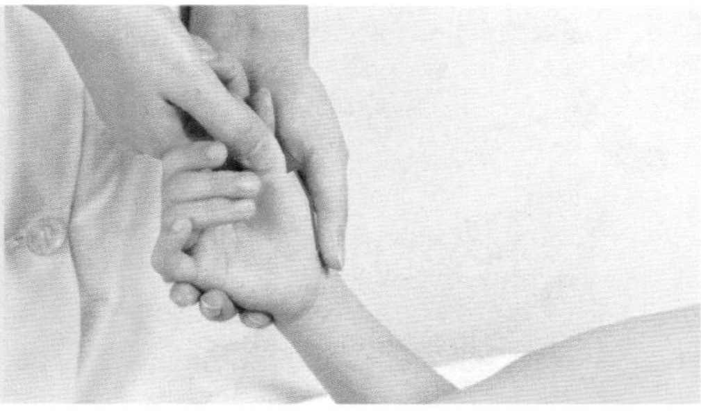

3 推六腑

用食指、中指指腹自肘推向腕，称推六腑，推100～500次。力度由轻至重，再由重至轻。用相同手法操作另一手六腑。

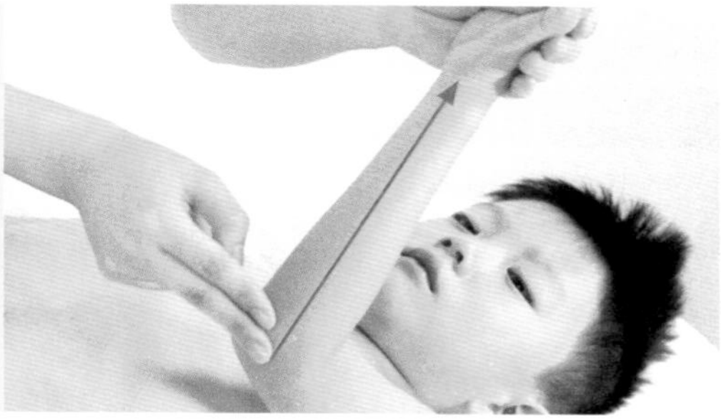

4 清天河水

将食指、中指并拢，用指腹自宝宝腕部直推至肘部，推300～500次，力度适中即可。

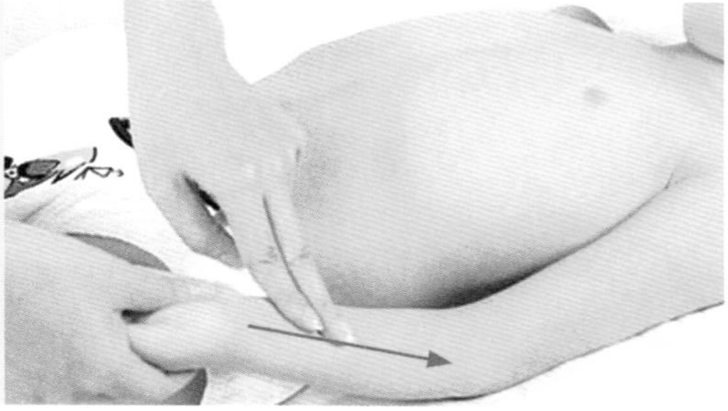

随症加减方

①突发溃疡

清天河水＋揉三阴交

突发溃疡，表现为溃疡处特别疼痛，有灼烧感，同时伴有唇舌肿胀，难以安眠。

②溃疡反复发作

揉四横纹＋推七节骨

溃疡反复发作，表现为口腔溃烂点少、疼痛不堪、手足心热、舌红少苔等症状。

辅助疗法

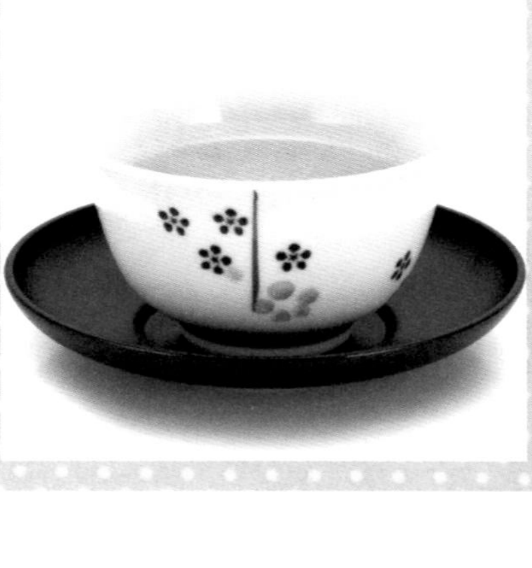

冬瓜祛湿茶

材料：干冬瓜皮 10 克，干姜 3 克

做法：①准备一个干净的陶瓷杯，用开水烫茶杯，将茶杯上的水分风干。②将干冬瓜皮、干姜用温水清洗干净。③将材料一同放入杯中，倒入沸水。盖上杯盖，闷泡 5 ～ 10 分钟后即可饮用。

睑腺炎

清热解毒排脓

妈妈有烦恼

我家孩子今年快9岁了，近期不知道什么原因引起的，开始还不是很明显，后来眼睛就红红的，滴眼药水也不见好转。眼皮上明显能看到小疙瘩，感觉越来越严重，该怎么办呀？

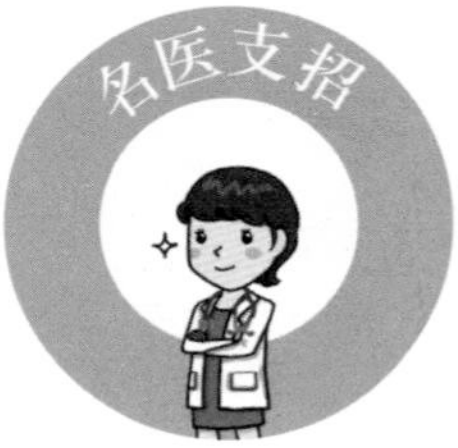

小儿睑腺炎是一种常见的眼表疾病，是指睑板腺或睫毛毛囊周围的皮脂腺常受葡萄球菌感染所引起的急性化脓性炎症。以局部红肿、疼痛，出现硬结及黄色脓点为主要临床表现。通过推拿疗法，可以有效地缓解孩子的症状，减轻孩子眼部的痛苦。

小儿推拿方法

1 清肝经

一手托住孩子的手掌，用另一手拇指由孩子食指掌面末节横纹推向指尖称为清肝经，推100～500次。

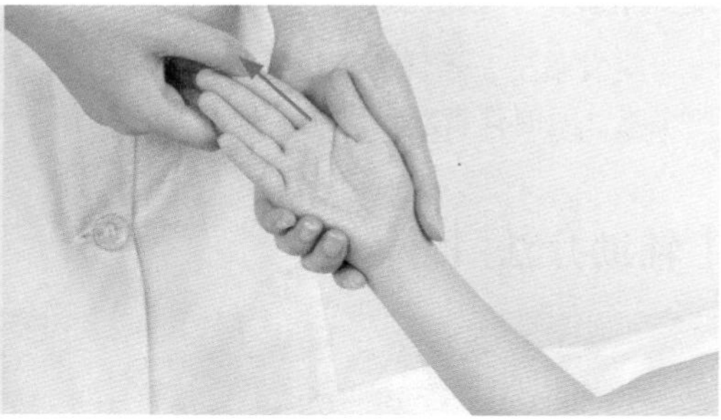

2 推坎宫

用两手拇指自眉心向眉梢分向推动。按摩力度由轻至重，以眉心微微发红为度，分推30～50次。

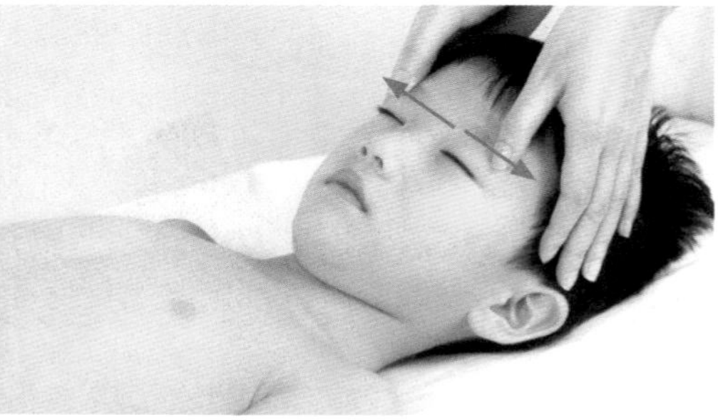

3

补脾经

用拇指指腹从孩子拇指指尖桡侧面向指根方向直推，100～500次。

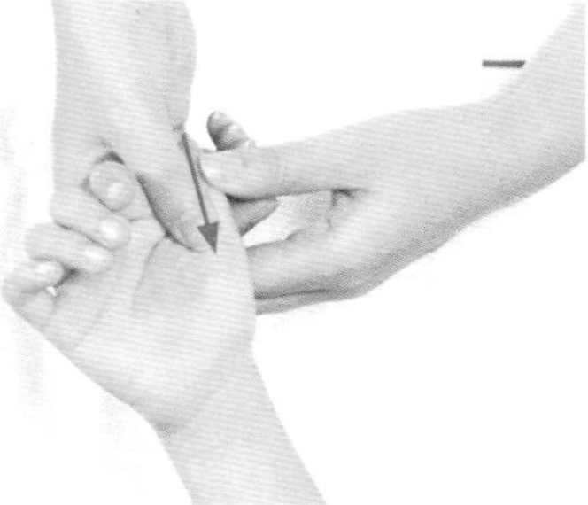

4

揉按太阳

用一手拇指指腹紧贴太阳穴，顺时针方向揉按30～50次。用相同手法揉按另一侧太阳穴。

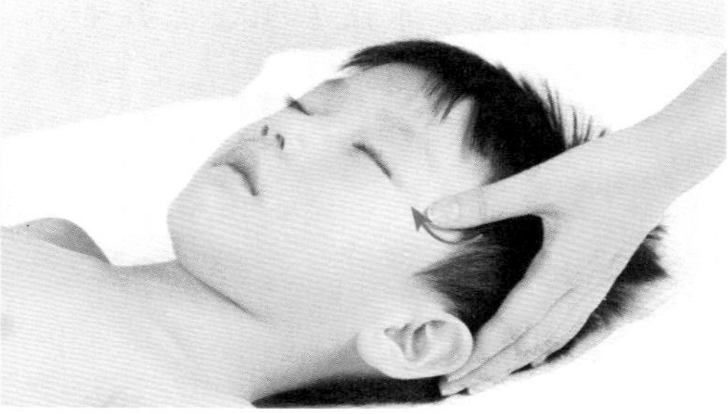

随症加减方

①外睑腺炎

按揉小天心＋按揉肾顶

外睑腺炎，表现为眼睑局部性红肿，有小硬结。数日后，症状很快消失。

②内睑腺炎

推六腑＋按揉四横纹

内睑腺炎，表现为疼痛较剧烈，但几天后，症状也会随之消失。

辅助疗法

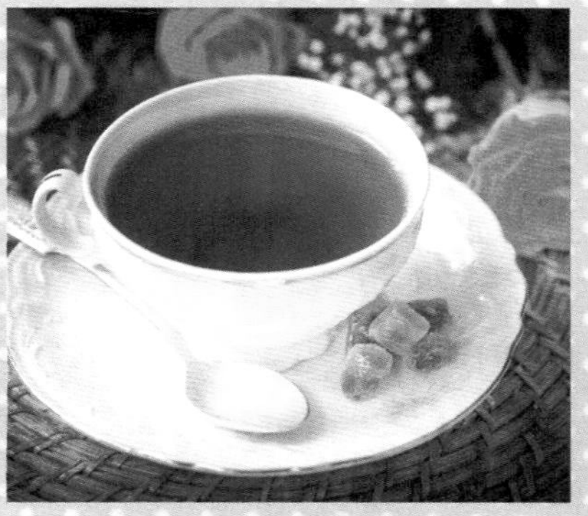

话梅山药汤

材料：话梅9克，山药15克，白糖25克

做法：①将话梅、山药洗净，山药去皮切块。②锅中注入适量水，放入话梅、山药块，大火煮沸，转小火煮10分钟，再加入白糖熬煮片刻即可。

流鼻血

清热凉血

妈妈有烦恼

我的孩子今年快6岁了，男生。之前偶尔有流鼻血的情况出现（非抠鼻子造成），最近一个月出血频率比较高，基本上隔3～4天就会有一次流鼻血的情况出现。这是为什么呢？推拿能够解决这个问题吗？

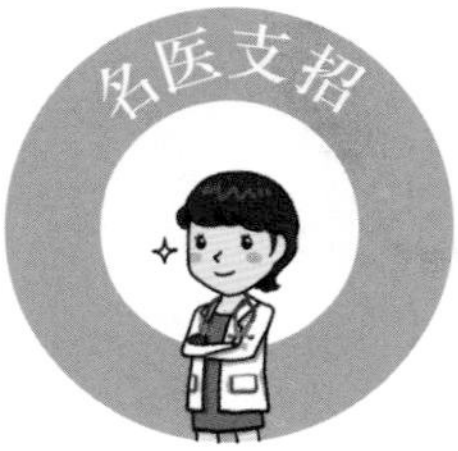

小儿流鼻血是较为常见的现象。鼻腔黏膜中的微细血管分布较为稠密，且敏感脆弱，容易破裂出血。偶尔流鼻血的原因有上火、心情焦虑，或被异物撞击、人为击打等。平时可做推拿按摩，缓解自主出血症状。另外，应让孩子养成良好的卫生习惯，不抠鼻、不挖鼻。需要注意的是，如果孩子反复出现鼻出血的情况，建议去医院查明病因。

| 小儿推拿方法 |

1 揉百会

用拇指指腹匀速回旋揉百会穴2～3分钟，以有酸胀感为宜。常规操作揉100～200次。

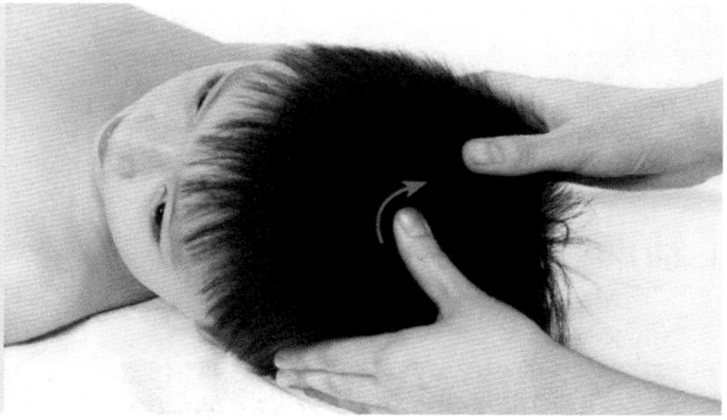

2 按揉迎香

用中指、食指按揉迎香穴，力度由轻到重。常规操作按揉20～30次。

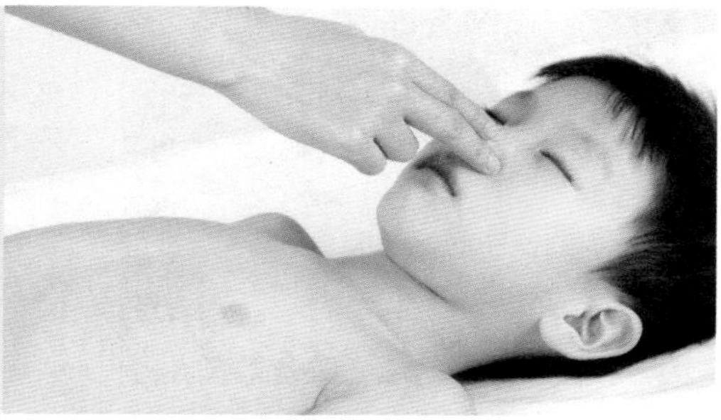

3 清肺经

用拇指指腹由无名指指根直线推到指尖，称为清肺经，可反复操作200～300次。

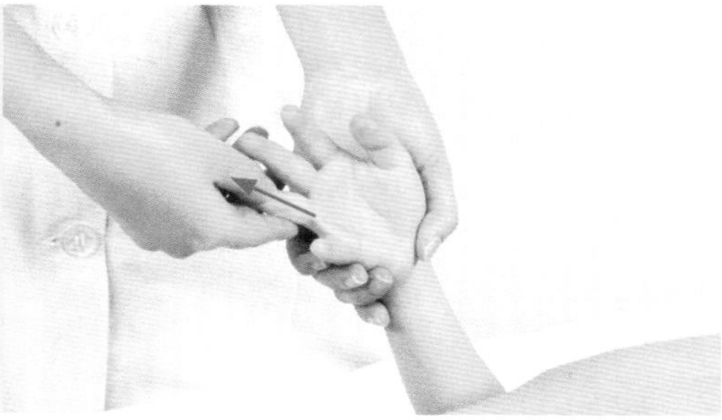

4 掐太冲

用拇指爪甲着力，稍用力在太冲穴上掐，以有酸胀感为宜。常规操作掐3～5次。

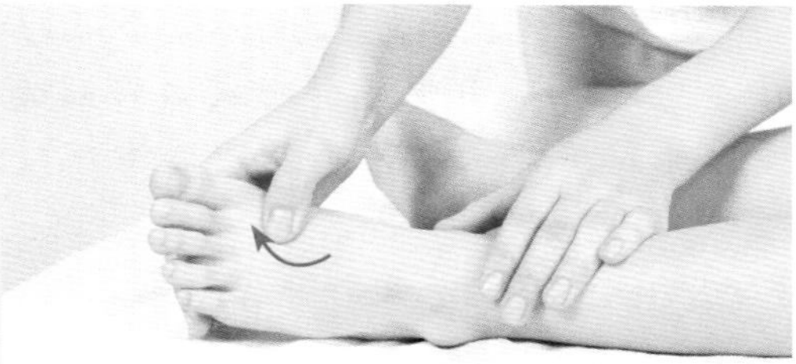

随症加减方

①胃热炽盛

清胃经＋掐内庭

胃热炽盛，表现为胃脘疼痛、胀满、痛处灼热感、尿黄、舌质红、苔黄厚等。

②肝火上炎

清肝经＋掐行间

肝火上炎，表现为头晕胀痛、耳鸣、面红、目赤肿痛、口苦口干、便秘、尿短黄。

辅助疗法

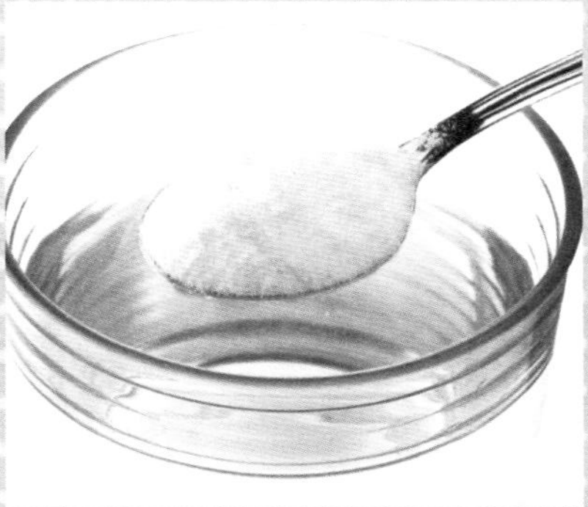

盐水洗鼻法

材料：无碘食盐5克，温开水500毫升，洗鼻器1个

做法：①将食盐加入温开水中调匀。②使用洗鼻器，将盐水送入鼻孔，流经鼻前庭、鼻窦、鼻道绕经鼻咽部，从另一侧鼻孔排出，每日可以清洗1～2次。

打嗝

止呃

妈妈有烦恼

孩子1岁，最近几天连续出现打嗝的情况，但打嗝声音不大，不像是吃饱了或者受惊吓时发出的打嗝声。医生让孩子多吃益生菌，但是效果不太好，请问推拿能够治好打嗝吗？

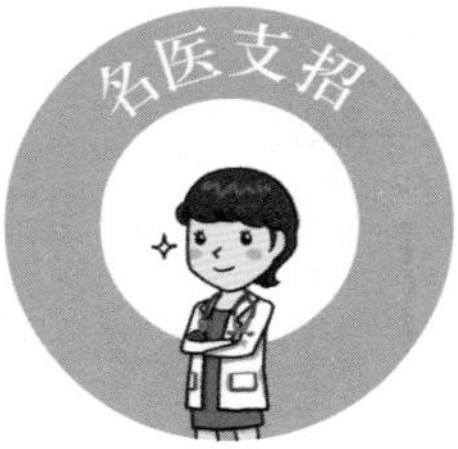

打嗝是婴儿期一种常见的表现。不停地打嗝是因膈肌与肋间肌突发不自主地收缩并且发出声音所致。有时孩子打嗝的时间可持续5～10分钟。生理性打嗝对孩子的健康并无任何不良影响，可自行停止，不必担心。另外，推拿疗法能够治疗打嗝。

小儿推拿方法

1 掐中冲

一手握小儿的手，使其掌心向上，用另一手拇指指甲重掐中冲穴，掐3～5次。

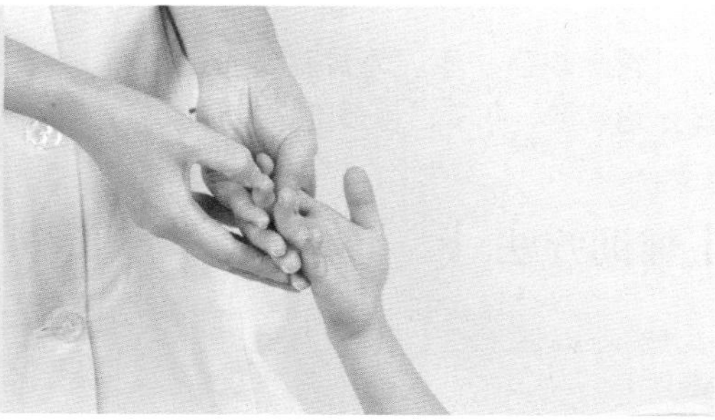

2 按揉攒竹

用拇指指腹点按在两侧攒竹穴上，顺时针揉按，力度适中，以有酸胀感为宜。常规操作按揉150～200次。

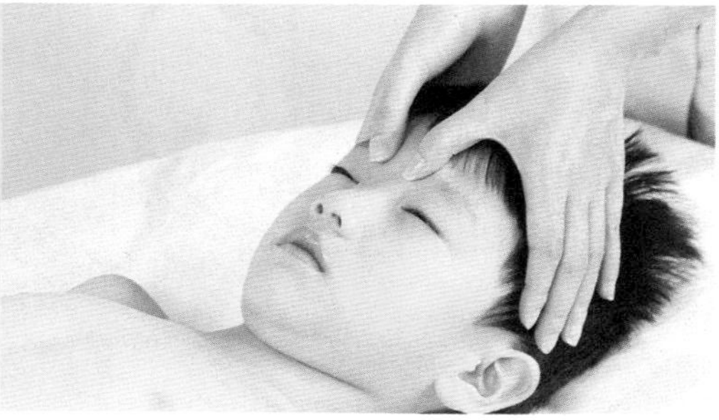

3 按压内关

将拇指指尖放在内关穴上，用力按压，双手交替进行，力度由轻至重，以有酸胀感为宜。按压时间2～3分钟，常规操作150～200次。

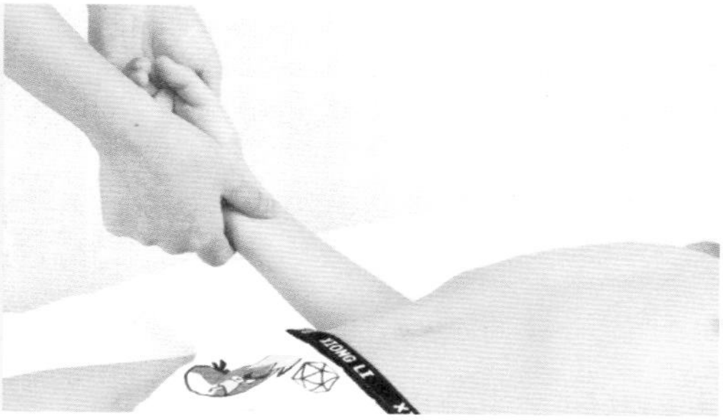

4 揉中脘

用手掌紧贴中脘，与穴位之间不能移动，而皮下的组织要被揉动，幅度逐渐扩大，按揉时间2～3分钟。

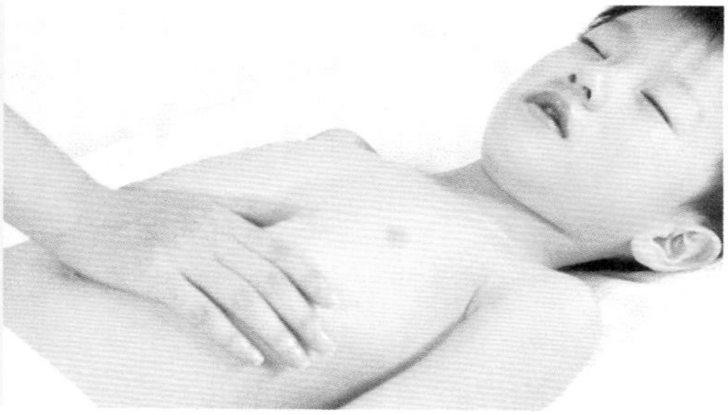

随症加减方

①小儿嗳气

按压少商

小儿嗳气，表现为食欲减退、肠鸣音亢进，甚至可听到肚子里的咕噜声。

②小儿呃逆

按压足三里 + 按压巨阙

小儿呃逆，表现为喉间呃呃连声，可持续数分钟、数小时，甚至数天。

辅助疗法

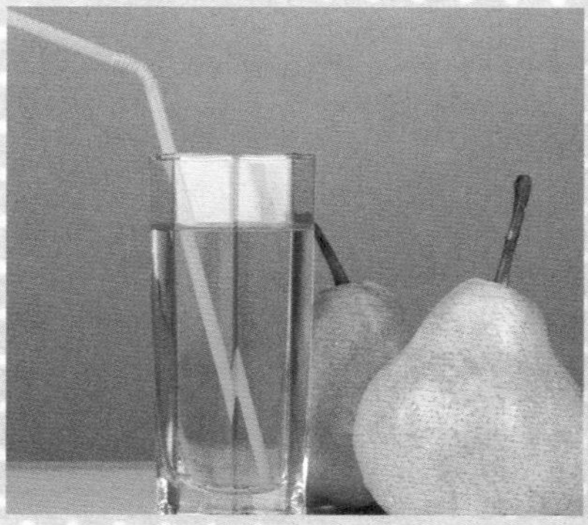

雪梨红糖水

材料：雪梨 1 个（约 150 克），红糖 50 克

做法：①挑选质量好的雪梨，洗净，连皮切块，去核。②将雪梨放入锅中，加适量水，用文火煮沸 30 分钟，捞出梨块，再加入红糖稍煮，至糖全部溶化时关火，凉温后即可饮用。

晕车

止晕动

妈妈有烦恼

我家孩子从1岁就开始晕车，如果上车之前喝奶粉，则会吐得更厉害。现在孩子2岁了，还是晕车。为防孩子晕车，曾用药膏贴过肚脐，还贴过一次晕车贴，但都不管用。请问推拿能防止小孩晕车吗？

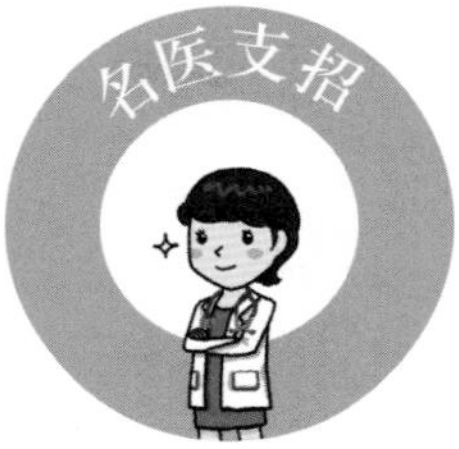

晕车发病的主要原因是运动对前庭器官的过度刺激所致，此病多在乘坐交通工具数分钟或数小时后发生，通常先出现唾液分泌增多、面色苍白、出冷汗、头晕，随后发生上腹不适、恶心、呕吐和心动过缓。发生呕吐后，患者即感到无力、注意力不集中。对症推拿不仅能和胃止呕，还能有效地防止晕车。

小儿推拿方法

1 按内关

一手握小儿的手，掌心向上，用另一手拇指指腹以顺时针方向揉按内关穴100～500次。

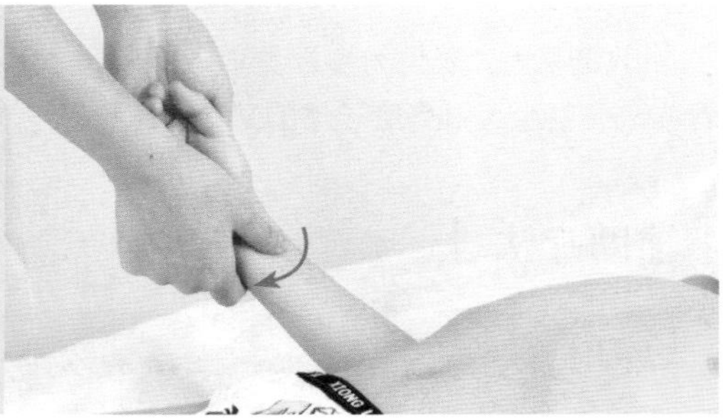

2 掐揉板门

用拇指指腹在手掌大鱼际中心掐揉板门，力度由轻渐重。次数为300次。

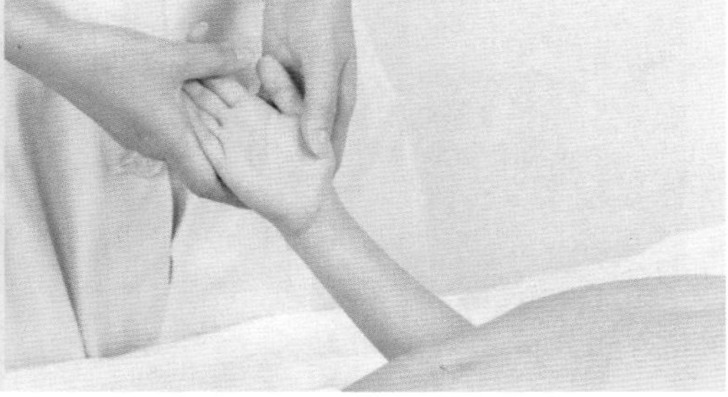

手脚寒凉
温阳散寒

妈妈有烦恼

我家孩子快1岁了，有时全身出汗厉害，白天会有1～2小时手脚冰凉，上半夜手脚冰凉得尤其厉害。晚上睡眠不好，醒了手会抖，但白天精神状态挺好，吃饭正常。请问该怎么调理呢？

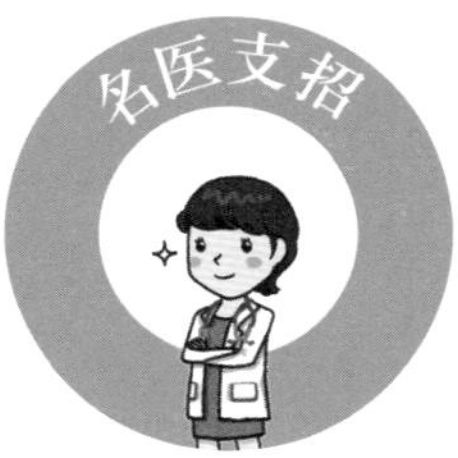

这是小儿阳气不足的表现。阳气就像自然界的太阳，孩子阳气不足，手脚自然冰凉，喜欢蜷缩，没有生气，治疗方法应当固本培元，温阳散寒。因为还是幼儿，不宜采用大补的汤药，建议采用推拿疗法。

小儿推拿方法

1 揉捏肩井

用拇指与食指、中指相对成钳形，用力拿捏住肩井穴，做持续的揉捏动作100～200次。力度由轻至重，再由重至轻。用相同手法拿捏另一侧肩井穴。

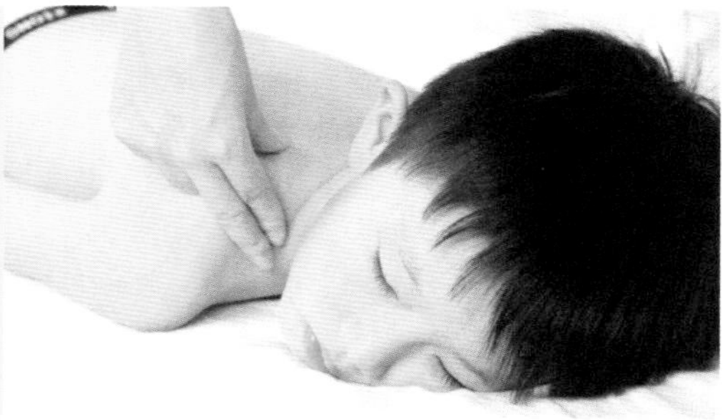

2 摩腹

用双手掌按压在小儿腹部，向腰侧分推，力度适中，然后手掌放在腹部，在皮肤表面做顺时针回旋性摩动。分推50～100次，摩动100～200次。

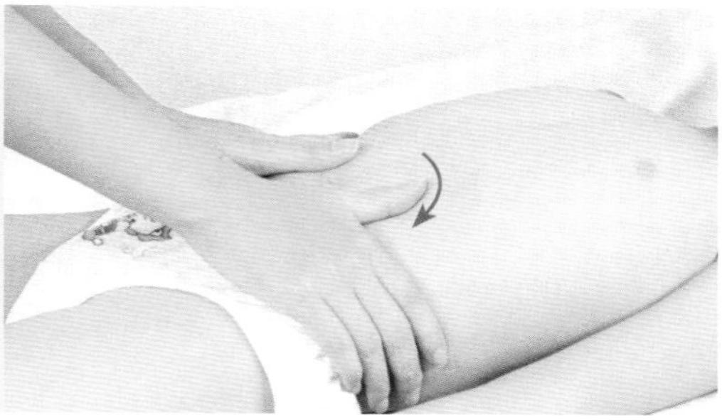

小儿落枕

舒筋活血，缓解疼痛

妈妈有烦恼

我女儿8岁，昨天落枕了。起因是昨天上体育课时猛起，现在脖子不能扭向一边，很痛。躺在床上也不舒服，头只能向一边扭，起身需要大人扶。现在睡眠还算正常，饮食也正常。有什么方法可以缓解呢？

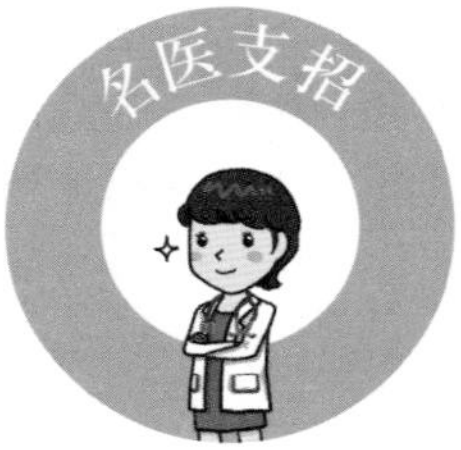

小儿落枕在临床上并不多见，但是它的发病机理却跟成人基本相似。小儿落枕常因感受寒凉或睡姿不良等所致，以颈项强痛和转侧不利为主症。中医所说“不通则痛”可以很好地解释落枕疼痛的原因。小儿落枕一般表现为起床后感觉颈后部、上背部疼痛不适，以一侧为多，或有两侧俱痛者，或一侧重、一侧轻。此症可采取推拿疗法缓解。

小儿推拿方法

1 拿风池

用拇指、食指用力提拿风池穴，有节奏地一收一放20次，以局部有酸胀感为度。

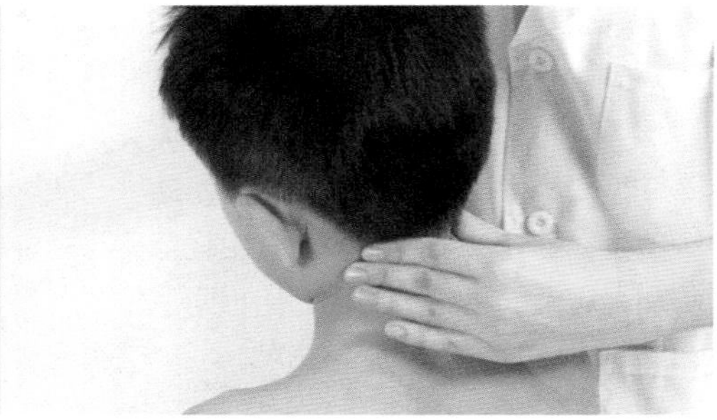

2 推七节骨

合并食指、中指，用两指指腹按压七节骨穴，先自上而下，再自下而上来回推七节骨。常规推100～300次。

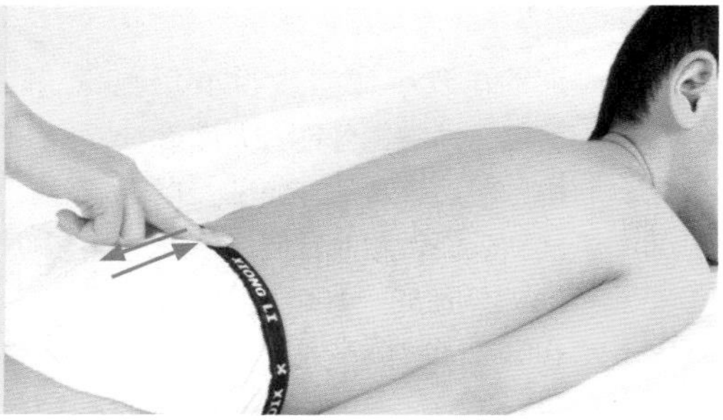

3

捏脊

用拇指和食、中两指相对，提捏起脊柱两侧的皮肤，双手交替捻动，自尾骶向上边推边捏边放，直到大椎穴，推进3～5遍。

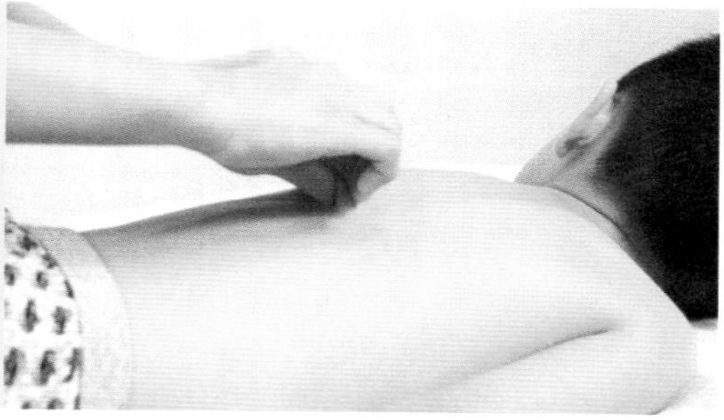

4

掐按合谷

用拇指指甲重掐合谷穴3～5次，以局部有酸胀感为度。注意小儿皮肤娇嫩，不可掐破皮肤。

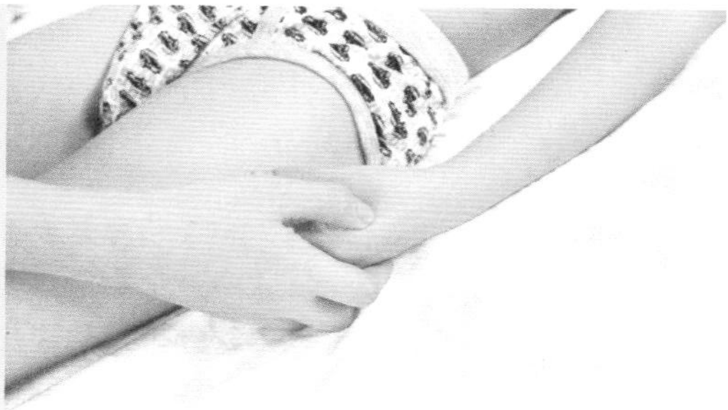

随症加减方

①肌肉扭伤型

揉按后溪＋揉按悬钟

肌肉扭伤型，俗称“抽筋”，是指颈部肌肉突然紧绷，出现剧烈疼痛感。

②风寒入络型

揉按合谷＋揉按落枕

风寒入络型，是指颈部受风寒湿冷的影响而形成的落枕，表现为动作不利。

辅助疗法

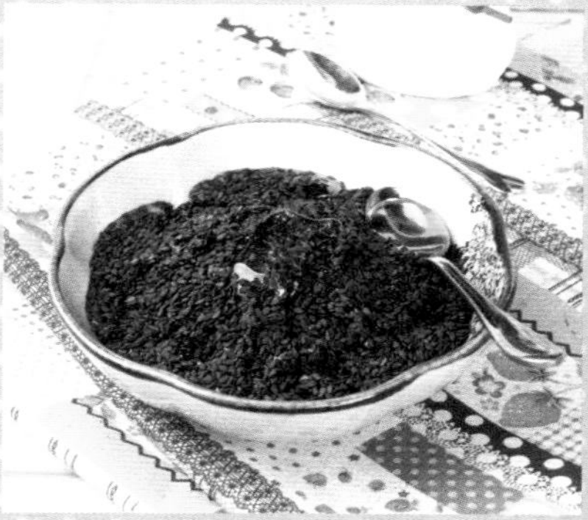

核桃芝麻蜜

材料：核桃肉20克，黑芝麻15克（炒香），蜂蜜30克

做法：①先将核桃肉、黑芝麻研为细末。②加入蜂蜜调匀。每日1剂，分2次用温开水送服。

小儿湿疹

提升阳气是关键

妈妈有烦恼

我家孩子5岁后患了湿疹，反反复复，时轻时重。前些日子湿疹加重，用湿疹药膏涂抹也不见好转，且越来越重。这几天身上到处都是密集成片的湿疹，且睡觉不实、哭闹、烦躁易怒，请问我该怎么办呢？

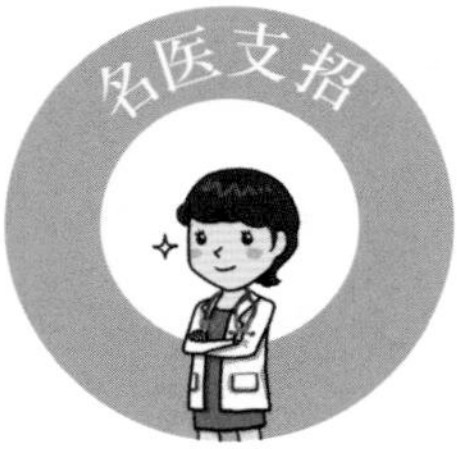

小儿湿疹是一种变态反应性皮肤病，即平常说的过敏性皮肤病，主要是对食入物、吸入物或接触物不耐受或过敏所致，2～6个月的婴儿最为常见。患有湿疹的宝宝起初皮肤发红，出现皮疹，继之皮肤发糙、脱屑，抚摩孩子的皮肤如同触摸砂纸一样。遇热、遇湿都可使湿疹加重。治疗此症，可以采取推拿疗法，即运用按摩将邪气“推”出体外。

小儿推拿方法

1 运板门

用拇指指腹用力揉按宝宝板门，以顺时针方向揉100～300次，以局部有酸胀感为度。

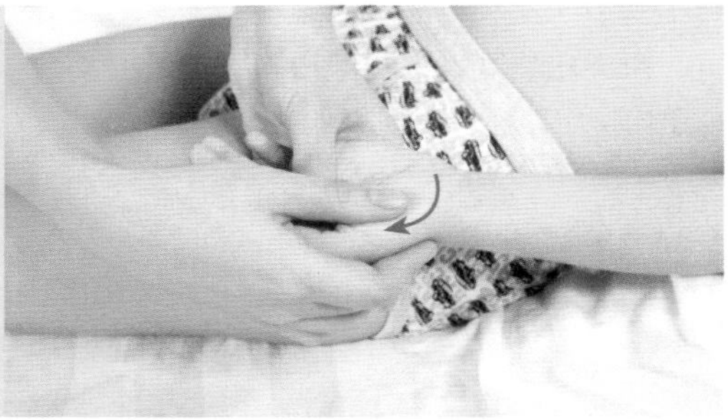

2 清肺经

用拇指指腹从宝宝无名指指根直推向指尖，推300～500次，力度由轻渐重。

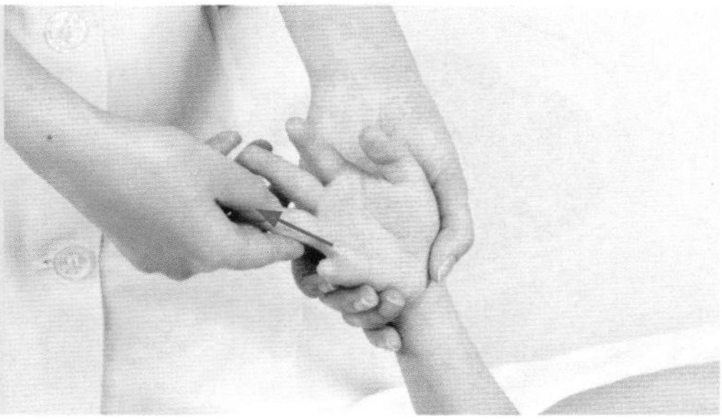

3 清胃经

用拇指指腹自孩子掌根推至拇指根部，推100～500次，以局部有酸胀感为度。

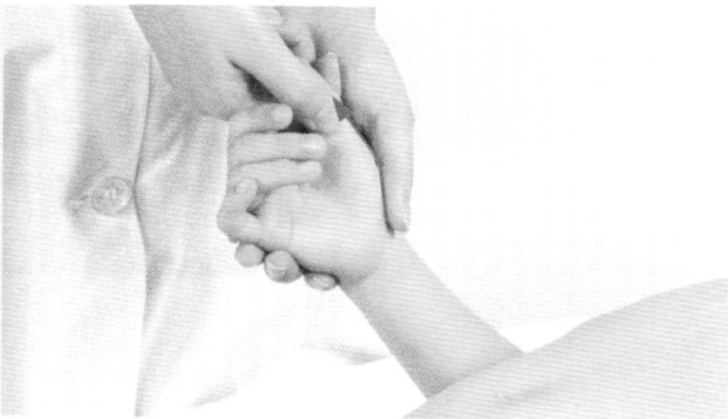

4 按揉足三里

用拇指指腹稍用力按揉足三里穴60～100次，至潮红发热为度。

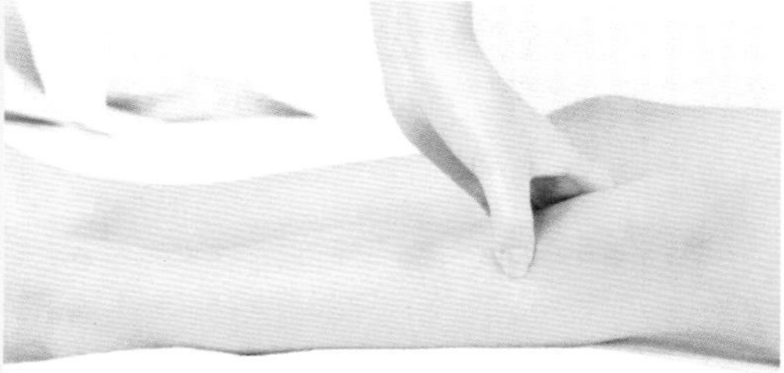

随症加减方

①湿热型

推六腑＋按揉阴陵泉

湿热型湿疹，表现为皮肤粗糙，黄水淋漓、浸淫成片，有时有苔藓样变，甚至出现皲裂现象。

②伤乳食型

按揉中脘＋推七节骨

伤乳食型湿疹，表现为皮肤散见皮疹、局部有痒感，伴有厌食、肚腹胀痛等。

辅助疗法

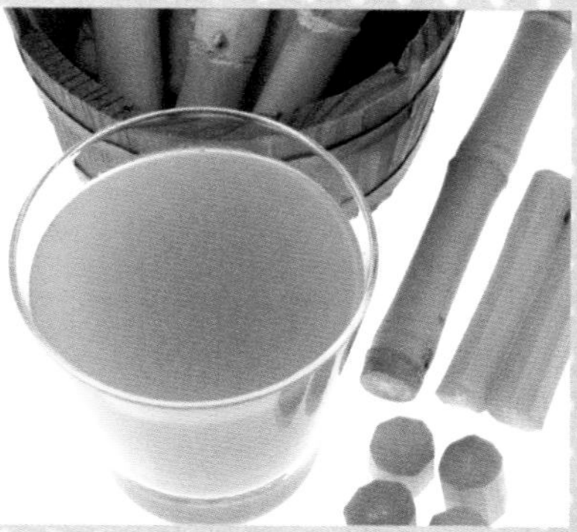

茅根甘蔗茶

材料：茅根20～30克，甘蔗250克

做法：①将茅根、甘蔗洗净。②将材料放入锅中，用水煎煮，频繁代茶饮。

急性扁桃体炎

清热解毒

妈妈有烦恼

我家孩子今年6岁，前几天说咽喉疼痛，不肯吃饭，到医院查出是急性扁桃体炎，要输液。由于孩子年龄小，我们不想让孩子使用抗生素，怕对孩子的身体造成不良影响。请问中医有没有办法治疗此病？

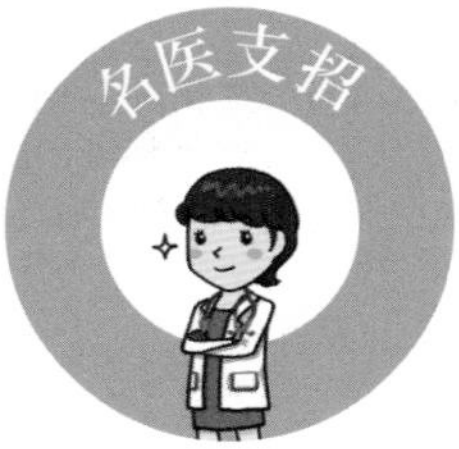

扁桃体炎在4～6岁的小儿中发病率较高。扁桃体主要位于扁桃体隐窝内，是人体呼吸道的第一道免疫器官，但它的免疫能力只能达到一定的效果。当吸入的病原微生物数量较多或毒力较强时，就会引起炎症。生活中多做一些小儿推拿，可以调理体质，增强抵抗力。

小儿推拿方法

1 点揉合谷

用拇指指腹稍用力点揉合谷穴1～2分钟，以有酸胀的感觉为宜。常规操作100次。

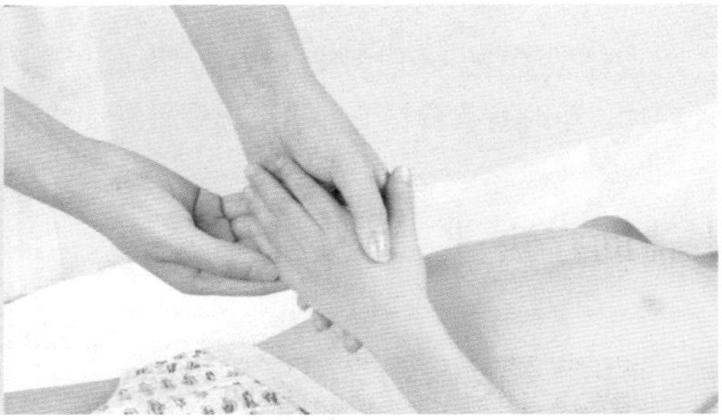

2 点揉内关

用拇指指腹稍用力点揉内关穴，时间为1～2分钟，以有酸胀的感觉为宜。常规操作100次。

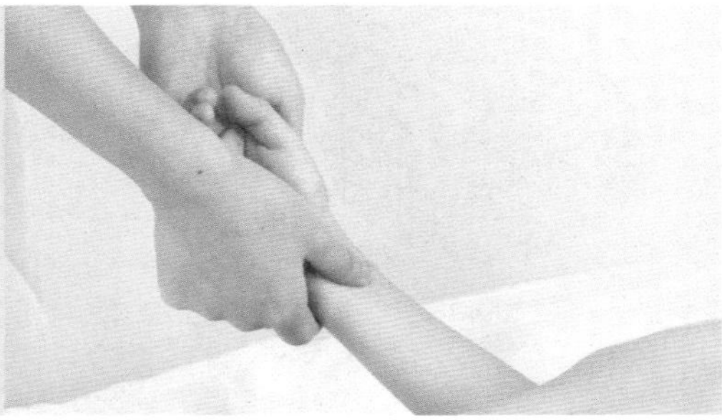

3 推揉膻中

用食指、中指指腹推揉膻中穴，一推一揉为1次，常规操作300次，以皮肤潮红为度。

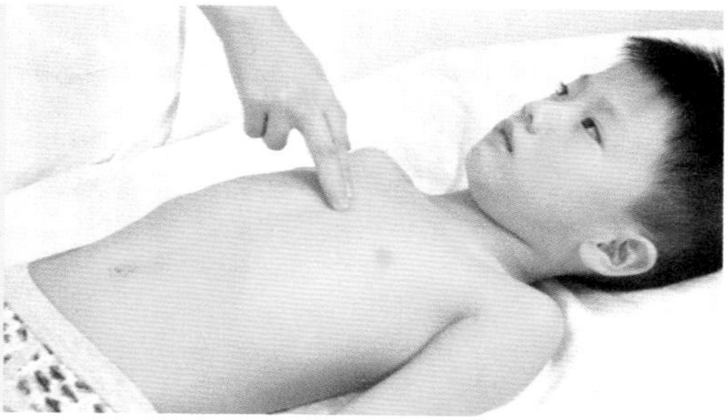

4 拿捏风池

用拇指、食指指腹用力拿捏风池穴，有节奏地一收一放，称拿捏风池。常规操作20次。

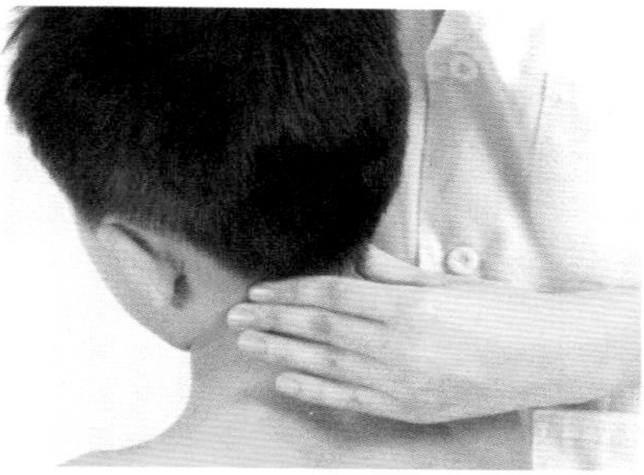

随症加减方

①喉咙痛

拿捏列缺＋补肺经

喉咙痛，表现为孩子食欲下降、吞咽不利等。

②发热

推六腑＋开天门

发热，具体表现为孩子体温高达39.1℃～41℃，精神状态不佳，爱哭。

辅助疗法

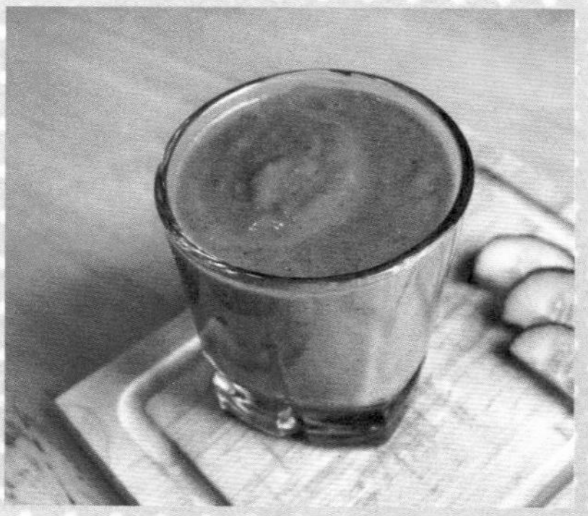

无花果黄瓜冰糖饮

材料：无花果、黄瓜各60克，冰糖适量

做法：①将无花果、黄瓜洗净，放入锅中浓煎。②加入冰糖调味即可。每日1剂，早晚各1次分服，连用3～7日。

排便费劲

促排补水

妈妈有烦恼

我家孩子18个月，1岁的时候开始断母乳，全辅食喂养，但自2个月开始就发现孩子排便困难。上个月看了医生，医生建议用些外用药促排便，我怕对孩子有影响，请问还有没有其他办法能解决这个问题？

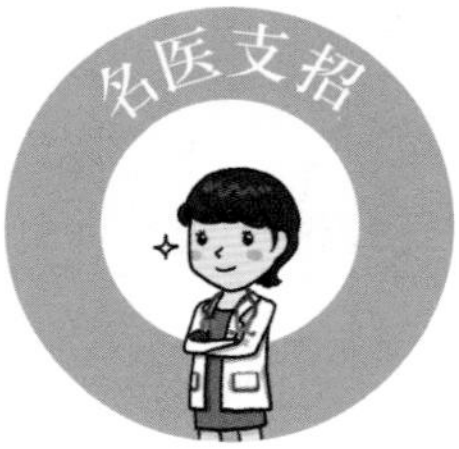

一般体质较差的孩子，常常会由于胃动力不足而导致排便困难。所谓胃动力不足，就是指孩子胃部肌肉收缩力量不够，蠕动无力。推拿能够刺激孩子的腹肌发育，促进孩子胃肠蠕动。另外，开塞露尽量不用，对孩子本身而言弊大于利。

小儿推拿方法

1 补脾经

将拇指微屈，沿拇指桡侧边缘向指根方向直推，手法连贯。推拿100～500次。

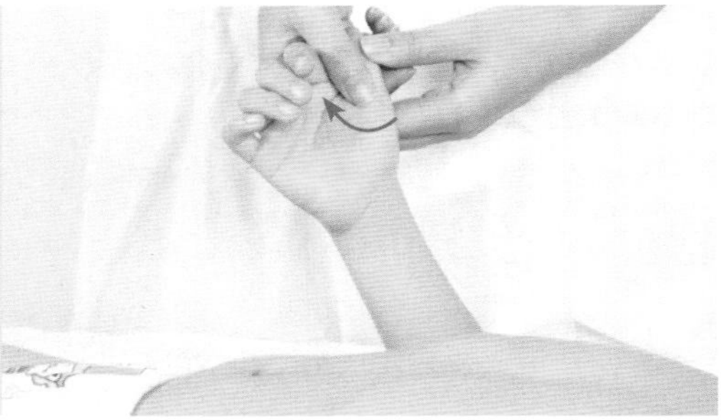

2 揉龟尾

用手掌按压在龟尾穴上，做顺时针方向回旋揉动。力度一般由轻至重再至轻。常规揉动100～300次。

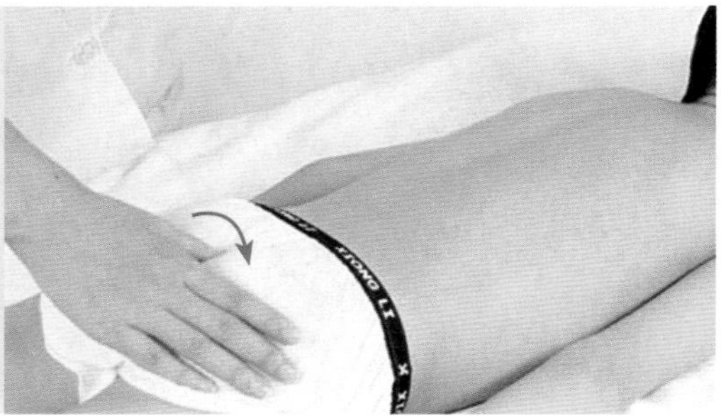

3

按揉足三里

用拇指指腹按压足三里穴一下，再顺时针揉按三下，为一按三揉，一按三揉为1次。常规推拿50～100次。

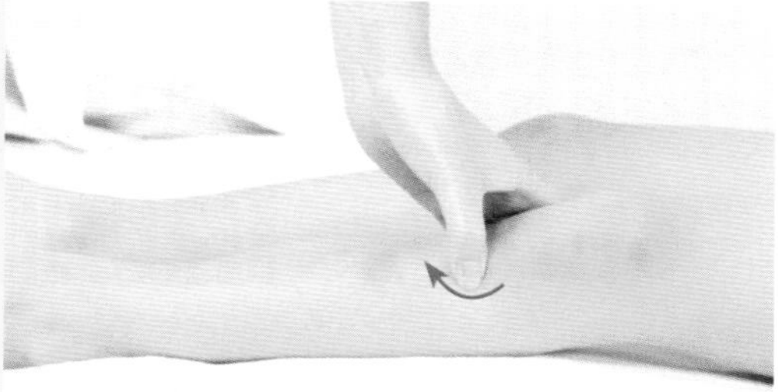

4

捏脊

用拇指和食、中两指相对，提捏起脊柱两侧的皮肤，双手交替捻动，自尾骶向上边推边捏边放，直到大椎穴，推进3～5遍。

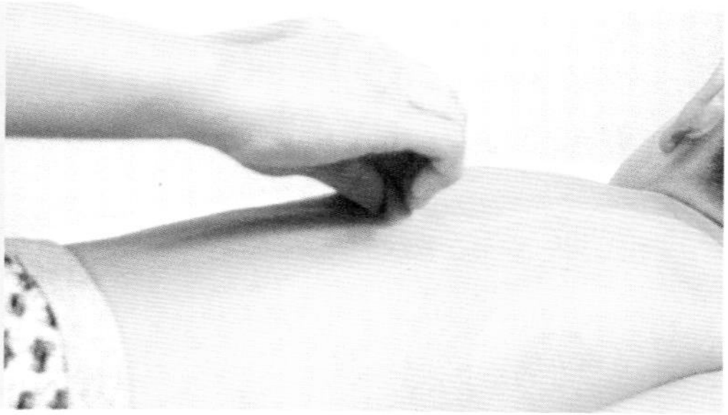

随症加减方

①厌食疲倦

清大肠经＋清胃经

厌食疲倦，表现为孩子厌食且总是有神疲之感。

②大便干结

推六腑

大便干结，表现为孩子大便困难且大便粗糙而干结。

辅助疗法

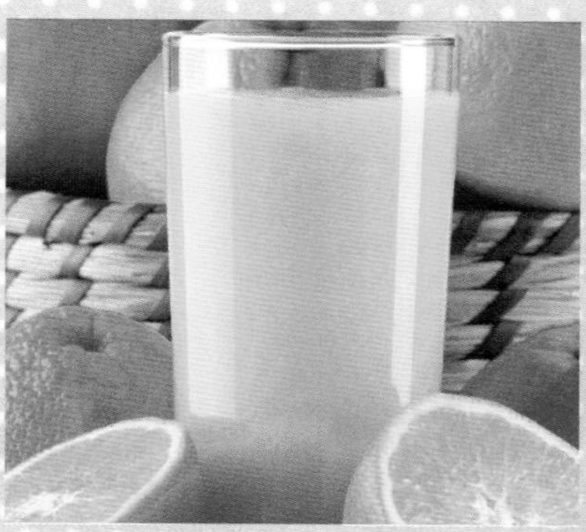

香蕉蜜柑蜂蜜汁

材料：香蕉1根，蜜柑1个，蜂蜜适量

做法：①将香蕉去皮切段，蜜柑去皮，放进榨汁机中榨汁。②将香蕉蜜柑汁倒入杯中，加入蜂蜜调匀即可饮用。

伤食吐

化积降胃

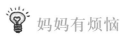

妈妈有烦恼

我家乐乐已经8岁了。昨晚孩子吃了2碗饭，喝了2杯果汁，还喝了2碗鸡汤，又吃了个苹果，到凌晨就开始不舒服，把昨晚吃的东西全都吐了。医生开了药，但回来吃了又吐了，这是怎么回事？

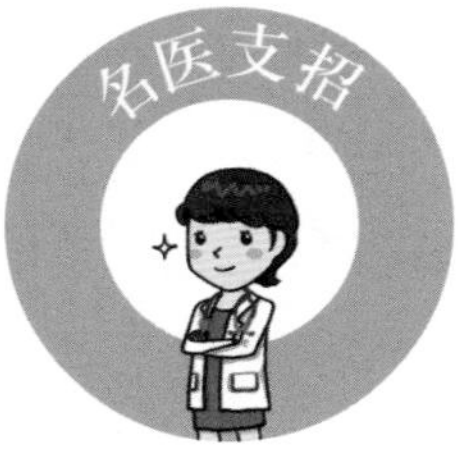

这种现象属于伤食吐，是由于吃得太多引发的。家长总以为孩子吃得越多身体就越好，殊不知，孩子经常暴饮暴食，胃装不下的时候，就会引发呕吐。治疗此症的关键在于化积导滞，服用某些药物也会加重胃肠负担，所以应该有计划地给孩子减食，然后采取推拿疗法。推拿非但不会加重胃肠负担，而且有奇效，往往手到吐止。

小儿推拿方法

1 清胃经

用拇指指腹自孩子掌根（大鱼际桡侧缘）推至拇指根部，推100～500次，以局部有酸胀感为宜。

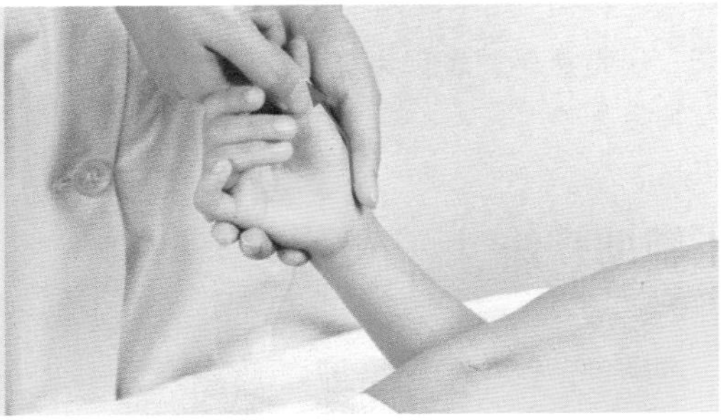

2 按揉天枢

将拇指指腹按压在天枢穴上，以顺时针方向揉按，力度由轻至重，以有酸胀感为宜。

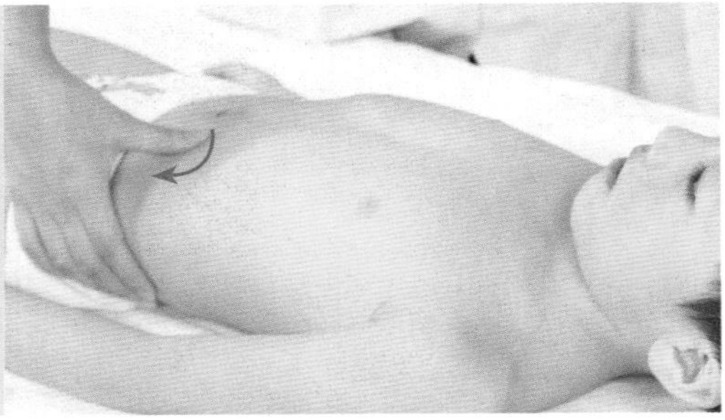

3 按揉中脘

用手掌紧贴中脘穴，与穴位之间不能移动，而皮下的组织要被揉动，幅度逐渐扩大，揉按100～200次。

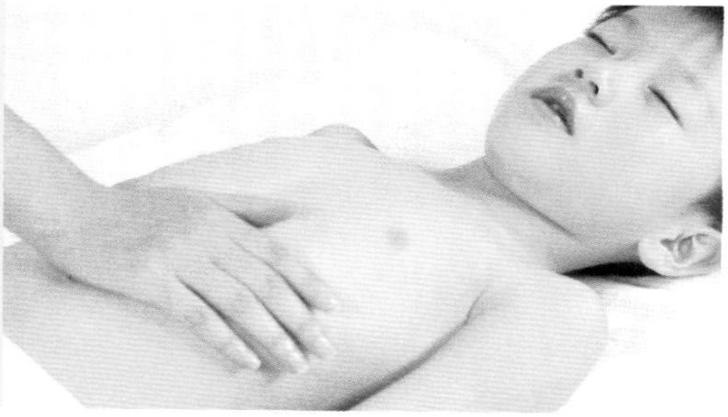

4 推下七节骨

以拇指或食、中两指螺纹面自上向下直推下七节骨（力度可适当稍大些）。常规推拿100～300次。

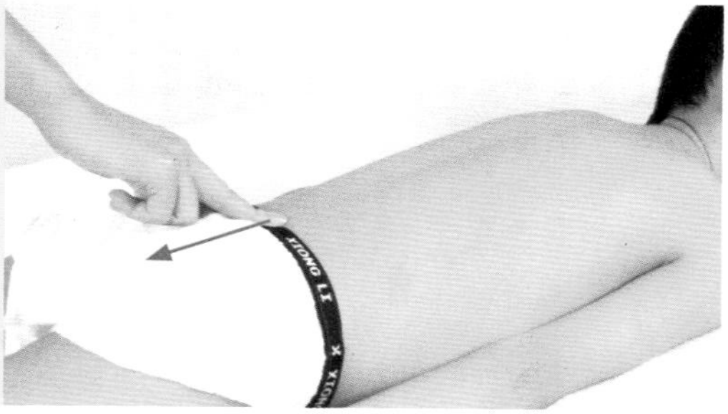

随症加减方

①伴有腹泻

清大肠＋推下七节骨

腹泻，表现为大便次数增多，大便糊状或黄绿色稀水便，可混有黏液和脓血。

②伴有发热

推天柱骨

发热，表现为脸红、咳嗽、全身倦怠无力、活动力差、食欲缺乏、不安、哭泣等。

辅助疗法

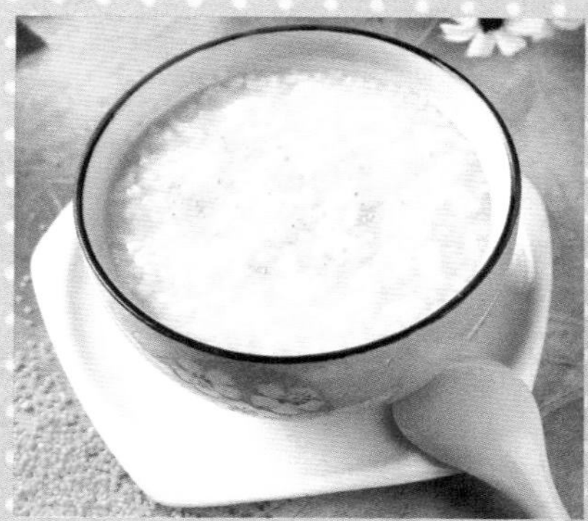

山楂麦芽粥

材料：生山楂、炒麦芽各8克，粳米50克，盐少许

做法：①将山楂、炒麦芽加水煎汁。②把粳米加入煎出来的汁中煮粥，加盐调味食用。

小儿手足口病

清热消炎

妈妈有烦恼

我家孩子今年3岁半，最近得了手足口病，3天出现2次鼻子和口腔流血块，现在按照医嘱服药。请问除了服药外，还有什么办法可以治疗此症？

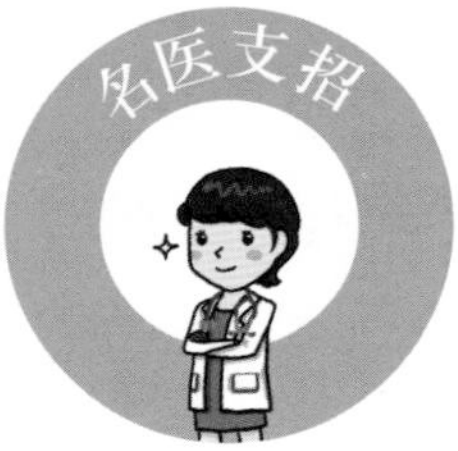

小儿手足口病又称“发疹性水疱性口腔炎”，是一种儿童传染病，多见于3岁以下儿童。其常见症状有发热，口腔黏膜、手掌或脚掌出现米粒大小的疱疹，疼痛明显，疱疹周围有炎性红晕，疱内液体较少。部分患儿伴有咳嗽、流涕、发热、食欲缺乏、恶心、呕吐等症状。治疗小儿手足口病，除了服用药物治疗之外，还可以采取推拿疗法。

小儿推拿方法

1 清肺经

用拇指指腹由无名指指根推到指尖，反复操作300～500次，力度适中，手法连贯。

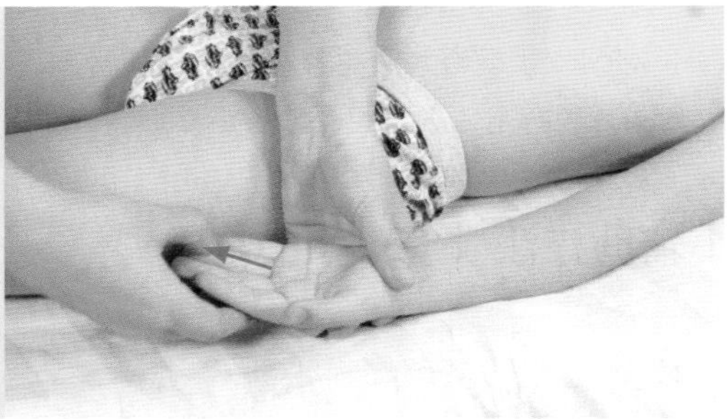

2 按揉合谷

用拇指指腹按揉合谷穴2～3分钟，力度由轻至重，手法连贯。

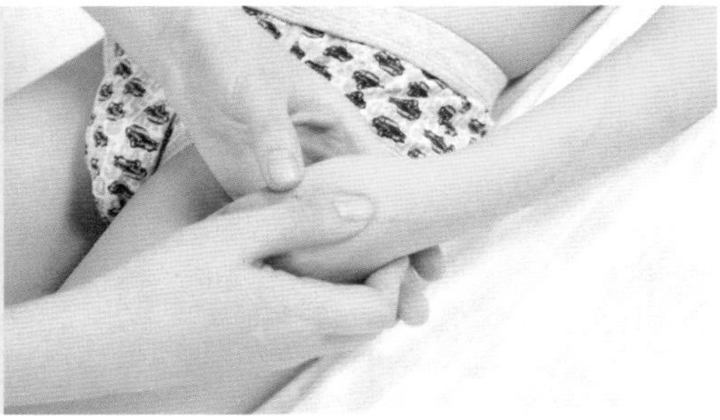

3
揉小天心

一手持小儿四指以固定，掌心向上，另一手的拇指端揉100～150次。

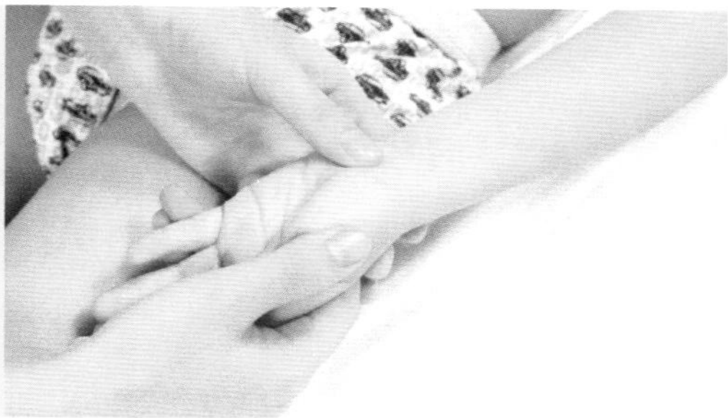

4
清天河水

将食指和中指并拢，用指腹自腕推至肘，快速推摩天河水300～500次。

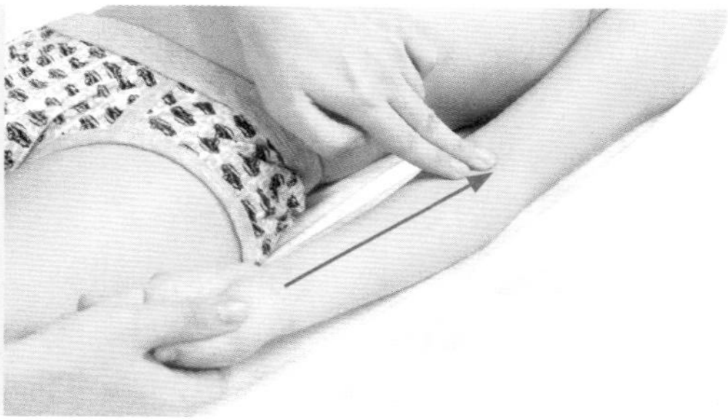

随症加减方

①脾肺气虚

按压脾俞＋按压中脘

脾肺气虚，表现为经常感冒、反复咳嗽，且伴有消化系统疾病，如厌食、偏食等。

②热毒炽盛

按压胃俞＋退六腑

热毒炽盛，表现为壮热口渴、烦躁不安、面红目赤、口舌生疮、便秘尿黄。

辅助疗法

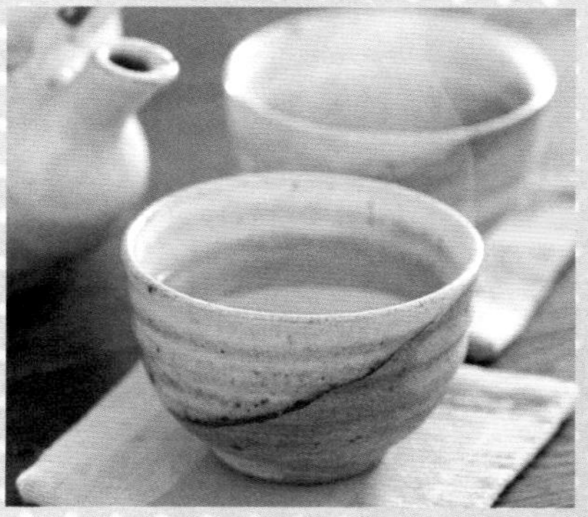

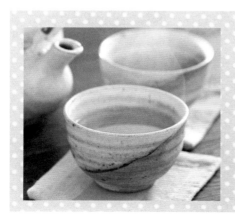

中药漱口法

材料：金银花10克，荷叶5克

做法：①将两种材料洗净，沥干。②将材料放入适量水中，煎水，早晚漱口。

小儿多动症

清心泻热

妈妈有烦恼

我家孩子今年8岁。最近老师打电话说孩子这一年上课小动作比较多，后来发现孩子在生活中特别暴躁，喜欢打人，去医院被诊断为多动症。我们不想让孩子这么小就服药，请问还有什么办法可以治疗此症？

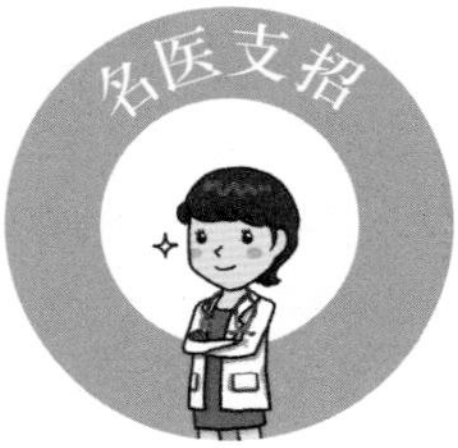

小儿多动症即注意缺陷多动障碍。多动症主要临床表现为注意力集中困难、注意广度缩小、不分场合的活动过度、行为冲动等。多动症通常于6岁前起病，很多小儿症状可持续到青春期。小儿对症推拿可以有效缓解多动症，让孩子变得心平气和。

| 小儿推拿方法 |

1 按揉百会

将拇指指腹按在头顶中央的百会穴，顺、逆时针依次按揉50～80次，力度由轻至重，以产生酸胀感为宜。

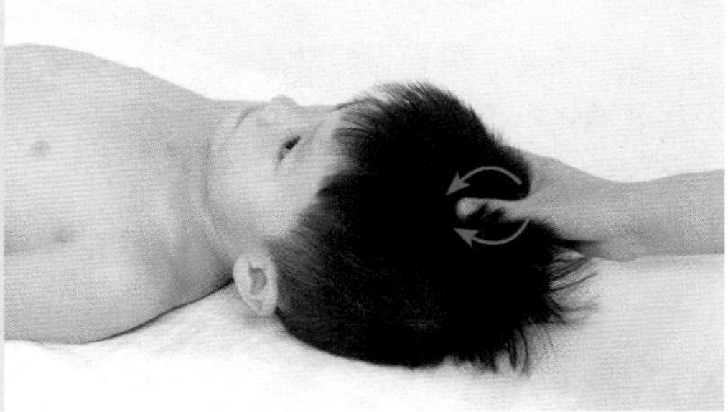

2 按揉太阳

用拇指指腹顺时针或逆时针揉太阳穴150～500次，力度轻柔，手法连贯，以产生酸胀感为宜。

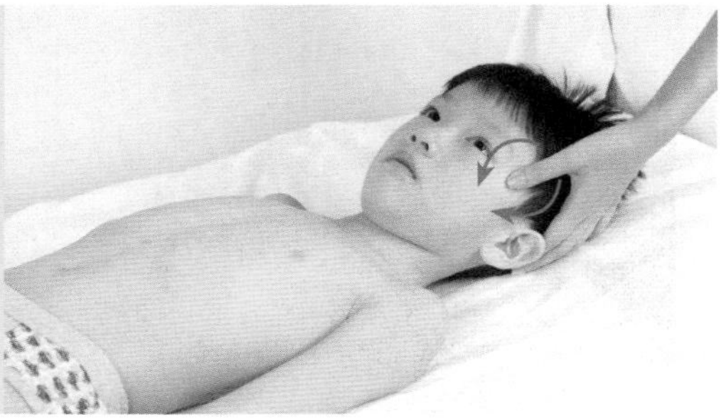

3 按压内关

将拇指指尖放在内关穴上，用力按压2～3分钟，双手交替进行，力度由轻至重，以产生酸胀感为宜。

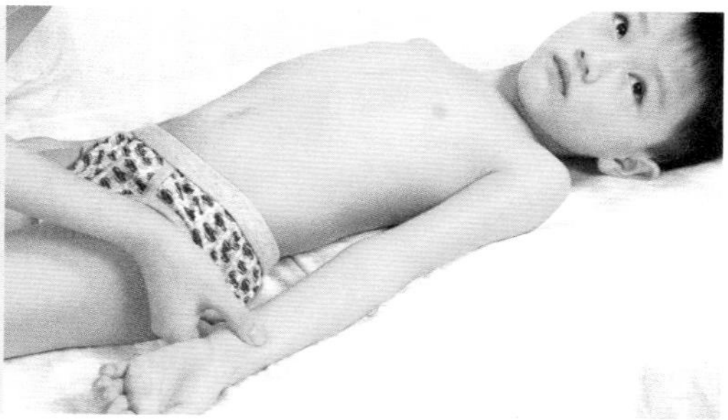

4 揉按神门

用拇指沿顺时针方向揉按神门穴1分钟，力度由轻至重，手法连贯，以产生酸胀感为宜。

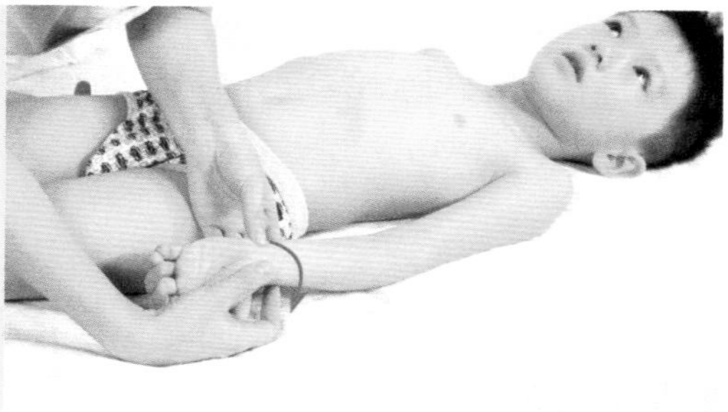

随症加减方

①心脾两虚型

补脾经＋清心经

心脾两虚型，表现为心悸怔忡、失眠多梦、食少、腹胀、倦怠乏力、舌淡等。

②肝肾亏虚型

揉肾顶＋按揉涌泉

肝肾亏虚型，表现为多动多语、注意力涣散、动作笨拙、任性冲动、五心烦热等。

辅助疗法

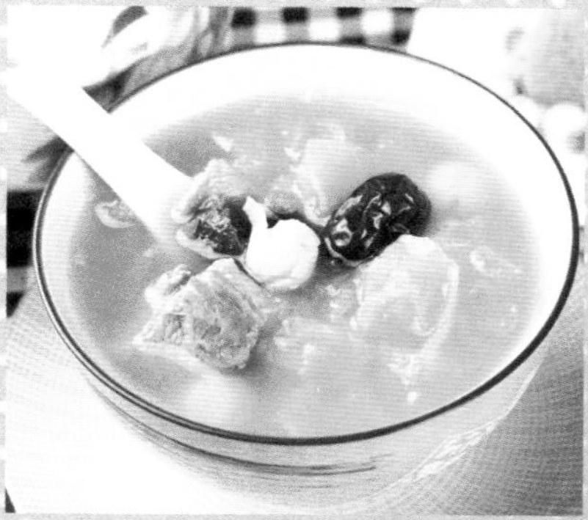

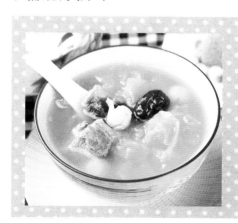

莲子百合汤

材料：瘦肉 75 克，莲子 30 克，银耳 30 克，百合 15 克，红枣 10 枚

做法：①将各种材料洗净，银耳撕成小朵。②锅中注入适量水，放入各种材料，大火煮沸后转小火续煮 40 分钟即可。

口 气

化腐排浊

妈妈有烦恼

我的孩子今年5岁，每天早上醒来口中都有异味，晚睡前也有，刺鼻，时好时坏。他的日常饮食以面条、稀饭、鸡蛋为主，为什么会出现这种状况呢？

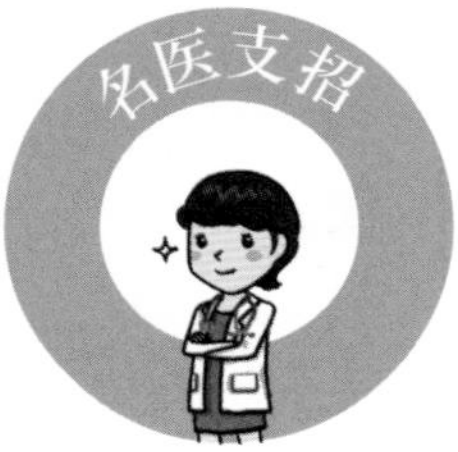

孩子有口气的问题症结一在于口腔，二就是脾胃。不论是哪种情况引起，只要有口气就证明浊气太重。因此，口气的治疗重点在于化腐和排浊，而且还应考虑孩子有无积食、消化等方面的问题。

小儿推拿方法

1 清胃经

用拇指指腹自孩子掌根推至拇指根部，推100～500次，以局部有酸胀感为宜。

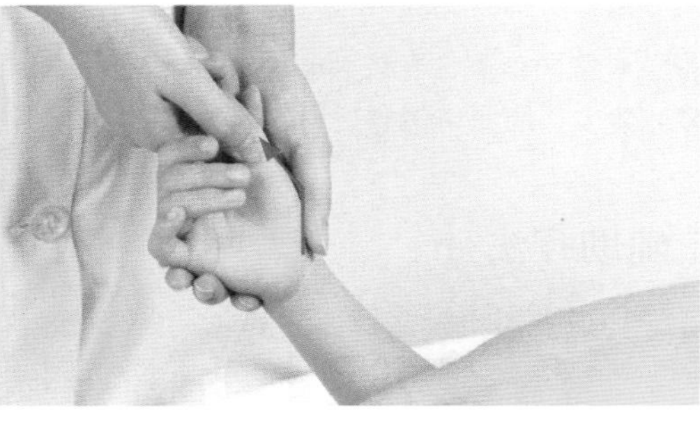

2 补脾经

将拇指屈曲，循拇指桡侧缘由指尖向指根方向直推100～500次，以局部有酸胀感为宜。

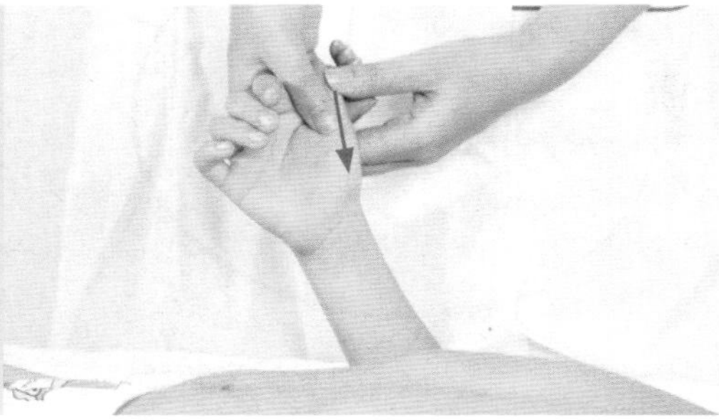